HEFTE ZUR UNFALLHEILKUNDE

BEIHEFTE ZUR „MONATSSCHRIFT FÜR UNFALLHEILKUNDE
UND VERSICHERUNGSMEDIZIN"

HERAUSGEGEBEN VON PROF. DR. A. HÜBNER †, BERLIN

HEFT 68

TRAUMATISCHE VERRENKUNG DES KNIEGELENKS

VON

DR. E. JONASCH

BRÜCHE DES DENS EPISTROPHEUS

VON

DR. H. JAHNA

BEHANDLUNGSERGEBNISSE

AUS DEN ARBEITSUNFALLKRANKENHÄUSERN DER AUVA
WIEN XX (LEITER: PROF. DR. L. BÖHLER) UND WIEN XII
(LEITER: PRIM. DR. O. RUSSE)

MIT 92 ABBILDUNGEN
IN 475 EINZELBILDERN

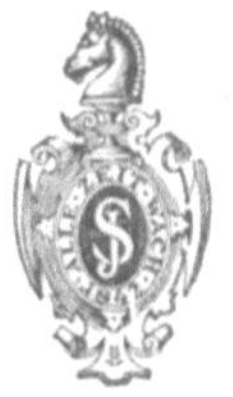

1961

SPRINGER-VERLAG / BERLIN · GÖTTINGEN · HEIDELBERG

ISBN-13: 978-3-540-02695-2   e-ISBN- 978-3-642-94828-2

DOI: 10.1007/ 978-3-642-94828-2

Geleitwort

Wie ich in den früheren Beiheften 46, 54, 59 hervorgehoben habe, kann man die Zweckmäßigkeit verschiedener Behandlungsmethoden nicht nach theoretischen Erwägungen, sondern nur mit genauer Nachuntersuchung einer größeren Anzahl von Fällen beweisen, die über Jahre und Jahrzehnte beobachtet worden sind. Statistiken darüber sind nur beweisend, wenn die Unterlagen dafür einwandfrei sind.

Jonasch hat für seine Arbeit nicht nur genaue Anfangsbefunde, sondern von allen Verletzten auch Röntgenbilder bei der Aufnahme vor der Einrichtung und von vielen auch Fotos zur Verfügung gehabt. Die Endbefunde sind neben genauen Messungen der Beweglichkeit in der sagittalen und in der frontalen Ebene auch mit Röntgenbildern und Fotos bei der Nachuntersuchung belegt.

Die Ergebnisse der Nachuntersuchungen zeigen in überzeugender Weise, daß nach frühzeitiger und schonender Einrichtung eine genügend lange Ruhigstellung von 16 Wochen notwendig ist. Es hat sich wieder gezeigt, daß trotz dieser langen Ruhigstellung keine nennenswerte Einschränkung der Beweglichkeit eintritt und daß die Seitenbänder in dieser Zeit in der Regel fest heilen. Die gefürchteten Arthrosen sind hauptsächlich bei jenen aufgetreten, die kürzer als 16 Wochen ruhiggestellt worden sind.

Jahna hat durch seine sorgfaltigen Untersuchungen, besonders mit Schichtaufnahmen, sehr zur Kenntnis der Brüche des Dens epistrophei beigetragen. Auch er konnte den Beweis liefern, daß nach frühzeitiger schonender Einrichtung eine genügend lange Ruhigstellung von 10 bis 12 Wochen notwendig ist. Am erfreulichsten ist die Tatsache, daß die Lähmungen nach frühzeitiger Einrichtung in der Regel zurückgegangen sind.

Lorenz Böhler

Inhaltsverzeichnis

Die traumatische Verrenkung des Kniegelenks und ihre Behandlung. Von
E. Jonasch. Mit 43 Abb. in 367 Einzelbildern.

**Behandlung und Behandlungsergebnisse von 36 Brüchen des Dens epistropheus,
davon 18 mit Verschiebung des Atlas.** Von H. Jahna. Mit 49 Abb. in
108 Einzelbildern.

Aus dem Arbeitsunfallkrankenhaus Wien XX der AUVA

(Leiter: Prof. Dr. L. Böhler)

Die traumatische Verrenkung des Kniegelenks und ihre Behandlung

Von

Dr. E. Jonasch

Mit 43 Abbildungen in 367 Einzelbildern

Einleitung

Bei Durchsicht der einschlägigen Literatur tritt deutlich zutage, daß auch heute noch die Meinung über die beste Art der Behandlung traumatischer Kniegelenksverrenkungen geteilt ist. Ein Teil der Autoren tritt dafür ein, daß die Einrichtung einer Kniegelenksverrenkung stets auf unblutigem Wege durchzuführen sei, während ein anderer Teil nur den operativen Weg empfiehlt; die einen sind der Ansicht, daß es irreponible Kniegelenksverrenkungen gibt, die anderen verneinen dies.

An Hand kritisch ausgewerteter Fälle und ihrer Nachuntersuchungsergebnisse, die bis auf einen Zeitraum von 32 Jahren zurückreichen, soll in dieser Abhandlung zu allen wesentlichen Fragen der Kniegelenksverrenkung Stellung genommen werden; die Vor- und Nachteile der verschiedenen Behandlungsmethoden sollen aufgezeigt und schließlich auch jene Behandlung geschildert werden, die auf Grund der Erkenntnisse der zahlreichen im Unfallkrankenhaus Wien behandelten Fälle den Verletzten zum größten Nutzen gereicht.

Auch soll diese Arbeit ein weiterer Beweis dafür sein, daß es in der Regel gelingt, die zerrissenen Seitenbänder des Kniegelenkes — und diese sind bei einer Kniegelenksverrenkung immer schwer geschädigt — einer Heilung zuzuführen und ein funktionell gutes Ergebnis zu erreichen.

Geschichtliches über die Kniegelenksverrenkung

Bereits Hippokrates (um 460 bis 375 v. Chr.) ging in seinen Schriften ausführlich auf die Verrenkung des Kniegelenkes und seine Einrichtung ein. „Die Verrenkung des Kniegelenkes ist gutartiger als eine solche des Ellbogens wegen seiner einfachen Einrichtung und regelmäßigen Bauart. Aus diesem Grunde renkt es sich leichter ein und aus."

Hippokrates unterschied drei Formen der Kniegelenksverrenkung, und zwar die nach innen, die seiner Ansicht nach am häufigsten vorkommt, sowie die nach außen und hinten. Über die Einrichtung schreibt er folgendes: „Die Einrichtungsweisen bestehen aber im Beugen, im plötzlichen Ausschlagen des Unterschenkels nach hinten zu oder darin, daß man eine Binde zu einer Rolle zusammenwickelt, sie

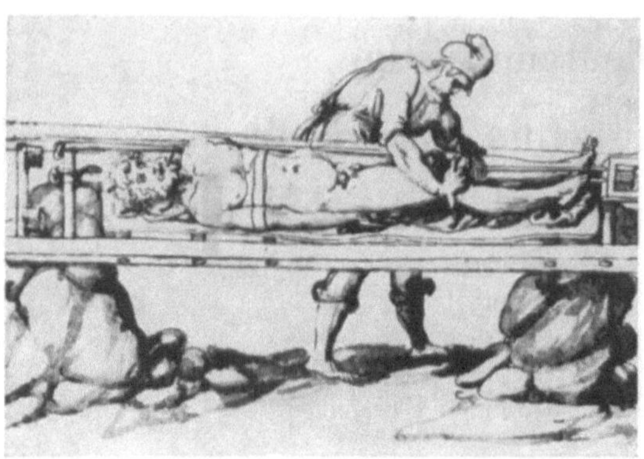

Abb. I

Abb. I und II. Einrichtung einer Kniegelenksverrenkung, gezeichnet von Guido Guidi (um 1500 in Florenz) nach griechischen Vorbildern

in die Kniekehle einschiebt und den Verletzten plötzlich mit dem Gewicht seines Körpers sich auf die Fußzehen um die Rolle herum niederkauern heißt. Verrenkungen nach hinten können jedoch auch wieder eingerichtet werden, wenn man eine mäßige Streckung vornimmt. Was die Verrenkung nach der Seite anlangt, so erfolgt die Einrichtung durch Beugung oder plötzliches Hintenausschlagen, doch auch durch mäßige Streckung."

Auch die Folgezustände einer nicht behobenen Kniegelenksverrenkung beschrieb Hippokrates ausführlich und bewies damit seine außergewöhnliche Beobachtungsgabe. Man liest zum Beispiel bei den Verrenkungen nach hinten: „„… so können sie das Knie nicht beugen, und es kommt zu einer Abmagerung der Muskeln an der Vorderseite des Ober- und Unterschenkels", bei der Verrenkung nach innen:„„… so stellen sich die Füße bei dem Betreffenden mehr nach außen, und die Abmagerung findet an der Außenseite statt", bei der Verrenkung nach außen: „„… so stellen sich die Füße mehr nach innen, und doch gehen die davon Betroffenen weniger lahm, weil das Körpergewicht alsdann auf dem stärkeren Knochen (dem Schienbein) ruht, und die Abmagerung findet an der Innenseite statt".

Offene Kniegelenksverrenkungen sollen nach Ansicht von Hippokrates belassen werden, da die Einrichtung unweigerlich zum Tode führt. So würde doch eine Aussicht bestehen, wenn auch eine sehr geringe, daß der Verletzte mit dem Leben davonkommt.

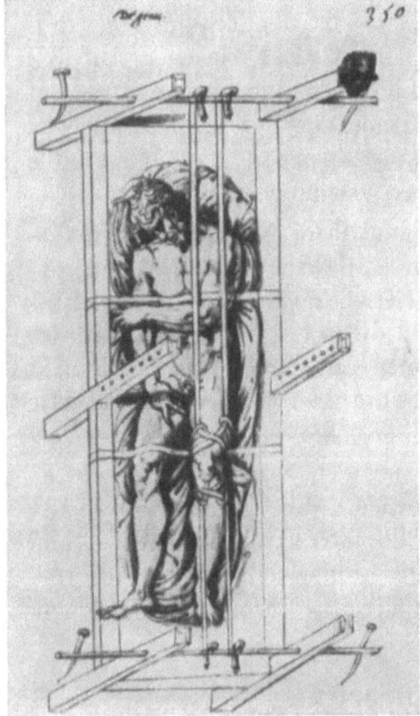

Abb. II

Appolonios von Kition (1. Jh. v. Chr.) schrieb einen Kommentar zu den Schriften von Hippokrates über die Gelenke und versah ihn mit noch heute erhaltenen Illustrationen. Über die Einrichtung einer Kniegelenksverrenkung schrieb er: „Der Verletzte, dessen Arme an den Körper gebunden sind, wird mit den Füßen an einem Torbogen aufgehängt. Der Arzt kniet nieder, ergreift das rechte Knie mit seiner rechten Hand und drückt mit dem linken Handgelenk in die fossa poplitea…"

CELSUS (um 25 v. Chr. bis um 50 n. Chr.), der bedeutendste medizinische Schriftsteller des Altertums nach HIPPOKRATES, unterschied bereits vier Formen der Kniegelenksverrenkung, und zwar: nach außen, innen, hinten und vorne. Seine Einrichtungsmethode beruht im wesentlichen auf der von HIPPOKRATES. Die Einrichtung erfolgt durch Zug mit den Händen am Unterschenkel. Nur bei der Verrenkung nach hinten wird ein runder Gegenstand in die Kniekehle eingelegt und der Unterschenkel darüber gegen den Oberschenkel hin gebeugt.

GALENUS (131 bis um 205 n. Chr.) beobachtete, daß die Verrenkungen nach außen die häufigsten seien. Ihre Einrichtung gelinge leicht durch Beugung, seltener seien die Verrenkungen nach innen, noch seltener die nach hinten. Über die Verrenkung nach vorne schreibt GALENUS: „Eine solche nach vorne findet überhaupt nicht statt, denn die Knochen weichen wegen der Kniescheibe niemals dahin aus, es sei denn, daß sie gebrochen."

PFOLSPEUNDT (um 1450), ein oberdeutscher Wundarzt gibt die Einrichtung der Kniegelenksverrenkung folgendermaßen an: „Eine Kugel, etwas größer als ein Hühnerei wird in die Kniekehle gebracht und das Knie über die Kugel gebeugt und darunter ein Handtuch, dessen beide Enden eine Spanne über dem Knie von einem Gehilfen zusammengehalten und fest angezogen werden, während der Operateur das Bein mit der einen Hand über, mit der anderen unter dem Knie ergreift und mit Gewalt den Unterschenkel über die Kugel gegen den Oberschenkel hin zu beugt, so gleitet das Knie wieder an seine Stelle."

AMBROISE PARÉ (um 1510) schreibt, daß die Einrichtung der Kniegelenksverrenkung nur eine mäßige Extension und seitlichen Druck erfordere. Bei der Verrenkung nach hinten müsse man eine starke Beugung des

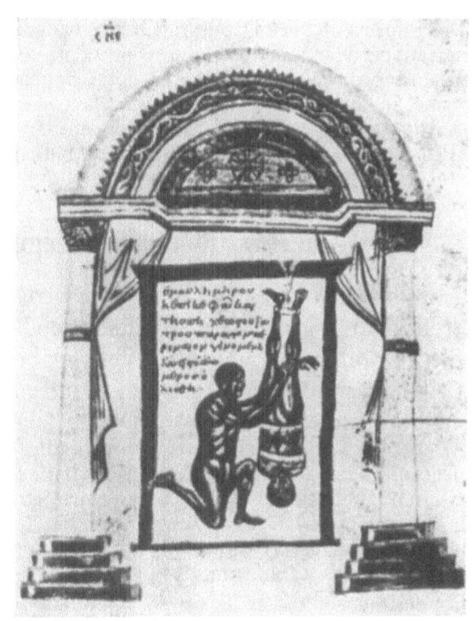

Abb. III. APPOLONIOS VON KITION: Kommentar und Illustration zu den Schriften von HIPPOKRATES

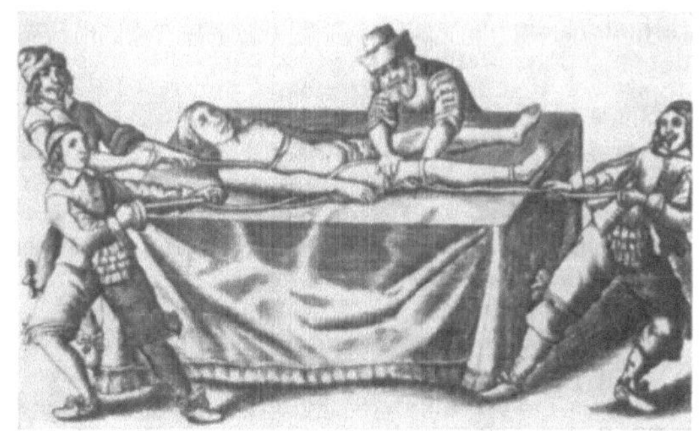

Abb. IV. Aus dem Lehrbuch für Chirurgie von JOHANNES SCULTETUS

Gelenkes durchführen und bisweilen auch den Druck eines in die Kniekehle gebrachten, mit einem Bindenkopf umwickelten Stockes anwenden.

SCULTETUS (um 1690) gibt zur Einrichtung einer Kniegelenksverrenkung folgende Anweisung: „In repositione genu luxati, quando manibus extensio fieri nequit, superiores habenae similiter alligentur, inferior supra malleolos."

HEISTER (1683 bis 1758) war die Kniegelenksverrenkung nach einwärts, aus- und hinterwärts bekannt. Die Verrenkung nach vorwärts sei seiner Ansicht nach selten, da hier die Kniescheibe mit dem Streckapparat „ein starker Gegensatz" sei. Heister wies auch auf die Seltenheit einer vollständigen Verrenkung hin. Er schrieb, „es müssen dabei die Bänder zerrissen sein", sie sei mit den stärksten Schmerzen verbunden, und es trete oft der Tod ein. Wenn der Verletzte bei einer vollständigen Verrenkung erhalten werde, so müsse er lahm werden wegen der „Ligamentverderbung". Auch bei unvollständigen Verrenkungen werde das Kniegelenk oft steif und unbeweglich.

Die Einrichtung erfolgte durch Zug mit dem Flaschenzug und durch Druck mit den Händen oder mit dem Knie. Besondere Vorsicht wurde bei Anwendung dieser Einrichtungsmethode bei Kindern und Jugendlichen angeraten, um den Unterschenkel im Kniegelenk nicht auszureißen. Man kann daraus ersehen, mit welcher Gewalt vorgegangen wurde. Nach der Einrichtung mußte der Verletzte einige Zeit im Bett bleiben, damit das Bein „gerade" in eine Schublade gelegt werden konnte.

Literatur über die Kniegelenksverrenkung

Im folgenden sind die Literaturstellen, die die Kniegelenksverrenkung betreffen, auszugsweise zusammengestellt.

Sie gewähren uns einen Überblick über die Vielfalt und den Wandel der Ansichten über den Entstehungsmechanismus und die verschiedenen Behandlungsmethoden der Kniegelenksverrenkung.

Albert (1872) beobachtete eine vollständige Verrenkung des Unterschenkels im Kniegelenk nach vorne. Die Reposition in Beugung des Kniegelenks bis auf einen rechten Winkel gelang leicht. Die klinische Prüfung nach der Einrichtung zeigte, daß die Seitenbänder fest waren. Lagerung in einem Stiefel; nach zwei Wochen Anlegen eines Gipsverbandes. Wenige Tage später kam der Verletzte infolge eines Gesichtserisypels ad exitum.

Bei der Sektion des Kniegelenks zeigte sich, daß die beiden Seitenbänder unverletzt waren. Die Vena poplitea war auf 4 cm thrombosiert, die Arteria poplitea hatte ein enges Lumen, der Nervus ischiadicus wies Blutpunkte auf. In der hinteren Kapsel fand sich ein querer Riß. Beide Kreuzbänder waren oberhalb ihrer Ansatzstellen an der Tibia gerissen.

Spence (1876) schreibt über eine zwei Tage alte Verrenkung des Unterschenkels nach hinten, die operativ eingerichtet wurde. Das innere Seitenband war zerrissen und der innere Meniscus aus seinem Bett gehoben. Als Einrichtungshindernis wurden noch das äußere Seitenband und das Lig. patellae proprium durchtrennt. Nach acht Wochen war die Operationswunde abgeheilt und das Kniegelenk ankylosiert.

Danegger (1880): An der Klinik in Zürich wurden von 1867 bis 1881 sechs traumatische Kniegelenksverrenkungen beobachtet, davon vom Verfasser selbst eine vier Wochen alte Kniegelenksverrenkung, die operativ eingerichtet wurde. Der Zugang zum Kniegelenk erfolgte durch einen queren Hautschnitt mit Durchtrennung der Rectussehne und beider Seitenbänder. Exitus nach einigen Stunden an Carbolintoxikation.

Unruh (1880) beschreibt eine vollständige Verrenkung des Unterschenkels im Kniegelenk nach vorne mit Peroneuslähmung. Die Einrichtung gelang leicht in Narkose bei gebeugtem Kniegelenk; Lagerung auf einer Volkmannschiene; nach drei Wochen Gipsverband für weitere drei Wochen. Gutes Resultat.

Annadale (1881) berichtet über eine acht Wochen alte vollständige Kniegelenksverrenkung nach vorne, die mit Resektion der Oberschenkelknorren behandelt wurde. Exitus an Sepsis.

Braun (1882) beobachtete eine Teilverrenkung des Unterschenkels nach außen. Das Einrenkungsmanöver war auch in Narkose ohne Erfolg, so daß das Kniegelenk operativ eröffnet wurde. Der durch einen Kapselriß durchgetretene Oberschenkelknorren war das Repositionshindernis. Es kam zur Wundeiterung, die zu einer Ankylose im Kniegelenk führte.

Karewski (1886) bringt uns den Fall einer 32jährigen Frau zur Kenntnis, bei der seit 16 Jahren eine vollständige Kniegelenksverrenkung nach hinten bestand, die keine Beschwerden verursachte. Die Verletzte wurde nie behandelt, war nur nach der Verletzung sechs Monate im Bett geblieben. Das Kniegelenk konnte gestreckt und gebeugt werden, der Gang war nicht wesentlich hinkend.

BRUNNER (1887) beobachtete 1. eine Kniegelenksverrenkung nach vorne, bei der auch nach der Einrichtung, die in Narkose leicht gelang, kein Puls am Fußrücken tastbar war. Es kam zur Gangrän, so daß einen Monat später im Oberschenkel amputiert werden mußte; 2. eine Teilverrenkung im Kniegelenk nach vorne und innen. Auch hier gelang die Einrichtung leicht, und es kam wie beim ersten Fall zur Gangrän, so daß im Kniegelenk exartikuliert werden mußte. Am Präparat sah man, daß die A. poplitea thrombosiert war.

BAUER (1888) beschrieb eine vollständige Verrenkung des Kniegelenkes nach außen, deren Einrichtung leicht gelang. Die weitere Behandlung bestand in vierwöchiger Bettruhe und Umschlägen. Nach sechs Wochen war die Streckung im Kniegelenk frei, die Beugung gering behindert.

LORENZ (1889) stellte aus der Literatur 14 Fälle von Kniegelenksverrenkungen nach vorne zusammen und stellt sich den Unfallhergang bei dieser Verrenkungsart so vor, daß während übermäßiger Streckung des Kniegelenkes ein Stoß den Unterschenkel von hinten oder das untere Oberschenkelende von vorne trifft.

SCHLANGE (1892) beobachtete einen 57jährigen Mann mit unvollständiger Verrenkung des rechten Kniegelenkes nach außen. Der Unterschenkel war in Abduktion und Außenrotation. Man sah und tastete den medialen Femurkondyl unter der Haut. Die Kniescheibe war ebenfalls nach außen zu verrenkt. Da die Einrichtung nicht gelang, wurde operiert: Innerer Längsschnitt von 15 cm; der innere Kondyl ist in einem Kapselriß eingeschlossen, der M. vastus medialis zerrissen und die Muskelfascie in die Fossa intercondyloidea verlagert. Die Menisci sind intakt. Nach Verlängerung des Kapselrisses und Beseitigung des Hindernisses gelang die Reposition leicht. Heilung mit gutem Resultat, Streckung frei, Beugung bis zum rechten Winkel möglich.

CRAMER (1894) bringt in einer Dissertation zu den 78 Fällen von MALGAIGNE noch 190 Fälle, die er aus der Literatur zusammenstellen konnte. Verfasser findet, daß die Kniegelenksverrenkung nach vorne die häufigste und die nach innen die seltenste Form sei. Bei den 72 Kniegelenksverrenkungen nach vorne kam es in 12 Fällen wegen Zerreißung der Gefäße zur Amputation.

KORSCH (1895) beschreibt den Fall einer beim Ringen entstandenen unvollständigen Verrenkung im Kniegelenk nach außen. Die Behandlung bestand nach der Einrenkung in Ruhigstellung mit einem Gipsverband für vier Wochen. Das Ergebnis war eine vollständige Beugefähigkeit und Seitenfestigkeit des Kniegelenkes.

PAGENSTECHER (1895) stellte aus der Literatur acht irreponible Kniegelenksverrenkungen zusammen und fügte selbst einen weiteren Fall hinzu. Bei diesem Fall handelte es sich um eine Kniegelenksverrenkung nach hinten und außen. Sie ließ sich nicht einrichten, der Unterschenkel ging immer wieder in Subluxationsstellung. Nach Abheilen der Hautabschürfungen wurde operiert. Dabei zeigte sich, daß die Gelenkkapsel, die Kreuzbänder und der M. vastus int. zerrissen waren und die Kapsel in das Gelenk interponiert war. Die Operationswunde heilte p. p. Es traten jedoch dann Furunkel im Kniebereich auf, und es kam zur Ankylose des Gelenkes. Als Ursache der Irreponiblitat bei Kniegelenksverrenkungen führt Verfasser die Interposition von abgerissenen Menisci und Knopflochmachanismus von zerrissenen Kapsel- oder Muskelteilen an. Zur Eröffnung des Kniegelenkes empfiehlt der Verfasser einen Längsschnitt an der Innen- oder Außenseite.

FRANKHAUSER (1896) berichtet über eine Teilverrenkung im Kniegelenk nach hinten und außen, die konservativ nicht eingerichtet werden konnte. Bei der Operation zeigte es sich, daß Teile des M. vastus int. sowie der Gelenkskapsel interponiert waren. Die beiden Kreuzbänder und das innere Seitenband waren zerrissen. Die Nachuntersuchung ergab ein gutes Resultat.

EHRHARDT (1896) unterscheidet nach LOSSEN vier Arten von Kniegelenksverrenkungen und beschreibt selbst zwei Fälle. Die Prognose bei geschlossener Verrenkung und gelungener Reposition sei gut. Verfasser ist der Ansicht, daß die Prognose selbst bei Mißlingen der Einrenkung nicht immer schlecht sei, da sich mit der Zeit ein neues Gelenk bilde.

GÖSCHEL (1896) beobachtete einen Fall von Kniegelenksverrenkung nach außen und einen Fall von Verrenkung nach vorne und innen. Bei beiden gelang die Einrichtung leicht. Über die weitere Behandlung wird nichts berichtet.

Kjar (1897) beschrieb zwei Fälle: Eine Kniegelenksverrenkung nach vorne mit Zerreißung der A. poplitea, die zur Gangrän und zur Amputation im Oberschenkel führte und als zweiten Fall eine Teilverrenkung im Kniegelenk nach außen mit Interposition von Teilen des M. vastus int., Zerreißung des inneren Meniscus, des inneren Seitenbandes und beider Kreuzbänder. Die Verrenkung wurde blutig eingerichtet, über den Endausgang wird nichts berichtet.

Graff (1898) hatte einen Fall mit vollständiger seitlicher Verrenkung des Unterschenkels. Nach der Einrichtung Lagerung auf einer Volkmannschiene, Massage der Oberschenkelmuskulatur, nach elf Tagen Anlegen eines Gipsverbandes für kurze Zeit. 2½ Monate später wurde der Verletzte mit schlottrigem Kniegelenk und mit einem Schienenhülsenapparat aus der stationären Behandlung entlassen. Es waren geringe aktive Bewegungen im Kniegelenk möglich.

Battle (1898): Unvollständige Verrenkung des rechten Kniegelenkes nach außen bei einer 40jährigen Frau. Da die Einrichtung in Narkose nicht gelang, wurde nach fünf Tagen das Kniegelenk operativ eröffnet. Das vordere Kreuzband und das innere Seitenband waren zerrissen. Ein abgerissener Teil des M. vastus med. war in das Gelenk hineingeschlagen. Die Bänder wurden genäht. Das Resultat ist nicht bekannt.

Schulz (1898) berichtet über eine unvollständige Kniegelenksverrenkung nach innen. Nach der Einrichtung wurde das Bein auf einer Schiene gelagert, nach 14 Tagen ein Gipsverband für vier Wochen gegeben. Bei der Entlassung erhielt der Verletzte einen Stützapparat.

Schulz (1899) schreibt in der „Ärztlichen Sachverständigen Zeitung", daß bei den seitlichen Luxationen des Kniegelenkes wohl nie eine vollkommene Funktionstüchtigkeit zurückkehrt. Das Fehlen eines Seitenbandes bzw. die Nachgiebigkeit des an dieser Stelle sich bildenden Narbengewebes disponieren zu den extremsten Varus- und Valgusstellungen, so daß die Verletzten ihr ganzes Leben auf fixierende Schienen und Hülsenapparate angewiesen sind.

Bähr (1899) erwähnt eine vier Monate alte Teilverrenkung des Unterschenkels nach innen, wobei der äußere Oberschenkelknorren am Tuberculum laterale der Eminentia stand. Über die Behandlung und den Endausgang wird nichts berichtet.

Lissauer (1899) beobachtete einen Fall von willkürlicher Knieverrenkung nach einem Trauma. Es handelte sich um eine vollständige Verrenkung des Unterschenkels nach hinten, die erst nach fünf Tagen reponiert und anschließend im Gipsverband für vier Wochen ruhiggestellt worden war. Der Verletzte konnte auf Aufforderung sowohl im Liegen als auch im Stehen den Unterschenkel nach hinten zu verrenken. Wegen der Unsicherheit beim Gehen wurde ein Schienenhülsenapparat verordnet.

Cames (1900) beschreibt fünf durch ein Aufzugsunglück gleichzeitig entstandene Kniegelenksverrenkungen. Es handelte sich um vier vollständige Verrenkungen nach vorne und eine Verrenkung mit Tibiafraktur. Nach der Einrichtung in Narkose und 14 Tagen Bettruhe durften die Verletzten mit Krücken aufstehen. Sie bekamen zum Gehen lederne Kniekappen und nahmen nach fünf Monaten ihre Arbeit als Hauer wieder auf.

Helferich (1901) fand, daß die Kniegelenksverrenkungen 1% aller Verrenkungen ausmachen. Er unterscheidet die Verrenkung nach vorne, hinten und zur Seite und bemerkt, daß die Einrichtung durch Zug und direkten Druck leicht gelinge.

Brüning (1902) meint, daß die Kniegelenksverrenkung nach vorne die häufigste sei. Bei diesen Luxationen sei das Resultat immer ein schlechtes. Verfasser beobachtete einen Fall einer vollständigen Verrenkung nach vorne mit Peroneuslähmung und fehlenden Fußpulsen. Die Einrichtung gelang bei gebeugtem Kniegelenk und durch Zug am Unterschenkel leicht. In der Folgezeit kam es zu ausgedehnten Nekrosen am Fuß, obwohl der Puls am Fußrücken zwei Tage nach der Verletzung wieder tastbar war. Vier Monate nach dem Unfall erfolgte die Amputation nach Pirogoff.

Reinitz (1903) berichtet über eine vollständige Verrenkung des Kniegelenkes nach vorne bei einem 36jährigen Mann. Die Einrichtung erfolgte in Narkose, dann wurde ein gepolsterter Gipsverband in leichter Beugestellung im Kniegelenk angelegt. Nach sechs Monaten nahm der Verletzte seine Arbeit wieder auf. Das Kniegelenk war nicht seitenfest und bis 190° überstreckbar. Beim Gehen hatte der Verletzte immer Schmerzen.

FISCHER (1903) beschrieb eine gleichzeitige vollständige Verrenkung beider Kniegelenke nach vorne durch Schlag mit einer Eisenstange in die Kniekehlen. Nach Einrichtung in Narkose wurden beide Beine auf Schienen gelagert und am 17. Tag mit Bewegungsübungen begonnen. Nach sieben Wochen Entlassung aus der stationären Behandlung, mit Kniekappen arbeitsfähig.

ROSSI (1903) operierte eine vollständige Kniegelenksverrenkung nach hinten, bei der Teile der Gelenkskapsel interponiert, das innere Seitenband und beide Kreuzbänder zerrissen waren. Die Nachuntersuchung ergab ein gutes funktionelles Ergebnis.

GIRON (1904) schreibt über eine vollständige Kniegelenksverrenkung nach außen, die ohne Anaesthesie eingerichtet werden konnte.

HEYMANN (1910) erweiterte die Statistik von CRAMER und konnte bis 1909 noch 31 weitere Kniegelenksverrenkungen in der Literatur finden.

RUPPANER (1906) fügt den von PAGENSTECHER beschriebenen acht Fällen irreponibler Kniegelenksverrenkung noch die Fälle von FRANKHAUSER, BATTLE, ROSSI sowie einen eigenen Fall hinzu. Der Fall des Autors war eine unvollständige Verrenkung im Kniegelenk nach hinten und außen bei einem 56jährigen Mann. Die konservative Einrichtung gelang nicht. Bei der Operation zeigte es sich, daß Teile des M. vastus medialis in das Gelenk interponiert waren. Es kam zu einer Eiterung aus der Operationswunde. Das Endergebnis war ein wenige Grade bewegliches Kniegelenk.

ISELIN (1907) demonstrierte auf einer Sitzung der Medizinischen Gesellschaft zu Basel eine unvollständige Kniegelenksverrenkung nach hinten und außen, die operativ eingerichtet werden mußte, da der M. vastus med. in das Gelenk interponiert war. Beide Kreuzbänder waren zerrissen, ebenso das innere Seitenband. Die Bänder wurden nicht genäht, nur Kapsel, Muskel, Fascie und Haut. Bei der Nachuntersuchung war das Kniegelenk seitenfest, die Streckung frei und die Beugung bis 70° möglich.

VORMANN (1908) beobachtete einen Fall einer Kniegelenksverrenkung, bei der der Unterschenkel rechtwinklig gegen die Innenfläche des Oberschenkels stand. Die Einrichtung in Narkose gelang leicht. Nach kurzer Ruhigstellung wurde mit Massage und warmen Bädern begonnen. Nach fünf Monaten war eine Beugung bis 70° möglich. Es folgte noch eine mehrmonatige medikomechanische Nachbehandlung.

DELBET (1908) berichtet über eine Teilverrenkung des Unterschenkels nach außen, bei der die konservative Einrichtung nicht gelang. Bei der Operation zeigte sich, daß das innere Seitenband und die Gelenkskapsel zerrissen und der innere Oberschenkelknorren durch einen Riß des M. vastus medialis hindurchgetreten war. Die Heilung erfolgte p. p. Bei der Nachuntersuchung war das Kniegelenk seitenfest und frei beweglich. Verfasser konnte an Leichenversuchen feststellen, daß die unvollständigen seitlichen Verrenkungen meist leicht einzurichten sind.

SCHWENK (1909) stellte bei der Breslauer Chirurgischen Gesellschaft eine alte Kniegelenksverrenkung nach vorne vor, die nicht eingerichtet worden war. Der Verletzte konnte nach längerer Bettruhe hinkend umhergehen und hatte eine Peroneusschädigung.

Weiter stellte SCHWENK noch eine Verrenkung nach hinten vor, die konservativ eingerichtet worden war. Nach Angaben des Vortragenden war die Einrichtung bis auf eine geringe Kapseleinklemmung an der Innenseite des Gelenkes eine vollständige. Es bestand daher Neigung zur Subluxation und zur Valgusstellung, so daß dauernd ein Schienenhülsenapparat getragen werden mußte.

GOBIET (1909) beschrieb eine Kniegelenksverrenkung nach hinten mit Zerreißung der A. poplitea. Der zerrissene Teil der Arterie (6 cm) wurde reseziert und die beiden Stümpfe End zu End genäht. Am sechsten Tag kam es zur Thrombose an der Nahtstelle mit nachfolgender Gangrän des Unterschenkels, so daß im Oberschenkel amputiert werden mußte. Es ist dies der erste Fall in der Literatur, bei dem eine Naht der Arteria poplitea bei einer Kniegelenksverrenkung versucht wurde.

JOACHIMSTHAL (1909) demonstrierte eine willkürliche Teilverrenkung im Kniegelenk nach vorne bei einem 29jährigen Mann, der vor neun Jahren einen Unfall mit Verletzung des Kniegelenkes erlitten hatte.

MARTIN (1909) behandelte bei einem Soldaten eine unvollständige Kniegelenksverrenkung nach vorne und außen durch Einrichten in Narkose und anschließend Massage und Bewegungsübungen. Der Verletzte war nach 40 Tagen vollkommen marsch- und dienstfähig.

Heymann (1910) weist auf eine vollständige Kniegelenksverrenkung nach vorne bei einem 29jährigen Mann hin, die in Narkose leicht eingerichtet werden konnte und ein gutes Ergebnis zeigte.

Gutsch (1911) schrieb über eine offene vollständige Verrenkung des Kniegelenkes nach vorne. Die Arteria und Vena poplitea waren zerrissen, der Nerv unverletzt. Die A. poplitea wurde unterbunden und am siebten Tage wurde wegen septischer Gangrän des Fußes im Oberschenkel amputiert.

Most (1911) behandelte eine offene vollständige Verrenkung des Unterschenkels nach hinten. Der Unterschenkel war um 90° nach außen verdreht, die Kniescheibe nach außen verrenkt und um 180° um ihre Achse gedreht.

Verfasser weist darauf hin, daß eine Kniegelenksverrenkung mit gleichzeitiger Verrenkung der Kniescheibe noch nie beobachtet worden ist. Über das Ergebnis dieses Falles liegt kein weiterer Bericht vor.

Arrighi (1913) vertritt die Ansicht, daß die Verrenkung des Knies nach außen häufiger sei als angenommen wird. Sie kann entweder in Beugestellung des Gelenkes eingerichtet werden oder ist durch Interposition von Bindegewebe und Muskulatur nicht reponibel. In letzteren Fällen hilft nur die blutige Einrichtung, deren Erfolge gut sind. Die Prognose hängt vom Zeitpunkt des Eingriffes nach dem Unfall ab.

Barnabo (1913) beschreibt einen Fall einer vollständigen Verrenkung des Unterschenkels nach hinten. Die Verrenkung wurde nicht eingerichtet, sondern nur durch Gips ruhig gestellt. Nach 20 Tagen mußte wegen Gangrän des Unterschenkels eine Oberschenkelamputation durchgeführt werden. Am Präparat zeigte sich, daß die Gefäße in der Fossa poplitea komprimiert und thrombosiert waren.

Frei (1913) sammelte aus der Weltliteratur nach Malgaigne (78 Fälle), Cramer (190 Fälle), Otto (57 Fälle), noch 12 Fälle und fügte einen eigenen hinzu: Es handelte sich um eine offene Kniegelenksverrenkung nach hinten mit Drehung der Kniescheibe um 180° und Verrenkung nach außen. Beide Kreuzbänder waren zerrissen, das innere Seitenband war eingerissen. Nach Einrichtung wurde das Bein auf einer Schiene gelagert. Es kam dann zur Sepsis, so daß im Kniegelenk exartikuliert werden mußte.

An offenen Kniegelenksverrenkungen konnte Frei bis 1913 25 Fälle zusammenstellen, von denen 9 starben, 5 amputiert werden mußten, einmal das Kniegelenk reseziert wurde und es einmal zur Ankylose kam.

Hardouin (1913) machte Leichenversuche über die Entstehung von Kniegelenksverrenkungen. Die Verrenkung nach hinten gelingt sehr schwer, wenn nicht die hintere Kapsel und Kreuzbänder eingeschnitten sind. Die Seitenbänder brauchen bei dieser Verrenkungsart nicht zu reißen. Außerdem ist diese Verrenkungsart mit einer Außenrotation des Unterschenkels verbunden.

Hering (1913) beobachtete vier Fälle von vollständigen Kniegelenksverrenkungen nach vorne, von denen drei durch Fahrstuhlabstürze im Bergbau entstanden waren. Ein Fall, bei dem die A. und V. poplitea zerrissen waren, mußte am folgenden Tag im Oberschenkel amputiert werden. Beim 2. Fall kam es zur Gangrän des Unterschenkels, so daß ebenfalls die Absetzung im Oberschenkel am 5. Tag gemacht werden mußte. Beim 3. Fall waren die Durchblutung und die nervöse Versorgung in Ordnung. Die Einrichtung in Narkose gelang leicht. Nach zehn Tagen wurde ein Gipsverband angelegt. Nach Abnahme des Gipsverbandes wurde mit aktiven und passiven Bewegungsübungen begonnen. Nach acht Wochen war die Streckung frei, die Beugung bis 90° möglich; es bestand ein Schlottergelenk, das in den folgenden Monaten zu einer Lähmung des N. peroneus führte. Die Anfangsrente betrug 75% und wurde dann, da sich die Peroneuslähmung besserte und die Festigkeit des Gelenkes zunahm, auf 40% herabgesetzt. Beim 4. Fall, einer 17jährigen Frau, wurde nach der Einrichtung eine Gipsschiene für drei Wochen angelegt und mit Bewegungsübungen begonnen. Nach drei Monaten Entlassung mit hinkendem Gang, Oberschenkelmuskelatrophie von 2 cm; lederne Scharnierhülse für das Kniegelenk.

Cheatle (1914) ist Anhänger der frühzeitigen Bewegungstherapie nach Einrichtung der Kniegelenksverrenkung. Verfasser beginnt vier bis sechs Tage nach Einrichtung mit passiven, später mit aktiven Bewegungen. Letztere läßt er mit Vorliebe in der Weise ausführen, daß er dem Verletzten Sandalen gibt, deren Sohle vorne geöffnet ist und durch Metallplatten beschwert werden kann. Die Muskulatur wird durch die unterschiedliche Belastung mehr oder weniger beansprucht, eine Tatsache, von der sich der Verfasser nach seiner Erfahrung viel verspricht. Er nennt den Schuh, den er auch abbildet, „foot dumb bell".

SCHUM (1919) berichtet von zwei vollständigen Kniegelenksverrenkungen nach vorne. Bei einem Verletzten mußte nach acht Tagen wegen Gangrän des Fußes im Kniegelenk exartikuliert werden. Dabei zeigte sich, daß die A. poplitea zerrissen und die V. poplitea eingerissen waren. Über den zweiten Fall sind keine näheren Angaben vorhanden.

FIEBACH (1920) behandelte eine vollständige Kniegelenksverrenkung nach vorne. Nach der Einrichtung wurde ein Kompressionsverband angelegt und das Bein für 25 Tage auf einer Volkmannschiene gelagert; dann Aufstehen, Massage und Bewegungsübungen. Die Nachuntersuchung nach zweieinhalb Monaten ergab ein seitenfestes Kniegelenk mit freier Streckfähigkeit und Beugung bis 90°.

Verfasser konnte an Hand von Leichenversuchen nachweisen, daß bei einer Verrenkung nach vorne unbedingt die Kreuzbänder, die hintere Kapselwand und das innere Seitenband zerrissen sein müssen.

PLATT (1920) beobachtete eine vollständige Verrenkung des Unterschenkels nach vorne, die sich leicht in Narkose einrichten ließ und anschließend für vier Monate im Gipsverband ruhiggestellt wurde. Das Nachuntersuchungsergebnis war gut.

MEADOWS (1922) bringt den Fall einer vollständigen Kniegelenksverrenkung nach vorne zur Kenntnis, wo nach der Einrichtung das Kniegelenk nur mit einer elastischen Binde versorgt wurde. Am zweiten Tag wurde der Verletzte aus dem Krankenhaus entlassen und nahm am 20. Tag seine Arbeit wieder auf.

TRAUSNER (1923) schreibt über eine Teilverrenkung des Kniegelenkes nach innen und hinten. Die Kniescheibe ist dabei nach innen verrenkt und um 180° um ihre Achse gedreht. Da die Einrichtung nicht gelingt, wird operiert. Die Seitenbänder waren zerrissen, die Kreuzbänder intakt. Das Endergebnis war gut.

HUBER (1926) beobachtete eine vollständige Kniegelenksverrenkung nach vorne. Nach der Einrichtung wurde ein Gipsverband für vier Wochen angelegt und anschließend mit Massage begonnen. Am Ende der 12. Woche war das Kniegelenk in einem Ausmaß von 100° beweglich.

CRILOVICH (1927) sah zwei Kniegelenksverrenkungen. Bei einer Teilverrenkung nach außen und vorne wurde nach der Einrichtung ein Gipsverband für zehn Tage angelegt und anschließend ein Schienenhülsenapparat verordnet. Beim zweiten Fall, einer einen Tag alten Teilverrenkung nach hinten, waren die Fußpulse und die Hautsensibilität am Fußrücken nicht vorhanden. Die Therapie bestand in Klammerextension am Schienbeinkopf. Nach zehn Tagen mußte wegen Gangrän der Unterschenkel in der Mitte abgesetzt werden.

WERWATH (1927) beschreibt eine unvollständige Kniegelenksverrenkung nach außen. Der Versuch einer unblutigen Einrichtung mißlang. Es wurde eine Arthrotomie durch einen medialen Bogenschnitt durchgeführt. Dabei zeigte es sich, daß die zerrissene Gelenkskapsel und der M. vastus medialis in den Gelenksspalt eingeklemmt waren. Die Kreuzbänder waren intakt. Anschließend Lagerung auf einer Schiene und täglich Hyperämisierung des Knies. Am 7. Tag wurde die Schiene weggelassen und mit aktiven Bewegungsübungen begonnen, vom 12. Tag an Massage und passive Bewegungen. Der Verletzte wurde nach fünf Wochen mit normaler Streck- und Beugefunktion des Kniegelenkes entlassen. Es waren jedoch seitliche Wackelbewegungen beträchtlichen Grades vorhanden, weshalb eine Kniehülse verordnet wurde.

STEENBERG (1927) berichtet über eine Kniegelenksverrenkung nach vorne. Am achten Tag mußte wegen beginnender Gangrän eine Amputation am Oberschenkel durchgeführt werden. Die Untersuchung des Präparates ergab, daß die A. poplitea an ihrer Teilungsstelle gerissen war.

SIERRA (1927) behandelte eine Verrenkung des Kniegelenkes nach außen und hinten mit einer Arthrodese.

CAHEN (1927) operierte eine alte Kniegelenksverrenkung, bei der nach der Reposition noch eine Subluxation geblieben war. Die Gelenkskapsel war eingerissen und in das Gelenk hinein verlagert. Es kam zu einer Ankylose in Streckstellung.

Angelelli (1927) beobachtete eine Kniegelenksverrenkung nach innen und vorne. Nach 15 Tagen Bettruhe, Massage und leichten Bewegungsübungen konnte der Verletzte aufstehen und nach 20 Tagen aus der stationären Behandlung entlassen werden. Ein Nachuntersuchungsergebnis liegt nicht vor.

Verfasser versuchte die Frage, ob eine Verrenkung des Unterschenkels allein durch eine Überstreckung eintreten kann, auch an der Leiche zu klären: Bei 24 Fällen fand er häufig einen Bruch des Oberschenkelknochens und des Schienbeines, aber auch Verrenkung des Unterschenkels nach vorne und hinten. Dabei bestanden immer ausgedehnte Zerreißungen aller Bänder und der Kapsel. Die Menisci waren gewöhnlich gelöst.

Margolin (1927) hatte einen Fall einer Kniegelenksverrenkung nach hinten und außen, die konservativ mit gutem Ergebnis behandelt wurde.

Rocholl (1927): Entsprechend der Eigenart des Krankenhauses „Bergmannsheil" beträgt hier die Zahl der Kniegelenksverrenkungen 3%, während sie nach allgemeiner Statistik etwa 1% aller Verrenkungen ausmacht. Verfasser berichtet selbst über sechs Fälle aus den Jahren 1920 bis 1925, darunter eine doppelseitige Kniegelenksverrenkung. Es werden dann die komplizierenden Begleitverletzungen (Bänderzerrungen, Knochenabsprengungen) erörtert. Mit Zerreißung der Kreuzbänder wurde in allen Fällen gerechnet.

Michaelsson (1928) behandelte einen Verletzten mit vollständiger Verrenkung im Kniegelenk mit gutem Endergebnis.

Magnus (1928) ist der Meinung, daß die Endresultate der traumatischen Kniegelenksverrenkungen durchaus nicht gut sind. Auch wenn die Einrichtung sofort erfolgt, treten später schwerste arthrotische Veränderungen, Atrophie der Oberschenkelmuskulatur und Bewegungseinschränkungen auf, da es bei der Verrenkung zu schweren Zerstörungen im Gelenk kommt. Verfasser berichtet über zwei Fälle, die operativ mit Naht der Gelenkkapsel behandelt wurden. Bei einem weiteren Fall war der M. vastus med., das innere Seitenband und die Gelenkskapsel interponiert. Bei allen drei Fällen war das vordere Kreuzband abgerissen. Nach der Operation wurde immer das Kniegelenk für acht Tage mit einer Gipsschiene ruhiggestellt, dann medikomechanisch nachbehandelt. Der Verletzte mit der Interposition kam am 11. Tage an Sepsis ad exitum. Die beiden anderen Verletzten zeigten nach 17 Monaten eine freie Kniegelenksbeweglichkeit und Seitenfestigkeit. Die Atrophie der Oberschenkelmuskulatur betrug 1 cm bzw. 3 cm.

Wette (1929) geht auf die von Rocholl veröffentlichten und die von Magnus auf der 70. Tagung der Rheinisch-Westfälischen Chirurgenvereinigung vorgetragenen Fälle ein und weist darauf hin, daß bei Kniegelenksverrenkungen mit weitgehender Zerreißung der Kapsel und des Bandapparates operativ vorgegangen werden soll. Bei den sechs konservativ behandelten Fällen fand sich bei der Nachuntersuchung ein mehr oder weniger weit ausgeprägtes Wackelknie, Muskelatrophie und geringgradige Bewegungsbehinderung. Im Röntgenbild waren bei allen Fällen eine Arthrose mit Randwulstbildung sowie Bandverknöcherungen zu sehen. Der eine operativ versorgte Fall hatte bei der Nachuntersuchung ein seitenfestes Gelenk und freie Beweglichkeit. Röntgenologisch war aber auch hier eine Arthrose mit Randwulstbildungen und Bandverknöcherung nachweisbar.

Guillemin (1929) beschreibt eine unvollständige Kniegelenksverrenkung nach außen mit Verdrehung von 90° bei einem 43jährigen Landwirt. Nach der Einrenkung wurde für 16 Tage auf einer Schiene ruhiggestellt und medikomechanisch nachbehandelt. 18 Monate nach der Verletzung hatte das Gelenk wieder seine volle Gebrauchsfähigkeit erlangt.

Robineau (1929) behauptet, daß die Kniegelenksverrenkungen nach vorne außerordentlich selten sind, und bringt einen Fall einer vollständigen Kniegelenksverrenkung nach vorne. Das Bein war vor der in Allgemeinnarkose durchgeführten Einrichtung pulslos. Das funktionelle Ergebnis war ausgezeichnet.

Spek (1930) stellte aus der Literatur 114 Kniegelenksverrenkungen zusammen, davon 34 Verrenkungen nach vorne. Wegen der Gefahr der Nerven- und Gefäßverletzung in der Kniekehle sollte die Einrichtung sobald als möglich durchgeführt werden. Spek sah einen Verletzten mit einer Kniegelenksverrenkung nach vorne, der nach der Einrichtung vier Wochen ohne Schiene liegen mußte und dann mit Gehübungen begann. Das Endergebnis war eine halbe Beugebehinderung.

WEIGEL (1930) berichtet über eine vollkommene Verrenkung des Kniegelenkes nach hinten. Nach der unblutigen Einrichtung wurde ein gepolsterter Gipsverband für zwei Wochen angelegt, dann massiert. Nach sechs Wochen war das Kniegelenk frei beweglich und voll belastbar.

NIKIFOROV (1930) untersuchte neun Monate nach der Verletzung einen 60jährigen Bauern, der sich durch Sturz aus einem Wagen beiderseits eine vollständige hintere Kniegelenksverrenkung zugezogen hatte, die ohne Einrichtung im Gipsverband ruhiggestellt worden war. Es bestand noch beiderseits die vollständige hintere Verrenkung, außerdem komplette Peroneuslähmung. Der Versuch, die Kniegelenksverrenkung rechts in Narkose einzurichten, gelang nicht; es wurde ein Dauerzug angelegt. Man führte dann die Arthrotomie des rechten Kniegelenkes durch. Nachdem ausgedehntes Narbengewebe und ,,Knochenwucherungen'' entfernt worden waren, gelang die Einrichtung. Das linke Kniegelenk konnte nicht mehr eingerichtet werden, da der Verletzte an Herzschwäche starb.

BENELLI (1930): Eine 74jährige Frau erlitt eine unvollständige Kniegelenksverrenkung nach außen und hinten. Da die konservative Reposition nicht gelang, wurde operiert. Die Einrenkung war erst möglich, nachdem ein Muskelbündel des M. vastus med., das über den inneren Oberschenkelknorren gerutscht war und unter Spannung durch die Fossa intercondyloidea zog, nach medial zurückgebracht worden war. Die Kreuz- und Seitenbänder waren zerrissen. Postoperativ kam es zu einer Infektion im Kniegelenk, so daß im Oberschenkel amputiert werden mußte.

MITCHELL (1930) beschreibt den Entstehungsmechanismus und die unblutige Einrichtung von Kniegelenksverrenkungen und bringt dann vier eigene Fälle.

Beim ersten Fall, der erst nach drei Monaten in Behandlung kam, wurde die Einrichtung operativ durchgeführt. Dabei sah man, daß beide Menisci und Kreuzbänder abgerissen waren. Auch das innere Seitenband und die Gelenkskapsel an der Hinterseite waren zerrissen. Anschließende Ruhigstellung im Gipsverband für vier Wochen. Bei der Nachuntersuchung nach zehn Monaten war das Kniegelenk seitenfest.

Beim zweiten Fall bestand eine vollständige Verrenkung nach vorne und um halbe Knorrenbreite nach außen. Nach einer Ruhigstellung von zwei Wochen wurde mit passiven Bewegungen und Massage begonnen. Nach drei Monaten war das Kniegelenk bandfest und hatte einen Bewegungsumfang von 20°.

Beim dritten Fall bestand eine vollständige Verrenkung nach vorne und um halbe Knorrenbreite nach innen. Nach mehreren Wochen Ruhigstellung nach der Einrichtung im Gipsverband ergab die Nachuntersuchung ein gutes Ergebnis.

Beim vierten Fall war der Unterschenkel um halbe Gelenkskörperbreite nach vorne zu verschoben und hatte eine Verdrehung nach außen von 45°. Nach der Einrichtung wurde für sechs Wochen im Gipsverband ruhiggestellt, dann war das Kniegelenk bandfest und frei beweglich.

AMNIJEV (1931) untersuchte einen 70jährigen Verletzten, der vor 23 Jahren eine beidseitige Kniegelenksverrenkung nach hinten erlitten hatte und nach der Verletzung ohne jegliche Behandlung vier Monate im Bett gelegen war. In beiden verunstalteten Kniegelenken bestand recht gute Beweglichkeit.

GUEDJ (1931) fand in der Literatur 385 Fälle von Kniegelenksluxationen und kommt zu folgenden Resultaten und Überlegungen: Für die Genese und Prognose einer Kniegelenksverrenkung ist die mehr oder minder große Ausdehnung der Bandzerstörung wesentlich. Es können eines oder beide Seitenbänder intakt bleiben, wie eigene Untersuchungen des Verfassers zeigten, jedoch sind immer die Kreuzbänder und die Muskulatur des hinteren Umfanges zerstört. Das Erhaltenbleiben der Seitenbänder ermöglicht die Heilung mit verhältnismäßig guter Funktion, während die Kreuzbänder für die Funktion des Gelenkes weniger bedeutungsvoll erscheinen.

Am häufigsten handelt es sich um Verrenkungen nach vorne, bei denen Frakturen selten sind. Die Menisci sind nur in Ausnahmefällen beteiligt. In 9 von 60 Fällen kam es zu gleichzeitiger Zerreißung der Haut. Die Seitenbänder sind fast durchwegs erhalten. In 25 Fällen war die Arteria poplitea zerrissen. 17mal kam es zu Durchtrennung des M. popliteus externus. Bei unkomplizierten Verrenkungen nach vorne ist die Prognose im allgemeinen gut.

Bei den Verrenkungen nach hinten ist oft ein direktes Trauma die Ursache. Sie sind häufig durch Rupturen und Thrombosen der Gefäße kompliziert. In einer Reihe von Fällen ist die Verrenkung irreponibel, bei anderen Fällen kommt es zu einer habituellen Verrenkung. Die Verrenkungen nach der Seite sind verhältnismäßig selten. Es kommt dabei manchmal zur gleichzeitigen Eröffnung des Gelenkes, zu Frakturen der Gelenksenden und zur Läsion der Gefäße.

Die Einrenkung soll möglichst frühzeitig ausgeführt werden und läßt sich durch einfachen Zug ausführen. Eine Ruhigstellung ist nur für 10 bis 15 Tage erforderlich. Wesentlich hingegen ist eine langdauernde Nachbehandlung. Meistens ist das Ergebnis gut. Nur in einzelnen Fällen kommt es zum Wackelknie, das von einzelnen Autoren auf die Zerreißung der Kreuzbänder zurückgeführt wird. Bei zurückbleibenden vasomotorischen Störungen erscheint die Sympatektomie wertvoller als Massage und Hydrotherapie, die lediglich die bestehende Hyperämie begünstigen. Guedj (1931) berichtet über fünf eigene Fälle von Kniegelenksverrenkung.

Leriche (1931) beobachtete eine Kniegelenksverrenkung nach außen. Nach der Einrichtung kam es zu einem Bluterguß, der trotz viermaliger Punktion immer wieder auftrat. Nach acht Tagen wurde daher das Kniegelenk operativ eröffnet. Es fanden sich ein Knochensplitter an der Kniescheibe und drei Knorpel-Knochensplitter an der Schienbeingelenksfläche. Glatte Heilung mit voller Gelenksfunktion. Auf Grund dieses Falles steht Verfasser auf dem Standpunkt, daß man bei schweren Kniegelenksverrenkungen sofort operieren soll.

Ritter (1932) bringt zwei Fälle von vollständigen Kniegelenksverrenkungen nach vorne. Bei einem Fall wurde überhaupt nicht, beim zweiten Fall zehn Tage ruhiggestellt; anschließend Massage und aktive Bewegungsübungen. Beide ergaben ein gutes Nachuntersuchungsergebnis. Die einem Fall beigefügten Röntgenbilder von der Nachuntersuchung zeigen ausgedehnte Bandverknöcherungen an der Knieinnenseite. Verfasser weist darauf hin, daß die Zeit der Heilung nach einer Kniegelenksverrenkung sehr kurz ist.

Popovic (1934) sah einen 28jährigen Mann mit einer vollständigen Kniegelenksverrenkung nach vorne. Die Einrichtung in Narkose gelang leicht, doch war weiterhin die Durchblutung gestört. Am nächsten Tag wurden die Gefäße in der Kniekehle freigelegt, wobei man sah, daß die A. poplitea auf einer Strecke von 5 cm abgeflacht und thrombosiert war. Der Nerv und die Vene waren nicht verletzt. Das Arterienstück wurde reseziert und eine Gefäßnaht durchgeführt. Wegen fortschreitender Gangrän mußte das Bein jedoch zwei Tage später im Oberschenkel abgesetzt werden.

Stellhorn (1934) behandelte einen 54jährigen Mann mit einer vollkommenen Verrenkung des Unterschenkels nach vorne. Der Verletzte hatte eine Korsakoff-Psychose. Über den Unfallhergang konnte nichts in Erfahrung gebracht werden. Auffallend war, daß der Verletzte keine Schmerzen hatte. Wa. R. war negativ. Es wurde eine operative Einrichtung mit anschließender Arthrodese gemacht. Der Verletzte starb am neunten postoperativen Tag an einer Lungenembolie.

Schmisch (1934) berichtet über den ersten Fall in der Literatur einer von Erfolg begleiteten Naht der A. poplitea. Eine 54jährige Frau hatte eine Teilverrenkung im Kniegelenk nach hinten. Die A. poplitea war quer gerissen und hatte eine Diastase von 3 cm, die Vene war unverletzt; zirkuläre Naht der Arterie. Nach Ansicht des Verfassers ist es wichtig, bei der Operation das komprimierende Hämatom auszuräumen. Die Verletzte hatte nach sechs Wochen eine Beweglichkeit im Kniegelenk von 45°.

Gérard-Marchant (1934) konnte aus der Literatur 400 Fälle von Kniegelenksverrenkungen zusammenstellen, wobei die Verrenkungen nach vorne die häufigsten sind, danach kommen die Verrenkungen nach hinten, während die nach der Seite selten sind.

Beobachtungen über zum Teil sehr schlechte funktionelle Spätresultate konservativ behandelter Kniegelenksverrenkungen zwingen nach Ansicht des Verfassers zu strenger Indikationsstellung der operativen Einrichtung, zumal die operative Wiederherstellung des zerrissenen Bandapparates gute Resultate ergibt. Die Feststellung der Zerreißung eines der Knieseitenbänder ist eine absolute Indikation zum operativen Eingriff. Zur operativen Einrichtung wird der vordere Arthrotomieschnitt angewendet; anschließend Ruhigstellung für 14 Tage im Gipsverband und dann sorgfältig gesteigerte Mobilisierung.

Ottolenghi (1934) beobachtete eine offene vollständige Verrenkung des Kniegelenkes nach außen mit Verdrehung des Unterschenkels um 90°. Nach der Wundausschneidung wurden die Reste der beiden zerrissenen Kreuzbänder, der innere

Meniscus und das innere Seitenband mit dem dazugehörigen Kapselabschnitt entfernt. Nach der Reposition Ruhigstellung im Beckenbeingipsverband für 55 Tage, dann Massage und Bewegungsübungen. Nach vier Monaten stationären Aufenthaltes war im Kniegelenk eine Beweglichkeit von 25° vorhanden mit seitlich geringen Wackelbewegungen. Die vorgeschlagene Kreuzbandplastik wurde vom Verletzten abgelehnt. Nach einem halben Jahr hat der Verletzte seine Arbeit als Kraftfahrer wieder ausgeübt.

PADOVANI (1934) bespricht die Ätiologie, den Mechanismus und die pathologische Anatomie der Kniegelenksverrenkung und betont, daß die früher vertretene Ansicht, frische Fälle abwartend zu behandeln und nur bei älteren Verrenkungen, die Störungen hinterlassen haben, einzugreifen, nicht mehr zu Recht besteht. Bei frühzeitiger Operation sind die Erfolge besser.

BABIC (1935) hatte sechs Fälle von Kniegelenksverrenkung (eine vollständige hintere, zwei unvollständige hintere, eine vollständige nach außen und vorne, eine unvollständige nach außen und hinten, eine unvollständige mit Auswärtsdrehung). Er schließt sich der Meinung von DELBET und ANGELELLI an, daß stets alle Bänder außer dem Lig. patellae proprium reißen.

Bei einem der sechs beschriebenen Fälle mußte wegen Gangrän amputiert werden (hintere Kniegelenksverrenkung, die zwei Tage nach der Verletzung mit totaler Peroneuslähmung eingeliefert worden war).

FILIPPI (1935) beobachtete eine unvollständige irreponible Kniegelenksverrenkung nach außen. Der äußere Oberschenkelknorren war durch den M. vastus med. durchgetreten, so daß die konservative Einrichtung nicht gelang. Es wurde operiert und im Gipsverband durch 50 Tage ruhiggestellt. Die Nachuntersuchung nach zweieinhalb Jahren lieferte ein gutes Ergebnis.

Verfasser geht anschließend auf die 13 in der Literatur bisher beschriebenen irreponiblen Kniegelenksverrenkungen ein und fand als Repositionshindernisse die Interposition des M. vastus med., der Gelenkskapsel, des inneren Knieseitenbandes und bei einem Fall des abgerissenen Meniscus.

GELDER (1935) stellte auf einer Tagung der Gesellschaft der Niederländischen Chirurgie zwei Fälle von Kniegelenksverrenkungen vor. Genauere Angaben fehlen.

KIENBÖCK (1935) unterrichtet uns über eine Kniegelenksverrenkung um Knorrenbreite nach außen und gering nach vorne, die sich bei der Umlagerung am Röntgentisch von selbst einrichtete. Die weitere Behandlung bestand im Anlegen von Bandagen. Nach Ansicht des Verfassers ist es zweifelhaft, ob sich das Gelenk durch Heilung des gerissenen inneren und äußeren Knieseitenbandes wieder ganz festigen wird, oder ob dauernd Bandagen getragen werden müssen.

KRÖMER (1935) berichtet über eine vollständige Kniegelenksverrenkung nach außen bei einem 58jährigen Mann, bei dem durch genügend lange Ruhigstellung im Gipsverband ein gutes Ergebnis erzielt wurde, und weist auf die Wichtigkeit der entsprechend langen Ruhigstellung hin.

FICHMANN (1935) veröffentlichte den Fall einer vollständigen Kniegelenksverrenkung nach außen bei einem 75jährigen Mann. Nach der Einrichtung wurde ein Schienenverband angelegt und am 10. Tag mit passiven Bewegungen begonnen. Am 14. Tag stand der Verletzte auf, dreimal wöchentlich wurde die Schiene abgenommen und aktive und passive Bewegungsübungen durchgeführt. Nach sieben Wochen konnte das Knie aktiv bis 90° gebeugt werden. Der Verletzte trug dann einen beweglichen Schienenhülsenapparat.

CONWELL (1936) schreibt über eine vollständige Kniegelenksverrenkung nach hinten und außen. Nach der Einrichtung wurde ein Gipsverband für sechs Wochen angelegt und dann mit Massage und physikalischer Nachbehandlung begonnen. Für einige Monate trug der Verletzte noch einen Stützapparat. Verfasser ist der Meinung, daß man bei Kniegelenksverrenkungen konservativ vorgehen soll und weist auf die Wichtigkeit des M. quadriceps für die Festigkeit des Kniegelenkes hin.

KRÖMER (1936) bringt zwei Fälle von unvollständigen Kniegelenksverrenkungen mit Knochenbeteiligung und weist darauf hin, daß die Ergebnisse bei entsprechender Behandlung, das heißt frühzeitiger Einrichtung und entsprechend langer Ruhigstellung in der Regel gute sind.

LANGE (1936) beobachtete einen Fall einer vollständigen Kniegelenksverrenkung nach innen mit Peroneuslähmung. Die Behandlung nach der Einrichtung bestand in Lagerung auf einer Braunschen Schiene. Nach vier Wochen wurde mit aktiven Bewegungsübungen und medikomechanischer Nachbehandlung begonnen. Die Nachuntersuchung nach sieben Jahren ergab freie Beweglichkeit des Kniegelenkes. Die Seiten- und Kreuzbänder waren fest. Röntgenologisch sind ausgedehnte Verknöcherungen an der Knieinnenseite nachweisbar.

Der zweite Fall des Verfassers war eine Kniegelenksverrenkung nach innen und vorne, die nach der Einrichtung für zwei Wochen mit einem Schienenverband versorgt wurde. Die Nachuntersuchung nach zwei Jahren ergab eine Beugehemmung von 10°. Die Kreuzbänder waren fest, über die Seitenbänder wird nichts erwähnt.

Krömer (1936) stellte die Behandlungsergebnisse von zehn Kniegelenksverrenkungen zusammen, die im Unfallkrankenhaus Wien unter 50000 Verletzten beobachtet und behandelt wurden. Verfasser geht auf die konservative Behandlung sowie Nachbehandlung ein und vertritt die Ansicht, daß operatives Vorgehen nur in den seltensten Fällen gerechtfertigt ist, da es die sogenannte „irreponible Verrenkung" wahrscheinlich gar nicht gebe.

Drescher (1936) fand in der Literatur 36 Fälle von Kniegelenksverrenkungen mit Gefäßschädigungen:

34mal kam es zur Gangrän, davon 7mal mit letalem Ausgang, 1mal kam es zu einer „schlechten", 1mal zu einer „guten" Heilung.

Verfasser weist an dieser Zusammenstellung darauf hin, daß bei einer Gefäßschädigung frühzeitig operiert werden muß. Anzustreben ist die Gefäßnaht.

Osipovski (1937) bringt einen Fall einer Kniegelenksverrenkung nach innen zur Kenntnis, bei der nach zwölf Tagen bereits eine gute Kniebeweglichkeit erzielt werden konnte.

Conwell (1937) berichtet über sechs vollständige Verrenkungen des Kniegelenkes. Bei vier Verletzten war der Unterschenkel nach vorne, bei einem nach hinten und bei einem nach außen verrenkt. Verfasser betont, daß die konservative Behandlung, sechswöchige Ruhigstellung im Gipsverband bei leichter Beugestellung im Kniegelenk nach der Einrichtung, gute Erfolge hat, so daß kein Grund zur Operation (Bandplastiken) gegeben ist. Die Prognose bei den Verrenkungen nach vorne und nach hinten ist besser als bei den Verrenkungen nach der Seite.

Couvelaire (1938) behandelte eine vollständige Kniegelenksverrenkung nach vorne mit Abbruch der Kniescheibenspitze durch Einrichtung in Narkose und eine Gipshülse für sechs Wochen. Das Ergebnis war gut.

Simons (1938) beobachtete zwei vollständige Kniegelenksverrenkungen nach hinten, die konservativ mit ausreichender Ruhigstellung behandelt wurden (über 6 Monate und 4½ Monate) und ein gutes Resultat ergaben. Bei beiden wurden die Gipsverbände erst verspätet (17. bzw. 31. Tag) angelegt. Verfasser weist darauf hin, daß die Ruhigstellung bei beiden Fällen sicher zu spät erfolgt ist und daher so lange Zeit notwendig war.

Paas (1938) ist nicht der Ansicht Krömers, daß die Kniegelenksverrenkung nur konservativ zu behandeln sei. Er berichtet über einen Fall einer vollständigen offenen Kniegelenksverrenkung nach hinten und teilweise nach außen. Der mediale Seitenband-Kapselanteil war weitgehend zerrissen, ebenso die Kreuzbänder. Seitenband und Kapsel wurden genäht, dann für vier Wochen ein Gipsverband gegeben. Die Nachuntersuchung nach zwei Jahren ergab eine Beweglichkeit von 180 bis 80°.

Bei einem zweiten Fall war der Unterschenkel um volle Breite nach außen und um 2 cm nach hinten verschoben. Die Reposition in Narkose gelang leicht, es blieb jedoch eine Subluxation zurück und deshalb wurde das Kniegelenk am zehnten Tag eröffnet. Ein Teil der Gelenkskapsel war interponiert, die Kreuzbänder waren zerrissen. Kreuzbänder und Kapsel wurden genäht. Nach neunwöchiger Ruhigstellung im Gipsverband begann man mit medikomechanischer Nachbehandlung. Nach viereinhalb Monaten normale Gelenksfunktion.

Ducuing (1938) berichtet über eine vollständige Verrenkung des Unterschenkels im Kniegelenk nach vorne. Der kalte und gefühllose Fuß erholte sich auch nicht nach der in Narkose durchgeführten Reposition. Nach einer Stunde wurden daher die Gefäße in der Kniekehle durch einen Längsschnitt freigelegt. Die Arteria poplitea war zerrissen, Vene und Nerv waren unverletzt. Der proximale Arterienstumpf wurde unterbunden. Nach drei Tagen wurde wegen der beginnenden Gangrän des Unterschenkels im Oberschenkel abgesetzt. Am Präparat sah man, daß beide Kreuzbänder und der hintere Gelenkskapselanteil zerrissen waren. Die beiden Seitenbänder waren an ihren oberen Ansatzstellen ausgerissen.

FERGUSON (1939) beschreibt eine Totalverrenkung des Unterschenkels nach innen, die nach der Einrichtung im Gipsverband ruhiggestellt wurde. Nach fünf Wochen kam es zu einer Thrombose der A. tibialis posterior, zu Sensibilitätsstörungen und zu septischen Temperaturen. Es wurde im Oberschenkel amputiert. Der Verletzte kam unter den Zeichen einer Allgemeinsepsis ad exitum. Verfasser erwähnt nicht, ob die Nervenverletzung schon vor oder gleich nach der Einrichtung festgestellt wurde.

LANGE (1939) fügt seinen zwei 1936 veröffentlichten Kniegelenksverrenkungen einen dritten Fall einer Totalverrenkung nach außen hinzu. Nach der Einrichtung wurde auf Braunscher Schiene gelagert, nach vier Wochen mit medikomechanischer Behandlung begonnen. Der Verletzte wurde nach acht Wochen stationären Aufenthaltes mit Kniekappe entlassen.

Verfasser lehnt jede Schematisierung der Behandlung mit zwölfwöchiger Ruhigstellung ab und fordert, daß jeder Fall individuell zu behandeln sei. Er weist auch auf die Gefahren der operativen Versorgung hin.

EHLERT (1939) veröffentlicht den Fall einer kompletten Kniegelenksverrenkung nach außen, bei der alle Bänder zerrissen waren. Die Behandlung nach der Einrichtung bestand in Fixierung auf einer Volkmannschiene. Nach elf Tagen wurde mit Massage, nach weiteren vier Wochen mit aktiver Gymnastik begonnen. Nach sieben Wochen durfte der Verletzte sein Bein belasten.

LERICHE (1939) hat drei Kniegelenksverrenkungen operativ behandelt. Verfasser steht nicht auf dem Standpunkt von MALGAIGNE, daß sich der periphere Gelenksabschnitt verrenkt. Er nimmt an, daß bei einer Kniegelenksverrenkung durch die besonderen anatomischen Verhältnisse unter Zerreißung der Bänder der Oberschenkelknochen nach innen, außen, vorne oder hinten von der Schienbeingelenksfläche luxiert.

KONIK (1940) beobachtete vier Kniegelenksverrenkungen, davon eine beidseitige. Bei drei Fällen handelte es sich um vollständige Verrenkungen, beim vierten Fall um eine Teilverrenkung nach außen. Gefäß- und Nervenschädigungen waren nicht vorhanden. Die Einrichtung gelang in allen Fällen leicht auf konservativem Weg. Es erfolgte eine Ruhigstellung im Gipsverband durch vier bis sechs Wochen. Bei einem Verletzten mußte jedoch nach der Gipsabnahme operiert werden, weil es erneut zur Verrenkung kam. Die Kreuzbänder und das innere Seitenband wurden genäht. Verfasser weist darauf hin, daß bei weitgehender Zerstörung des Bandapparates das operative Vorgehen angezeigt ist.

LERICHE (1940) setzt sich für eine genaue Definierung des Begriffes der Kniegelenksverrenkung ein und betont, daß eine Reihe von Verletzungen ,wie Meniscusverletzungen, Zerreißungen des inneren Knieseitenbandes usw., oft fälschlich als Kniegelenksverrenkung bezeichnet werden.

GROSS (1941) berichtet von sechs Kniegelenksverrenkungen, davon drei vollständigen. Dreimal kam es durch Gefäßschädigung zu Komplikationen, die zweimal zur Amputation führten. Alle sechs Verrenkungen konnten konservativ eingerichtet werden. Die Ruhigstellung betrug maximal sechs Wochen. Es wird darauf hingewiesen, daß trotz der kurzen Ruhigstellung die Nachuntersuchungsergebnisse gut waren. An einem Amputationspräparat waren, obwohl eine vollständige vordere Verrenkung bestanden hatte, die Seiten- und Kreuzbänder mit Ausnahme weniger Fasern erhalten und nur an der Gelenkskapsel größere Einrisse.

WILSON (1941) veröffentlichte sechs vollständige Verrenkungen des Kniegelenkes, wobei dreimal eine Verrenkung nach vorne, einmal nach außen, einmal nach innen und einmal nach hinten bestand. Die Einrichtung gelang auf konservativem Weg, nachher wurde im Gipsverband ruhiggestellt. Bei einem Fall, bei dem der Verdacht einer Meniscusverletzung bestand, wurde eine Probearthrotomie durchgeführt.

Die Nachuntersuchung zeigte bei allen Fällen ein gutes Ergebnis, auch in bezug auf die Seitenfestigkeit der Kniegelenke.

MALLET (1943) weist auf die diagnostischen Zeichen einer Kniegelenksverrenkung hin und schildert den Verlauf einer Kniegelenksverrenkung nach innen bei einer 19jährigen Frau.

ROTH (1949) beobachtete eine Kniegelenksverrenkung nach vorne und außen, bei der die Arteria poplitea zerrissen war. Das Kniegelenk wurde von der Hinterseite her eröffnet und die Arteria poplitea mit einer End-zu-End-Anastomose versorgt. Das Bein blieb erhalten, das Endergebnis war gut. Die Durchgängigkeit der genähten Arteria poplitea wurde bei der Nachuntersuchung arteriographisch festgestellt. Verfasser bringt auch eine Zusammenstellung der 46 bisher in der Literatur beschriebenen Fälle von Kniegelenksverrenkungen mit Zerreißung der Arteria poplitea:

19 Fälle — Arterie quer gerissen
1 Fall — Arterie eingerissen
10 Fälle — Arterie gequetscht — Intimarisse — Thrombose
16 Fälle — keine Angaben.

Verfasser kommt auf Grund der Literaturangaben und seines eigenen Falles zu folgendem Ergebnis: 1. Wenn drei Stunden nach der Reposition die Durchblutung des Beines sich nicht erholt hat, so soll eine Arteriographie gemacht werden, um die Stelle der Verletzung der Arteria poplitea festzustellen; 2. Ein Defekt bis zu 2 cm Länge kann durch direkte Naht versorgt werden, da dies ohne Spannung möglich ist. Größere Defekte müssen mit Hilfe eines Transplantates überbrückt werden.

Smilie (1951) hat fünf frische Kniegelenksverrenkungen, von denen eine wegen Interposition operativ eingerichtet werden mußte, behandelt. 15 weitere Kniegelenksverrenkungen konnten Wochen oder Monate nach der Verletzung untersucht werden. Smilie weist darauf hin, daß der N. peroneus bei der Verrenkung nach außen oder nach innen sehr gefährdet ist. Außerdem besteht bei diesen Fällen die Gefahr der Interposition von Weichteilen in das Gelenk. Der Verfasser lagert das Bein nach der Einrichtung für eine Woche auf einer Schiene und gibt für das Kniegelenk einen Kompressionsverband. Auftretende Ergüsse werden laufend abpunktiert. Anschließend erfolgt die Ruhigstellung mit einer Gipshülse für zwölf Wochen.

Lederer (1951) hatte in seinem Krankenmaterial zwei Fälle von irreponiblen Kniegelenksverrenkungen, bei denen die am Oberschenkelknorren abgerissenen Muskel-Kapselanteile in das Gelenk hinein verlagert waren. Da bei beiden die konservative Einrichtung nicht gelang, mußte operativ vorgegangen werden. Anschließend wurde durch acht bzw. zwölf Wochen ruhiggestellt. Beide Fälle zeigten ein gutes Nachuntersuchungsergebnis.

Verfasser beschäftigt sich mit der Erkennung der irreponiblen Kniegelenksverrenkung und ist der Ansicht, daß folgende Punkte maßgebend sind:

1. X-Stellung im Kniegelenk, vielleicht angedeutete Außenrotation des Unterschenkels;

2. Rand des inneren Oberschenkelknorrens ist unmittelbar unter der Haut tastbar;

3. Einziehung der Haut in Gelenksspalthöhe, die aber auch fehlen kann;

4. Bei Adduktion spürt man kein Anschlagen der Gelenkskörper gegeneinander, bei Nachlassen der Adduktion federt der Unterschenkel sofort in X-Stellung zurück.

Griswold (1951) weist auf eine Art von Kniegelenksverrenkung hin, bei der die konservative Einrichtung nicht gelingt und man daher immer operativ vorgehen muß. Verfasser bringt in seiner Arbeit vier Fälle, bei denen im Kniegelenk eine Teilverrenkung des Unterschenkels nach außen bestand. Bei allen vier Fällen war es zur Interposition des inneren Knieseitenbandes und der Gelenkskapsel gekommen, bei einem Fall außerdem noch zur Interposition einer von der Eminentia intercondyloidea abgerissenen Knochensplitters.

Preiss (1952) ist der Ansicht, daß eine Kniegelenksverrenkung nur möglich ist, wenn beide Seiten- und Kreuzbänder gerissen sind. In fast allen schweren Fällen bleiben Gelenksschäden in Form von Insuffizienz und Lockerung der zerrissenen Bänder (Schlottergelenke) zurück, auch wenn die Einrichtung nach kurzer Zeit vorgenommen worden und gelungen ist.

Pierra (1953) behandelte einen Fall einer Kniegelenksverrenkung nach hinten und innen, bei dem noch ein Bruch des äußeren Schienbeinknorrens mit starker Verschiebung bestand, durch Verschraubung des abgebrochenen Schienbeinknorrens und konnte so ein gutes anatomisches Ergebnis erzielen.

Gissane (1954) bespricht die verschiedenen Arten der Kniegelenksverrenkung und meint, daß die Kreuzbänder dabei immer zerrissen werden. Verfasser erwähnt zwei eigene Fälle und weist auf die Wichtigkeit der operativen Wiederherstellung der zerrissenen Kreuzbänder und abgerissener Menisci hin.

LANGHOF (1954) beobachtete eine geschlossene Kniegelenksverrenkung um volle Gelenkskörperbreite nach vorne mit Nerven- und Gefäßzerreißung. Nach einer Woche war eine deutliche Demarkation am Unterschenkel handbreit unterhalb der Schienbeinknorren entstanden. Einen Monat nach dem Unfall wurde die Amputation im Unterschenkel 2 cm proximal der Demarkation vorgenommen, so daß ein prothesenfähiger Unterschenkelstumpf erzielt wurde. Verfasser weist darauf hin, daß man die Demarkation immer abwarten und nicht gleich im Oberschenkel amputieren soll.

SCHMID (1955) sah unter anderen Verrenkungen auch eine vollständige Verrenkung des Kniegelenkes nach außen, die nach der Einrichtung für elf Wochen im Gipsverband ruhiggestellt wurde und ein gutes Ergebnis zeigte.

QUINLAN (1955) mußte eine unvollständige Kniegelenksverrenkung nach außen operativ einrichten, da die Gelenkskapsel interponiert war. Das innere Seitenband und die Kreuzbänder waren zerrissen.

JONASCH (1956) beobachtete einen Fall, bei dem eine gleichzeitige gleichseitige Kniegelenks- und Hüftgelenksverrenkung bestand.

MAIOTTI (1956) konnte bei einem 49jährigen Mann eine vollständige vordere Kniegelenksverrenkung beobachten. Nach der Einrichtung Ruhigstellung durch 25 Tage und anschließend physikalische Therapie. Bei der Nachuntersuchung nach zwei Jahren bestand nur eine geringe Beugebehinderung. Verfasser weist darauf hin, daß bei diesem Fall das vordere Kreuzband gerissen war und das Kniegelenk auch ohne intaktes Kreuzband eine gute Stabilität hatte.

BAUMGART (1957) beschrieb eine Kniegelenksverrenkung um mehr als Knorrenbreite mit Verdrehung des Unterschenkels um 90° nach außen. Nach der Einrichtung wurde das Bein auf einer Volkmannschiene gelagert und nach Abschwellung in Beugestellung des Kniegelenkes von 170° ein Oberschenkelgips für zwölf Wochen angelegt. Über das Behandlungsergebnis liegt kein Bericht vor.

BÖHLER, J., (1957) transplantierte eine homoioplastische, kältekonservierte Arterie bei einer offenen Kniegelenksverrenkung mit Zerreißung der A. poplitea mit gutem Erfolg.

SALOMONE (1958) beobachtete drei Kniegelenksverrenkungen, von denen eine irreponibel war.

BENCZE (1959) berichtet über eine Kniegelenksverrenkung nach vorne, die konservativ mit gutem Erfolg behandelt wurde.

Die Häufigkeit der Kniegelenksverrenkung

Im Unfallkrankenhaus Wien wurden von 1925 bis 1957 92 674 Verletzte stationär behandelt. Darunter befanden sich 39 Kniegelenksverrenkungen, das sind 0,04%.

In Tabelle 1 sind die Zahlen über die Häufigkeit der Kniegelenksverrenkungen, die von anderen Autoren veröffentlicht wurden, zusammengefaßt.

Tabelle 1

	Anzahl der Verrenkungen	davon Kniegelenksverrenkungen	das sind in %
KRÖNLEIN (1882)	641	2	0,3
GÖSCHEL (1886)..........	148	2	1,3
KAARSBERG (1896)	1000	2	0,2
HELFERICH (1901)	—	—	1,0
RANSOHOF (1915)	1000	2	0,2
MUSSGNUG (1926)	—	—	1,0
ROCHOLL (1927)	209	6	2,39
SOMMER (1928)	5754	217	3,77
DRESCHER (1936)	145	2	1,38
GÖGLER (1953)	554	3	0,54

Tabelle 1 *(Fortsetzung)*

	Anzahl der Ver- renkungen und Knochenbrüche		
Conwell (1936)	9000	6	0,06

	Anzahl der Verletzten		
Ritter (1932)...........	23000	1	0,004
Krömer (1936)	50000	10	0,02

Tabelle 2 zeigt die 39 Kniegelenksverrenkungen des Unfallkrankenhauses Wien aufgeschlüsselt.

Tabelle 2

a) Vollständige Kniegelenksverrenkungen: 17 Fälle

Fälle	davon mit Knochenbeteiligung im Kniebereich
Frische geschlossene: 12	7
Frische offene: 4	4
Nicht frische offene: 1	0

b) Nicht vollständige Kniegelenksverrenkungen: 22 Fälle

Frische geschlossene: 18	4
Frische offene: 1	1
Nicht frische geschlossene: 3	1

Verletzungsmechanismus

Eine Kniegelenksverrenkung entsteht in der Regel nur durch eine sehr starke direkte oder indirekte Gewalteinwirkung, wobei die Art der Verrenkung von der Richtung, aus welcher die Gewalt einwirkt, bestimmt wird.

Der Vollständigkeit halber sei noch erwähnt, daß es auch bei der Tabes zur Ausbildung eines Schlottergelenkes und schließlich ohne größeres Trauma zur Verrenkung kommen kann und das es auch angeborene Kniegelenksverrenkungen gibt.

Arten der Kniegelenksverrenkung

Je nachdem der Unterschenkel gegenüber dem Oberschenkel im Kniegelenk verschoben ist, unterscheidet man eine Verrenkung nach vorne, hinten, außen, innen. Meist erfolgt die Verrenkung in zwei Richtungen und in Kombination mit einer Ein- oder Auswärtsdrehung des Unterschenkels.

Die Art der Verrenkung bei unseren 39 Fällen zeigt Tabelle 3. Der jüngste Verletzte, der eine Kniegelenksverrenkung hatte, war 16 Jahre und der älteste 66 Jahre. Der Altersdurchschnitt bei den 38 Fällen betrug 43,5 Jahre. Nach Lebensjahrzehnten aufgeschlüsselt ergibt sich folgendes Bild (Tabelle 4).

Tabelle 3

a) Vollständige Verrenkungen: 17 Fälle
(Die Richtung, in der die Verrenkung eine vollständige
ist, ist an erster Stelle genannt.)

nach vorne	1 Fall
vorne und innen	2 Fälle
vorne und außen	2 Fälle
hinten	1 Fall
hinten und innen	1 Fall
hinten und außen	8 Fälle
außen	1 Fall
innen	1 Fall

b) Nicht vollständige Verrenkungen: 22 Fälle

nach außen	5 Fälle
außen und hinten	11 Fälle
außen und vorne	5 Fälle
innen	1 Fall

Tabelle 4

Alter in Jahren	Anzahl der Fälle
16 bis 20	1
21 bis 30	5
31 bis 40	10
41 bis 50	11
51 bis 60	9
61 bis 66	3

Tabelle 5

Arbeiterunfallversicherung ..	15
Land- und Forstwirtschaft ..	2
Bundeskrankenkasse	1
Gebietskrankenkasse	18
Bahnkrankenkasse	1
Privat	2
	39

Von den 39 Verletzten waren 33 Männer und 6 Frauen.
Die Aufteilung nach dem Kostenträger ist aus Tabelle 5 ersichtlich.

Untersuchung bei der Kniegelenksverrenkung

Nach Aufnehmen des Zeitpunktes der Verletzung, des Unfallherganges, des Alters und Berufes des Verletzten folgt die *Betrachtung* des Knies. Man kann dabei feststellen, ob eine Wunde im Kniebereich besteht, in welcher Richtung die Verrenkung erfolgt ist, weiter ob Ober- und Unterschenkel in Varus- oder Valgusstellung zueinander stehen, inwieweit der Unterschenkel nach innen oder außen zu verdreht ist und ob eine Verkürzung besteht. Es ist darauf zu achten, ob die Haut in Gelenksspalthöhe eingezogen ist, — man muß dann an die Möglichkeit einer Interposition denken —, wie die Ernährung der Haut über den oft vorspringenden Oberschenkel- oder Schienbeinknorren ist. Ist der Fuß blaß, so muß man an eine Zerreißung der Gefäße in der Kniekehle denken, ist der Fuß blau verfärbt, an eine Kompression der Gefäße.

Man fordert den Verletzten auf, die Zehen und Sprunggelenke zu bewegen, um Knochen- oder Nervenverletzungen ausschließen zu können. Eine Prüfung der Beweglichkeit des Kniegelenkes und der Hüfte soll wegen der damit verbundenen Schmerzen nicht versucht werden. Die Beweglichkeit der Beingelenke der nicht verletzten Seite ist auch zu prüfen. Dann erfolgt die Prüfung des *Pulses* am Fußrücken und hinter dem inneren Knöchel, ebenso auf der nicht verletzten Seite. Sind die Fußpulse nur auf der verletzten Seite nicht tastbar, so ist dies ein Hinweis dafür, daß es durch die Verrenkung entweder zu einer Kompression oder zu einer Zerreißung der Poplitealgefäße gekommen ist.

Zum Abschluß erfolgt noch die Prüfung der *Hautsensibilität*, wobei auch auf der nicht verletzten Seite geprüft werden soll, um sicher zu sein, daß der Verletzte die Prüfung der Hautsensibilität auch richtig verstanden hat.

Dann wird das Kniegelenk durch Umspritzung mit einer 2%igen Novocainlösung schmerzunempfindlich gemacht und Röntgenbilder in beiden Ebenen angefertigt.

Behandlung der
geschlossenen Kniegelenksverrenkung

Einrichtung

Nachdem man sich auf Grund der Röntgenaufnahmen vom Ausmaß der Verrenkung ein genaues Bild gemacht hat und gleichzeitig vorhandene Knochenbrüche ausschließen kann, erfolgt die Einrichtung, die grundsätzlich so bald als möglich durchzuführen ist. Reicht die Lokalanaesthesie nicht aus, so wird eine Allgemeinnarkose gegeben.

Man beugt im Kniegelenk bis zum rechten Winkel und zieht dann in der Längsachse des Unterschenkels, während ein Assistent am Oberschenkel einen Gegenzug ausübt. Durch diesen Zug und Gegenzug lockert man die Verklemmung. Dann schiebt man den Unterschenkel entgegengesetzt der Verrenkungsrichtung wieder an seinen alten Platz, indem man dabei gleichzeitig auch eine bestehende Verdrehung ausgleicht. Auf diese Art und Weise gelingt die Einrichtung der Kniegelenksverrenkung in der Regel leicht. Die Beugung des Kniegelenkes bis zum rechten Winkel bei der Einrichtung ist deshalb notwendig, da dadurch die oft in die Fossa intercondyloidea verlagerten Sehnen des pes anserinus wieder herausgleiten können (Böhler).

In der Literatur werden auch folgende Einrichtungsmethoden angegeben:

1. Durch starken Zug am Fuß und Gegenzug am Oberschenkel. — Es kommt auf diese Weise zu einer weiteren Schädigung der Bänder und der Gelenkskapsel;

2. Durch Überstreckung im Kniegelenk. Auch dies ist anzulehnen, da es so zu einer Schädigung der Gefäße und Nerven in der Kniekehle kommen kann.

Nach dem Einrenken sind wieder die Fußpulse zu prüfen und Röntgenaufnahmen in beiden Ebenen zu machen, um einerseits zu sehen, daß die Gelenksenden in normaler Stellung zueinander stehen und um anderseits kleine Knochenabsprengungen, die oft im Röntgenbild vor der Einrichtung nicht sichtbar sind, zur Darstellung zu bringen. Um sich eine genaue Vorstellung von der Schwere der Verletzung der Seiten- und Kreuzbänder zu machen, werden gehaltene Röntgenaufnahmen in X- und O-Vermehrung im Kniegelenk — auch der Vergleichsseite — gemacht und Schubladenbilder angefertigt.

Ruhigstellung

Dann wird eine Gipshülse angelegt und *sofort* gespalten, um Störungen der Durchblutung zu vermeiden. Die Gipshülse soll von vier Querfinger oberhalb der Knöchelspitze bis zum Trochanter maior reichen, um eine ausreichende Ruhigstellung zu gewährleisten. Das Anlegen der Gipshülse soll grundsätzlich sofort nach dem Einrichten erfolgen. Es ist darauf zu achten, daß das Kniegelenk in einer Beugestellung von 165° bis 170° steht, da in dieser Winkelstellung die Seitenbänder am meisten entspannt sind und sich die gerissenen Enden dadurch nähern können. Die richtige Stellung im Kniegelenk muß durch Röntgenaufnahmen von vorne und von der Seite kontrolliert werden. Von vorne, um eine Subluxationsstellung und ein Klaffen des Gelenksspaltes nicht zu übersehen; von der Seite, um die Beugestellung im Kniegelenk von 165° bis 170° zu kontrollieren. Im Bett wird das Bein auf einer schiefen Ebene oder auf einem Keilpolster gelagert. Der Vorfuß wird mit einem Dreiecktuch aufgehängt.

Wenn das Kniegelenk abgeschwollen ist, das ist nach einer Woche, wird die gespaltene Gipshülse abgenommen und durch eine geschlossene Gipshülse ersetzt. Ist der Verletzte über 40 Jahre alt, so wird vorher ein Zinkleimverband von den Zwischenzehenfalten bis 10 cm oberhalb des Knöchels angelegt, um eine Schwellung des Fußes zu vermeiden und darüber erst die Gipshülse. Die richtige Stellung des Kniegelenkes im neuen Gipsverband ist durch eine Röntgenaufnahme von vorne und von der Seite zu kontrollieren. Die Dauer der *ununterbrochenen Ruhigstellung* beträgt *16 Wochen*.

Übungsbehandlung im Gipsverband

Viele Autoren weisen darauf hin, daß es bei einer bis zu 16 Wochen dauernden Ruhigstellung des Kniegelenkes in einem Gipsverband zu einer starken Atrophie des M. quadriceps femoris mit all ihren Folgen kommt. Diese Atrophie kann vermieden werden, wenn der Verletzte nach Festwerden der geschlossenen Gipshülse anfängt zu gehen. Er soll in der ersten Woche, wenn dabei keine Schmerzen auftreten, täglich, nicht auf einmal, sondern über den ganzen Tag verteilt, 1 km gehen. In jeder weiteren Woche soll die tägliche Gangleistung um 1 km gesteigert werden.

Außerdem soll der Verletzte einige Male am Tage das Bein im Gipsverband bis zur Waagerechten heben, um so die Oberschenkelmuskulatur weiter zu stärken.

Nachbehandlung

Nach Entfernung der Gipshülse ist eine Röntgenkontrolle von beiden Seiten zu machen, um die Stellung der Gelenksenden, Band- und Muskelverknöcherungen sowie den Kalkgehalt der Knochen festzustellen.

Anschließend wird ein Zinkleimverband von den Zwischenzehenfalten bis unterhalb des Kniegelenkes und eine elastische Binde um das Kniegelenk angelegt. Die elastische Binde wird während der Nacht abgenommen.

Die nach Abnahme der Gipshülse vorhandene Bewegungseinschränkung im Kniegelenk wird bei jüngeren Verletzten gewöhnlich nach drei bis vier Wochen und bei älteren nach sechs bis acht Wochen verschwinden. Bei der Nachbehandlung sind passive Bewegungen, Massage, übermäßige Wärmeanwendung sowie aktive Übungen, die Schmerzen verursachen, verboten, da es dadurch zu einer Reizung des Kniegelenkes und zu Ergüssen kommt.

Um die Bewegungseinschränkung des Kniegelenkes zu beseitigen und den M. quadriceps zu stärken, werden Übungen am Kniebeugegestell, Oberschenkelturnen als Gruppenturnen, Gangübungen mit gesteigerten Schwierigkeiten sowie Treppensteigen durchgeführt.

Kniegelenksverrenkung und gleichzeitig auf der gleichen Seite bestehende Knochenbrüche, Verrenkungen oder Nervenverletzungen

1. Abbruch eines oder beider Tubercula der Eminentia intercondyloidea

Es ist dies immer ein Zeichen, daß entweder das vordere oder das hintere Kreuzband von seiner Ansatzstelle am Schienbein ausgerissen ist. Da diese knöchernen Ausrisse in der Regel später keine Beschwerden verursachen, ist die Kniegelenksverrenkung so zu behandeln, als ob kein Abriß an einem Tuberculum bestehen würde.

2. Bruch der Eminentia intercondyloidea

Besteht gleichzeitig auch ein Bruch der Eminentia intercondyloidea, so ist zuerst die Kniegelenksverrenkung einzurichten. Zeigt die Röntgenkontrolle nach der Einrichtung, daß die Eminentia nicht gut anliegt, so kann man versuchen, sie durch Streckung im Kniegelenk auf 180° in ihr Bett zu lagern. Gelingt dies nicht, so soll trotzdem noch nicht operativ vorgegangen werden. Man wartet in diesen Fällen bis nach der Gipsabnahme. Besteht dann noch eine störende Streckhemmung, so kommt die Entfernung bzw. die Fixierung der Eminentia in Frage. Die Gipshülse soll auch bei einem Bruch der Eminentia intercondyloidea nicht in Streckstellung, sondern in leichter Beugestellung (170°) angelegt werden.

3. Bruch eines oder beider Ober- oder Unterschenkelknorren

Nach der Einrichtung der Kniegelenksverrenkung ist so vorzugehen, als ob nur der Bruch des Knorrens vorhanden wäre, d. h. Einrichten des Knorrens und eventuell Fixation mit gekreuzten Drähten bzw. Unterfütterung. Die Ruhigstellung erfolgt durch einen Oberschenkelgipsverband in einer Stellung im Kniegelenk von 170°.

4. Oberschenkelbruch

Besteht gleichzeitig mit der Kniegelenksverrenkung ein Oberschenkelbruch, so darf nach der Einrichtung der Kniegelenksverrenkung weder eine Extension durch die Tuberositas tibiae noch suprakondylär angelegt werden. Durch die Extension könnte es zu einer Infektion kommen, und außerdem würden die durch die Kniegelenksverrenkung schon geschädigten Bänder und die Gelenkskapsel durch das Extensionsgewicht noch mehr geschädigt werden, so daß es zu Bandverknöcherungen und später zu Arthrosen käme.

Es ist daher ein Oberschenkelbruch nach dem Einrichten der Kniegelenksverrenkung im Becken-Bein-Gipsverband und ein Bruch oberhalb der Mitte des Oberschenkels im Brust-Becken-Bein-Gipsverband zu behandeln.

5. Unterschenkelbruch

Bei einem gleichzeitig mit der Kniegelenksverrenkung bestehenden Unterschenkelbruch soll ebenfalls nach dem Einrichten der Verrenkung keine Extensionsbehandlung angeschlossen werden. Die Behandlung des Unterschenkelbruches hat im Gipsverband zu erfolgen.

6. Knöcherner Ausriß des inneren Knieseitenbandes

Besteht ein knöcherner Ausriß des inneren Knieseitenbandes an seinen Ansatzstellen und legt sich dieser durch konservative Maßnahmen nicht an, so soll die blutige Reposition nach dem Abschwellen des Kniegelenkes, das ist nach einer Woche, vorgenommen werden.

7. Abbruch am Wadenbeinköpfchen

Diese können an ihrem Platz, d. h. mit ihrer Diastase belassen werden, da sie in der Regel keine weiteren Beschwerden verursachen. Besteht jedoch ein Ausfall des N. peroneus, so soll nach dem Abschwellen des Kniegelenkes, das ist nach einer Woche, die Drahtnaht des Wadenbeinköpfchens gemacht und gleichzeitig der N. peroneus revidiert werden. Besteht eine Zerreißung des N. peroneus, so ist dieser ebenfalls zu nähen.

8. Hüftgelenksverrenkung

Die Einrichtung soll in der Reihenfolge Kniegelenk—Hüftgelenk erfolgen. Nach der Einrichtung ist für das Kniegelenk eine gespaltene Gipshülse anzulegen.

Ist die Hüftgelenksverrenkung durch einen Bruch der Pfanne kompliziert, so darf kein Streckverband angelegt werden. Die Behandlung hat im Brust-Becken-Bein-Gipsverband zu erfolgen.

Frische geschlossene Kniegelenksverrenkung
(26 Fälle)

Von den 26 Verletzten hatten 11 *Nebenverletzungen* anderer Körperteile. 9 Verletzte hatten eine *Knochenverletzung* im Kniegelenksbereich, wie Bruch der Eminentia intercondyloidea, Bruch des Wadenbeinköpfchens usw.

Die *Dauer* der stationären und ambulanten *Behandlung* ist aus Tabelle 6 ersichtlich.

Tabelle 6

| | Durchschnittliche Behandlungszeiten | | | | | | Durchschnitt der Gesamt-behandlungszeit in Tagen |
| | stat. Tage | amb. Taga | kürzeste | | längste | | |
			stat.	amb.	stat.	amb.	
26 Fälle mit und ohne Nebenverletzungen .	38,9	138,2	4	8	204	273	177,1
11 Fälle *mit* Nebenverletzungen	73,2	125,6	5	8	204	273	198,8
15 Fälle *ohne* Nebenverletzungen	14,8	147,5	4	82	32	256	162,3

Die durchschnittliche *Dauer der Ruhigstellung* im Gipsverband bei den 26 Verletzten betrug *94 Tage*.

Nachuntersuchung

Von den 26 Verletzten konnten 14 nachuntersucht werden. 1 Verletzter verstarb wenige Stunden nach der Einlieferung in das Krankenhaus an Nebenverletzungen, 5 Verletzte sind in der Zwischenzeit gestorben, 2 Verletzte sind unbekannten Aufenthaltes, während 4 trotz dreimaliger Aufforderung zur Nachuntersuchung nicht erschienen sind. Die Nachuntersuchung erfolgte 3 bis 32 Jahre nach der Verletzung.

Subjektive Beschwerden, wie Spüren des Wetterwechsels, schnelle Ermüdbarkeit, Unsicherheit beim Leiterheruntersteigen und Schmerzen bei längerem Knien wurden von 9 Verletzten angegeben. Einen *Berufswechsel* infolge des Unfalles hatte 1 Verletzter durchgemacht, während 13 ihren alten Beruf auch nach der Verletzung weiter ausübten.

Bewegungseinschränkung

2 Verletzte hatten bei der Nachuntersuchung eine freie aktive Beweglichkeit im Kniegelenk. 12 Verletzte zeigten eine Einschränkung der Beweglichkeit, über deren Ausmaß Tabelle 7 Auskunft gibt.

Tabelle 7

Alter des Verletzten in Jahren		Vollständige oder Teilverrenkungen	Dauer der Ruhigstellung in Tagen	Beweglichkeitseinschränkung in Winkelgraden	
zur Zeit der Verletzung	zur Zeit der Nachuntersuchung			Streckung	Beugung
40	72	Teil	45	5	20
58	82	Teil	84	0	5
50	65	Teil	116	0	15
44	58	Teil	96	0	15
43	54	vollständige	110	0	65
48	58	Teil	110	0	15
39	49	vollständige	82	10	30
58	67	vollständige	113	5	15
51	58	Teil	41	0	30
64	70	Teil	91	0	5
22	25	Teil	84	0	15
49	52	vollständige	138	0	15

Weder das Alter des Verletzten und die Art der Verrenkung noch die Dauer der Ruhigstellung im Gipsverband hatten einen Einfluß auf die Bewegungseinschränkung.

Muskelschwund am Oberschenkel

Bei der Nachuntersuchung zeigten 10 Verletzte keinen Muskelschwund am Oberschenkel, bei 4 Verletzten hingegen konnte einer festgestellt werden (bei 2 Fällen 1 cm, bei 1 Fall 2 cm und bei 1 Fall 2,5 cm).

Es ist trotz der Ruhigstellung im Gipsverband (im Durchschnitt 94 Tage) zu keinem nennenswerten dauernden Muskelschwund am Oberschenkel gekommen.

Aufklappbarkeit des Kniegelenkes

Bei der Nachuntersuchung wurden von allen Verletzten gehaltene Röntgenaufnahmen in X- bzw. in O Vermehrung im Kniegelenk — auch der nicht verletzten Seite — gemacht, um einen exakt meßbaren Wert von der Festigkeit der Seitenbänder zu bekommen.
3 Verletzte hatten keine vermehrte Aufklappbarkeit, weder des inneren, noch des äußeren Kniegelenksspaltes. Bei 11 Verletzten war eine vermehrte Aufklappbarkeit gegenüber dem nicht verletzten Kniegelenk bis zu 4 mm nachweisbar (Tabelle 8).
Wie groß der Einfluß der entsprechenden langen ununterbrochenen Ruhigstellung im Gipsverband auf die Heilung der Knieseitenbänder ist, geht aus den folgenden Zahlen hervor: Während die Fälle, die bei der Nachuntersuchung noch eine Differenz der *Aufklappbarkeit* zwischen verletztem und nicht verletztem Kniegelenk hatten, im Durchschnitt *88 Tage* ruhiggestellt waren, betrug die Ruhigstellung bei den Fällen, die bei der Nachuntersuchung *seitenfest* waren, *113 Tage*.

Tabelle 8

Alter des Verletzten in Jahren		Vollständige oder Teilverrenkung	Dauer der Ruhigstellung in Tagen	Differenz der Aufklappbarkeit zwischen verletztem und nichtverletztem Kniegelenk in mm	
zur Zeit der Verletzung	zur Zeit der Nachuntersuchung			außen	innen
40	72	Teil	45	2	0
58	82	Teil	84	0	2
28	52	Teil	84	3	0
44	58	Teil	96	1	3
43	54	vollständige	110	1	0
39	49	vollständige	82	3	0
51	58	Teil	41	2	4
64	70	Teil	91	0	3
55	59	Teil	118	3	0
22	25	Teil	84	3	3
49	52	vollständige	138	3	1

Ein Einfluß des Alters des Verletzten und der Art der Verrenkung auf die Seitenfestigkeit des Kniegelenkes konnte bei der Nachuntersuchung nicht gefunden werden.

Die Dauer der Ruhigstellung im Gipsverband schadet weder der Beweglichkeit noch der Muskulatur, sondern fördert die Standfestigkeit, die von den Bändern abhängig ist.

Es besteht wohl bei Teilverrenkungen die Möglichkeit, daß sie ausnahmsweise auch in kürzerer Zeit fest werden. Nachdem man aber *nie* weiß, welche auch in kürzerer Zeit fest werden können, soll man immer 16 Wochen ruhigstellen.

Schublade

Bei der Nachuntersuchung wurden bei allen Verletzten gehaltene Schubladen-Röntgenaufnahmen gemacht. Bei 2 Verletzten war keine Schublade nachweisbar, während 12 eine Schublade hatten (Tabelle 9).

1 Verletzter hatte eine vordere (8 mm) *und* hintere (7 mm) Schublade. Ein Einfluß der Dauer der Ruhigstellung und des Alters des Verletzten auf die Festigkeit der Kreuzbänder konnte nicht gefunden werden.

Tabelle 9

Schublade			
nach vorne		nach hinten	
mm	Fälle	mm	Fälle
3	1	5	1
5	3	8	1
9	2	13	1
10	1	14	1
	7		4

Arthrose

1 Verletzter hatte weder im verletzten noch im nicht verletzten Kniegelenk eine Arthrose. Bei 7 war die Arthrose in *beiden* Kniegelenken *gleich* stark ausgebildet. Bei 5 Fällen bestand im verletzten Kniegelenk eine

Arthrose bzw. eine stärkere Arthrose als im nicht verletzten Kniegelenk. Durch die Kniegelenksverrenkung ist es daher in 5 von 14 Fällen zur Arthrosebildung bzw. Arthroseverstärkung gekommen (Tabelle 10).

Diese 5 Fälle waren im Durchschnitt *81 Tage* im Gipsverband ruhiggestellt, während die Fälle, die keine Arthrose bzw. keine verstärkte Arthrose gegenüber der nicht verletzten Seite aufweisen, im Durchschnitt *100 Tage* ruhiggestellt waren.

Man kann daher sagen, daß durch eine *entsprechend lange Ruhigstellung nicht nur die verletzten Seitenbänder einer Heilung zugeführt werden, sondern auch die Ausbildung einer Arthrose verhindert werden kann*. Das Alter des Verletzten und die Art der Verrenkung haben auf die Ausbildung der Arthrose keinen Einfluß.

Tabelle 10

Alter des Verletzten in Jahren		Vollständige oder Teilverrenkung	Dauer der Ruhigstellung in Tagen	Arthrose	
				Kniegelenk	
zur Zeit der Verletzung	zur Zeit der Nachuntersuchung			verletzt	nicht verletzt
40	72	Teil	45	starke mit Randwulstbildung	keine
58	82	Teil	84	stärkere mit beginnender Randwulstbildung	keine
39	49	vollständige	82	starke mit Verschmälerung des Gelenksspaltes	leichte mit beginnender Ausziehung der Gelenksränder
58	67	vollständige	113	starke mit Verschmälerung des Gelenksspaltes und Randwulstbildung	leichte mit Entrundung der Gelenksränder
22	25	Teil	84	starke mit Randwulstbildung	stärkere mit beginnender Randwulstbildung

Fall 1:

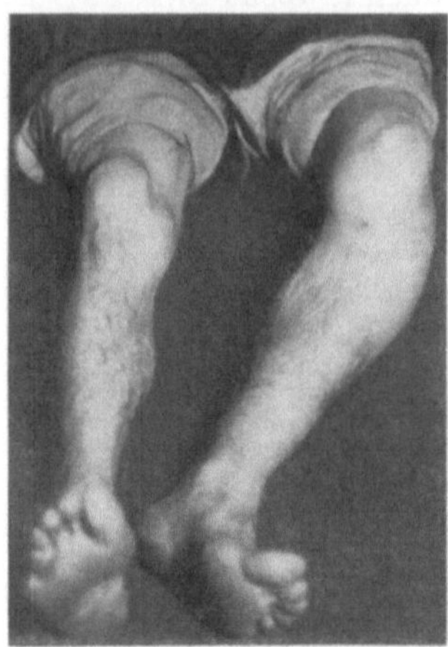
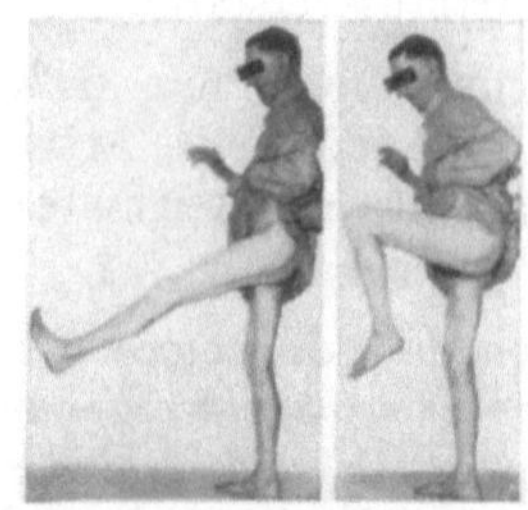

Abb. 1c vom 31. 1. 1959

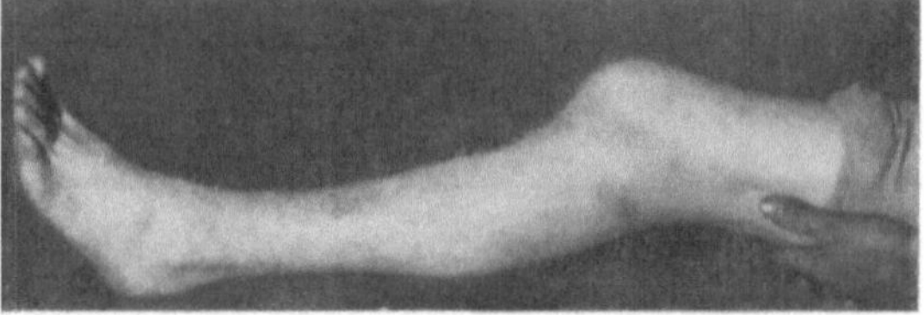

Abb. 1a vom 24. 1. 1927

Ein 40jähriger Gärtner wurde am 24. 1. 1927 von einem herabfallenden Ast zu Boden geschleudert. Sofortige Einlieferung: Der linke Unterschenkel war um fast halbe Knorrenbreite nach außen und um fast halbe Gelenksbreite nach hinten verrenkt. Abbruch an beiden Tubercula der Eminentia, an der Spitze des Wadenbeinköpfchens und von der Vorderkante des Schienbeins (Abb. 1a u. b). Die Durchblutung und nervöse Versorgung des Beines waren in Ordnung. Nebenverletzung: Bruch des linken Unterschenkels.

Behandlung: In LA Einrichtung. Beckenbeingipsverband für 45 Tage. 49 Tage stationäre und 49 Tage ambulante Behandlung.

Nachuntersuchung am 31. 1. 1959: Der Verletzte hat seinen alten Beruf wieder ausgeübt, ist jetzt Altersrentner. Subjektive Beschwerden beim Stiegenabwärtsgehen und beim Aufstehen nach längerem Sitzen. Äußerlich ist das linke Knie unauffällig. Oberschenkelumfang links 35 : 36 cm rechts. Kniegelenksbeweglichkeit links 170°—65° : 175°—45° rechts (Abb. 1c). Aufklappbarkeit des äußeren Kniegelenksspaltes von 10 : 8 mm und des inneren von beiderseits 7 mm (Abb. 1d). Entrundung und arthrotische Ausziehung der Schienbeingelenksfläche und am inneren Oberschenkelknorren. Das vom Wadenbeinköpfchen abgebrochene Stück ist nicht angewachsen. An der Vergleichsseite keine Arthrose. Hintere Schublade von 8 mm (Abb. 1f).

Rente: Der Verletzte war nicht versichert.

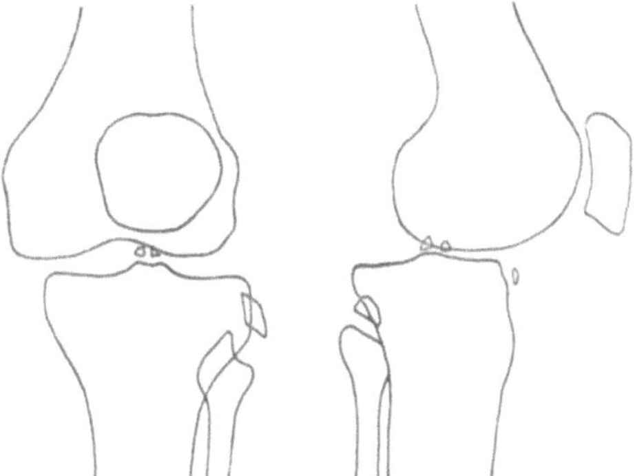

Abb. 1b vom 24. 1. 1927

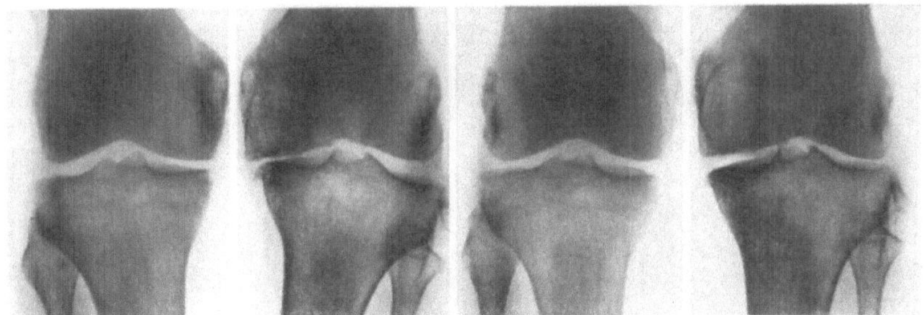

Abb. 1d vom 31. 1. 1959

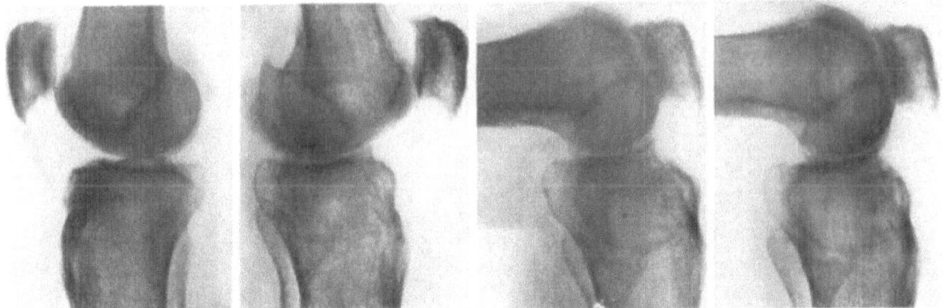

Abb. 1e vom 31. 1. 1959   Abb. 1f vom 31. 1. 1959

Fall 2:

34jähriger Artist, am 19. 4. 1931 Sturz aus einem fahrenden Lkw. Sofortige Einlieferung: Der rechte Unterschenkel war um volle Knorrenbreite nach außen und um mehr als halbe Schaftbreite nach vorne zu verrenkt, so daß der äußere Oberschenkelrand auf der Eminentia intercondyloidea reitet. Die Kniescheibe ist nach außen verzogen. Die Haut über dem hervorspringenden inneren Oberschenkelknorren gespannt und blaß, in Gelenksspalthöhe quer eingezogen. Durchblutung und nervöse Versorgung des Beines in Ordnung (Abb. 2a u. b). Nebenverletzungen: Rißquetschwunden am Schädel, Verrenkung des linken Ellbogens.

Behandlung: In LA wurde die Knieverrenkung durch Beugen im Kniegelenk auf 90° und Druck auf die Unterschenkelaußenseite eingerichtet. Lagerung auf Cramerschiene. Am nächsten Tag Oberschenkelgipshülse für 70 Tage. 5 Tage stationäre und 102 Tage ambulante Behandlung.

Kontrolluntersuchung am 10. 11. 1939: Rechte Knie äußerlich unauffällig, keine Muskelatrophie am Oberschenkel. Kniegelenk aktiv frei beweglich, in Streckstellung seitenfest, in einer Beugestellung von 150° geringgradig seitenlocker. Keine Arthrose und keine Bandverknöcherung (Abb. 2c).

Nachuntersuchung: Keine. Verletzter am 18. 9. 1957 verstorben.

Rente: Anfangsrente 50%, nach 3 Jahren rentenfrei.

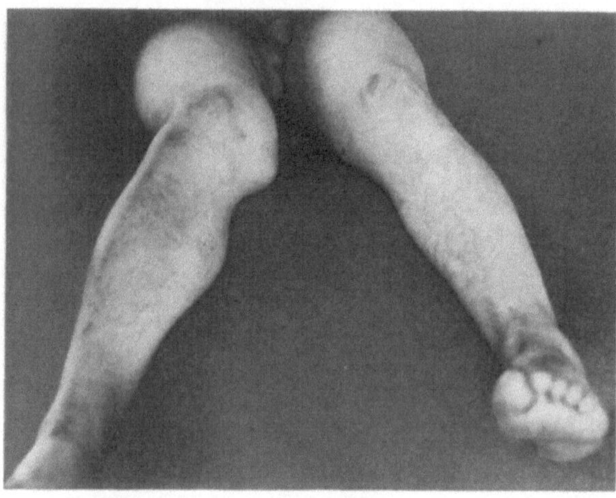

Abb. 2a vom 19. 4. 1931

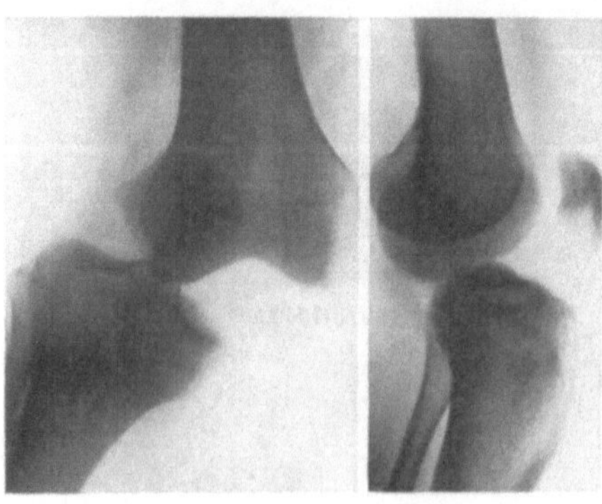

Abb. 2b vom 19. 4. 1931

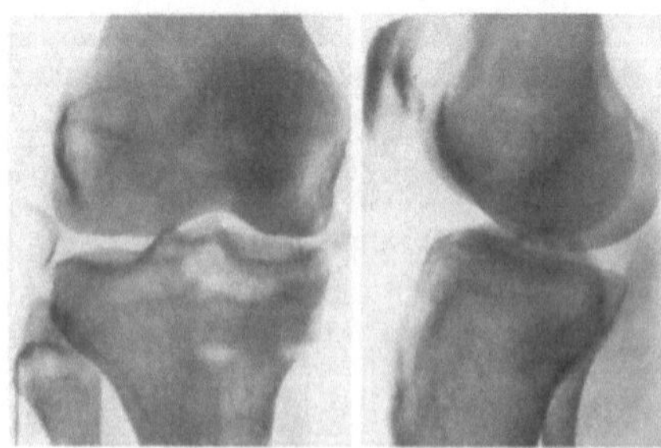

Abb. 2c vom 10. 11. 1939

Fall 3:

39jährige Lehrerin, am 13. 8. 1933 von einem Motorrad niedergestoßen worden. Sofortige Einlieferung: Der linke Unterschenkel war um volle Gelenkskörperbreite nach hinten und um fast halbe nach außen zu verschoben. Verkürzung von 2 cm. Die Kniescheibe nach außen verrenkt (Abb. 3a u. b). Durchblutung und nervöse Versorgung des Beines in Ordnung.

Behandlung: In LA wurde die Kniegelenksverrenkung durch Zug am gebeugten Unterschenkel und anschließende Verschiebung nach vorne eingerichtet. Die Kniescheibe wurde in Streckstellung des Kniegelenkes eingerichtet. Ruhigstellung mit Oberschenkelgipshülse für 70 Tage. 26 Tage stationäre und 83 Tage ambulante Behandlung.

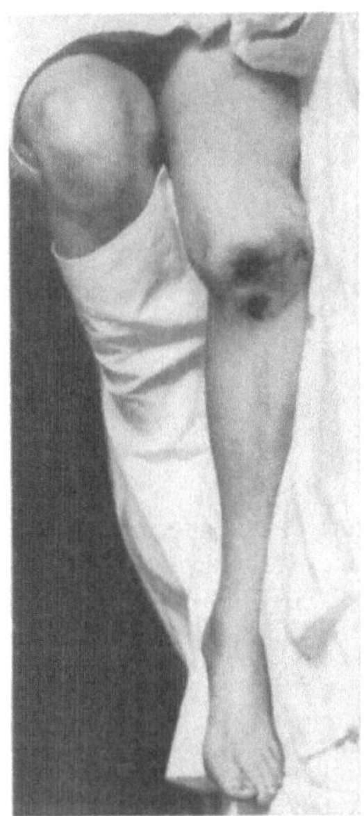

Kontrolluntersuchung am 3. 3. 1941: Linkes Knie äußerlich unauffällig, kein Muskelschwund am Oberschenkel. Kniegelenk von 180°—60° aktiv beweglich, in Streckstellung seitenfest. Deutliche vordere Schublade. Der innere und äußere Oberschenkelknochen entrundet, das Tuberculum mediale der Eminentia spitz ausgezogen. Sekundäre Verknöcherung (Gruppe IX nach JONASCH, Abb. 3c).

Nahuntersuchung: Keine. Verletzte ist unbekannten Aufenthaltes.

Rente: Die Verletzte war nicht versichert.

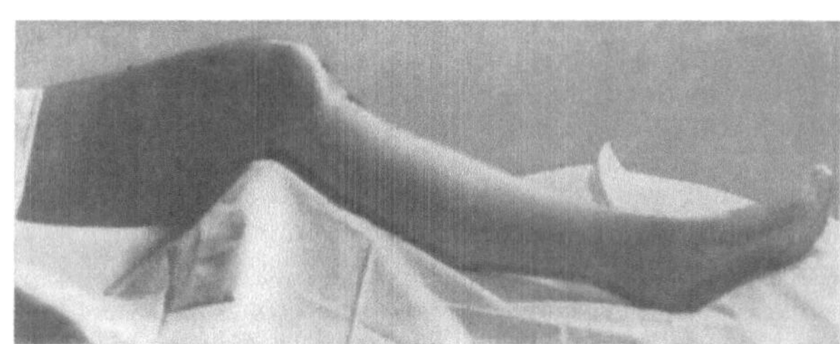

Abb. 3a vom 13. 8. 1933

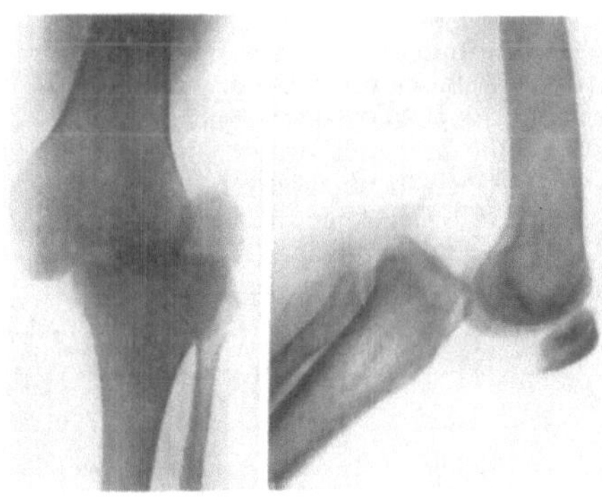
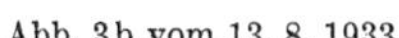

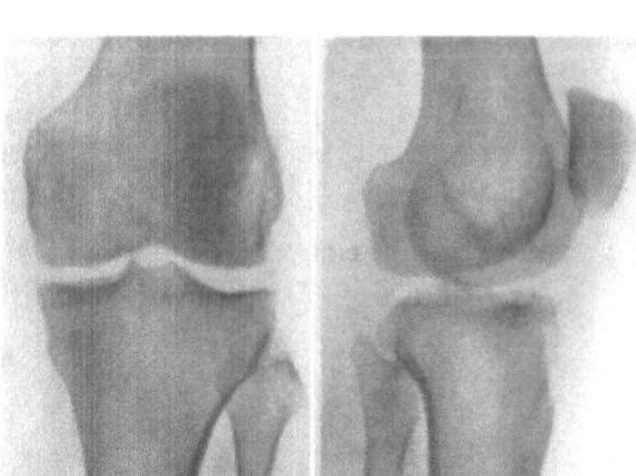

Abb. 3b vom 13. 8. 1933   Abb. 3c vom 3. 3. 1941

Fall 4:

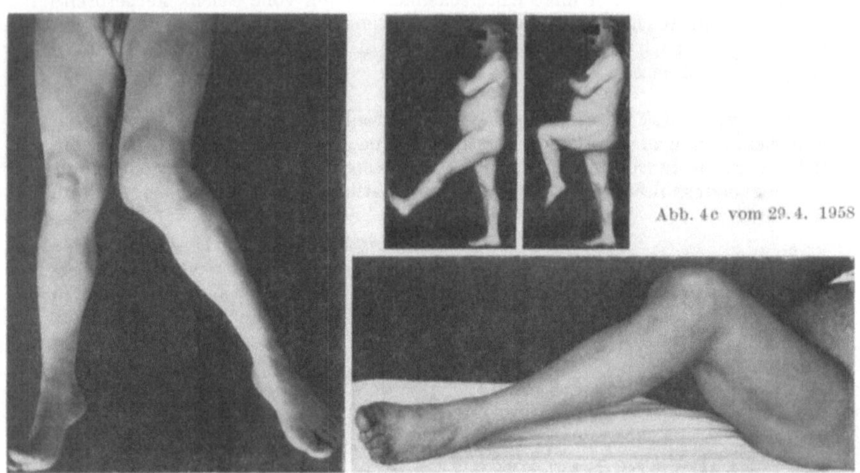

Abb. 4c vom 29. 4. 1958

Abb. 4a vom 1. 3. 1934

58jähriger Zollbeamter, am 1. 3. 1934 Sturz auf der Straße. Sofortige Einlieferung: Der linke Unterschenkel war nach außen verrenkt, so daß der äußere Oberschenkelknorren auf der inneren Schienbeingelenksfläche steht. Über der Eminentia ein kleiner Knochenschatten, der dem Ausriß eines Kreuzbandes entspricht. Die Kniescheibe nach außen verrenkt. Die Haut über dem inneren Oberschenkelknorren gespannt und weißlich (Abb. 4a u. b). Durchblutung und nervöse Versorgung des Beines in Ordnung.

Behandlung: In Narkose wurde die Kniegelenksverrenkung eingerichtet und anschließend in Streckstellung des Kniegelenkes die Kniescheibe reponiert. Nach der Einrichtung ließ sich das Kniegelenk sowohl in X- als auch in O-Vermehrung aufklappen, ebenso konnte eine deutliche vordere und hintere Schublade ausgelöst werden. Lagerung auf Cramerschiene. Nach 5 Tagen Oberschenkelgipshülse für 84 Tage. 12 Tage stationäre und 107 Tage ambulante Behandlung.

Nachuntersuchung am 29. 4. 1958: Der Verletzte hat seinen alten Beruf wieder ausgeübt, ist jetzt Altersrentner. Subjektiv keine Beschwerden. Das linke Knie unauffällig, Oberschenkelumfang beiderseits 42 cm, Kniegelenksbeweglichkeit links $180° - 60° : 180° - 55°$ rechts (Abb. 4c). Entrundung und arthrotische Ausziehung der Schienbeingelenksfläche und am inneren Oberschenkelknorren. Bandverknöcherung (Gruppe III nach Jonasch). Der äußere Kniegelenksspalt ist $9:12$ mm und der innere $11:9$ mm aufklappbar (Abb. 4d). Keine Schublade (Abb. 4f).

Rente: Der Verletzte war nicht versichert.

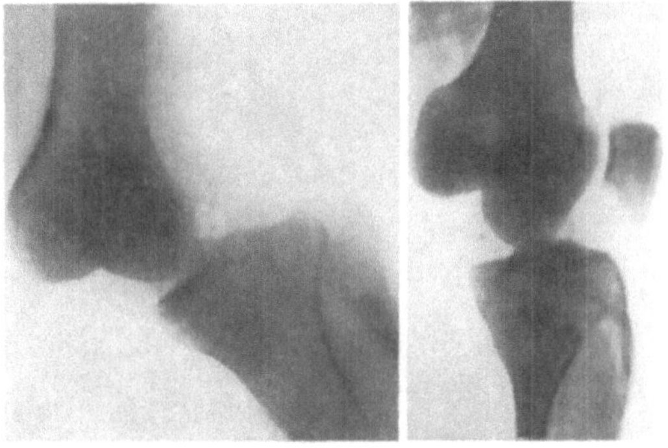

Abb. 4b vom 1. 3. 1934

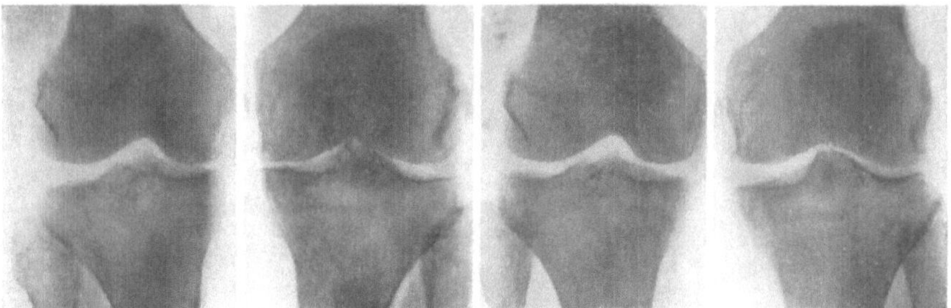

Abb. 4d vom 29. 4. 1958

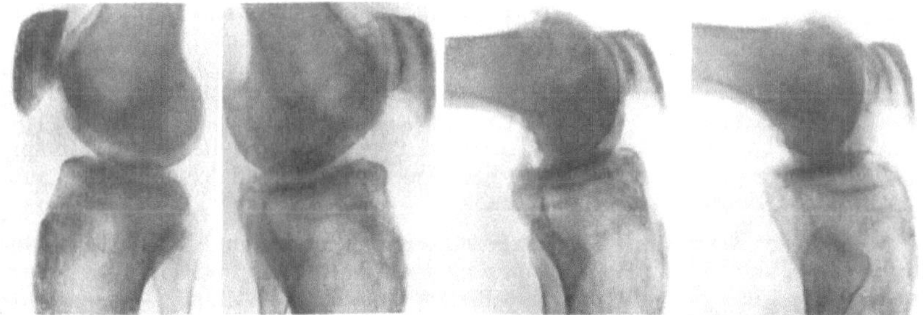

Abb. 4e vom 29. 4. 1958   Abb. 4f vom 29. 4. 1958

Fall 5:

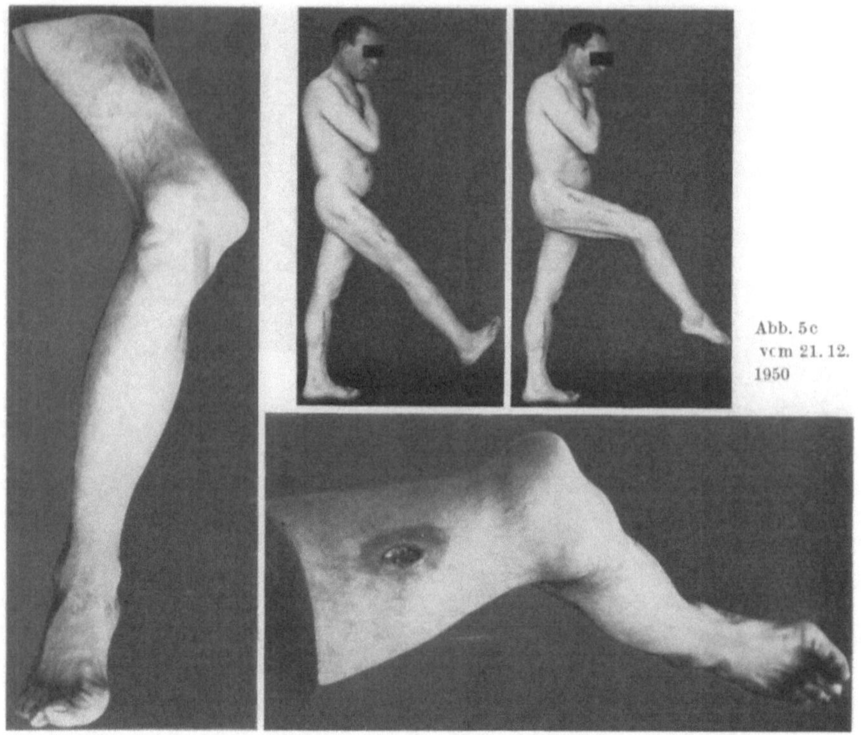

Abb. 5a vom 19. 9. 1934

52jähriger Monteur, am 19. 9. 1934 ein schweres Maschinenteil gegen das rechte Bein gefallen. Sofortige Einlieferung: Der rechte Unterschenkel ist um mehr als Knorrenbreite nach außen verrenkt, so daß der äußere Oberschenkelknorren auf der Gelenksfläche des inneren Schienbeinknorren reitet. Im Seitenbild Verschiebung des Unterschenkels um 1 cm nach vorne. Die Kniescheibe nach außen verzogen (Abb. 5a u. b). Durchblutung und nervöse Versorgung des Beines in Ordnung. Nebenverletzungen: Offener Oberschenkelschaftbruch und geschlossener subtrochanterer Oberschenkelbruch rechts.

Behandlung: Einrichtung der Kniegelenksverrenkung in Lumbalanaesthesie, was in Beugestellung leicht gelang. Versorgung des offenen Oberschenkelbruches, Oberschenkelgipshülse gespalten, Fersenbeinextension mit 10 kg. Um das Kniegelenk zu entlasten am 16. Tag suprakondyläre Drahtextension mit 12 kg. Drahtinfektion, 3mal Incision. Nach 16 Wochen wurde die Extension entfernt. 204 Tage stationäre und 143 Tage ambulante Behandlung.

Kontrolluntersuchung am 21. 12. 1950: Das rechte Knie zeigt verstrichene Konturen, Muskelatrophie am Oberschenkel von 3 cm. Kniegelenksbeweglichkeit von 175°—130° (Abb. 5c). Geringe Lockerung des inneren Seitenbandes, deutliche vordere Schublade. Arthrose mit Randwulstbildung am äußeren Ober- und Unterschenkelknorren, Verschmälerung des Gelenksspaltes (Abb. 5d). An der Vergleichsseite beginnende Arthrose mit Entrundung der Gelenksenden.

Nachuntersuchung: Keine. Der Verletzte am 2. 8. 1957 verstorben.

Rente: Anfangsrente 75% fallend auf 30%. Ab 1. 10. 1941 wurde die Dauerrente mit 30% festgesetzt.

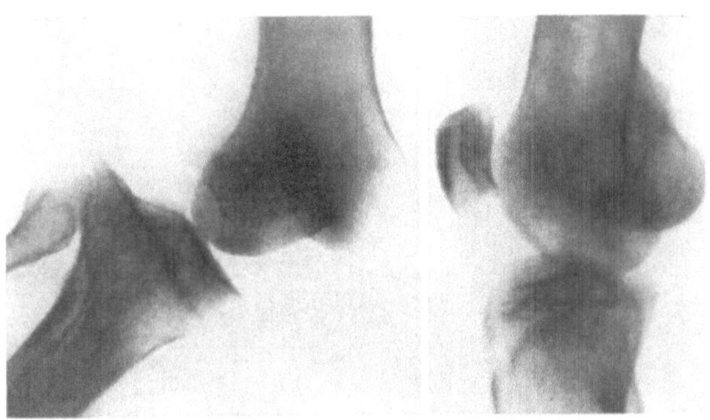

Abb. 5b vom 19. 9. 1934

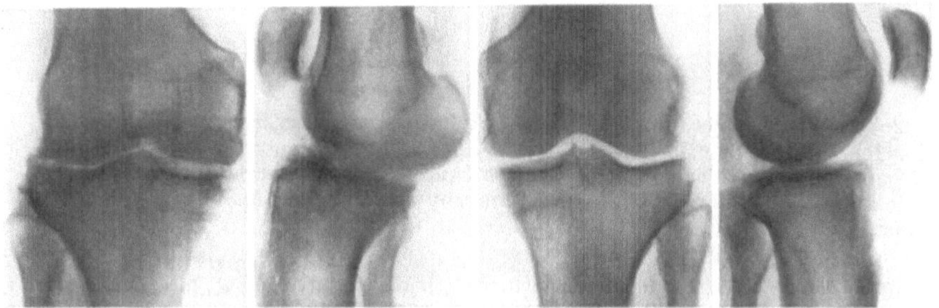

Abb. 5d vom 21. 12. 1950

Fall 6:

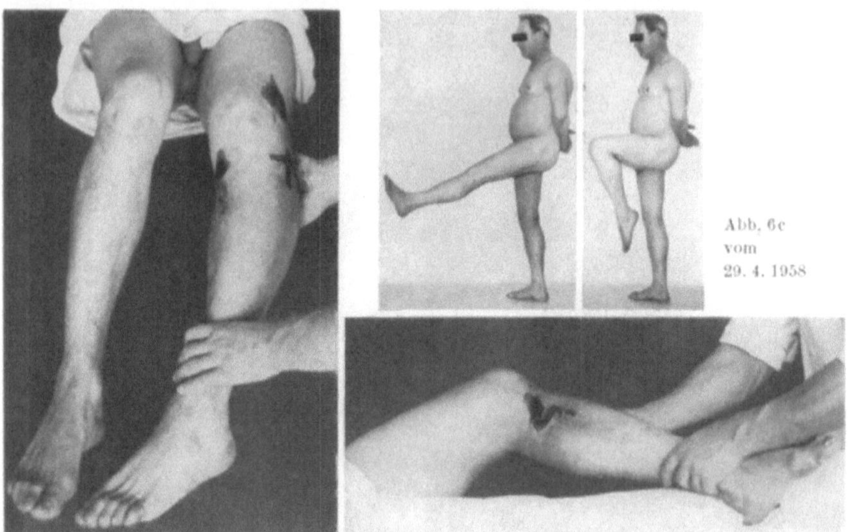

Abb. 6a vom 5. 11. 1934

28jähriger Schlosser, am 4. 11. 1934 Motorradsturz. Einlieferung am 5. 11. 1934 Der linke Unterschenkel war um halbe Knorrenbreite nach außen und um fast volle Gelenkskörperbreite nach hinten verrenkt. Am vorderen Rand des inneren Schienbeinknorren auf 8 mm Breite eine Impression von 3 mm (Abb. 6a u. b). Durchblutung und nervöse Versorgung des Beines in Ordnung.

Behandlung: In LA wurde die Kniegelenksverrenkung eingerichtet. Bei der Prüfung der Seitenbänder zeigte sich, daß in Streckstellung des Kniegelenkes nur eine geringe Beweglichkeit im Sinne der X- und O-Vermehrung möglich war. Eine Schublade nach hinten war deutlich auslösbar. Oberschenkelgipshülse für 84 Tage. 16 Tage stationäre und 82 Tage ambulante Behandlung.

Nachuntersuchung am 29. 4. 1958: Der Verletzte übt seinen alten Beruf aus und ist subjektiv beschwerdefrei. Linkes Knie äußerlich unauffällig, keine Muskelatrophie am Oberschenkel. Kniegelenk aktiv frei beweglich (Abb. 6c). Arthrose mit Entrundung und Ausziehung der Gelenksränder in beiden Kniegelenken gleich stark. Bandverknöcherung am inneren Schienbeinknorren. Der äußere Kniegelenksspalt ist 13 : 10 mm und der innere beiderseits 8 mm aufklappbar (Abb. 6d). Vordere Schublade von 5 mm (Abb. 6f).

Rente: Der Verletzte war nicht versichert.

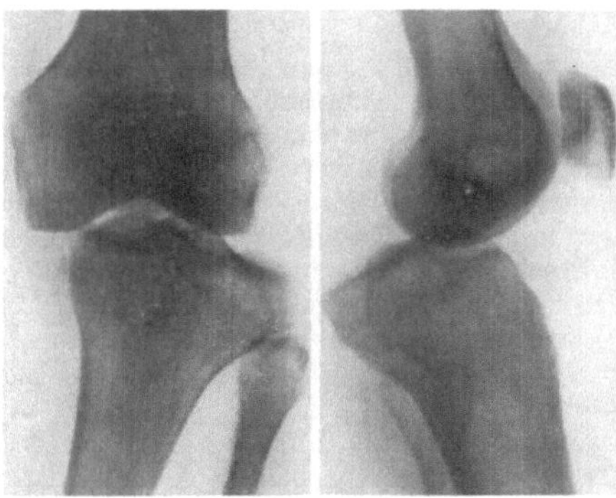

Abb. 6b vom 5. 11. 1934

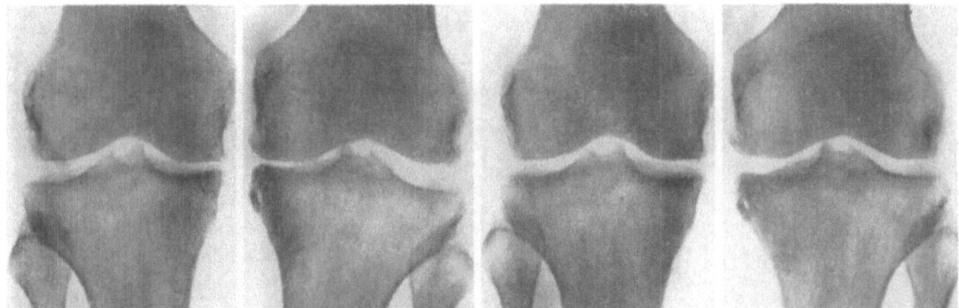

Abb. 6d vom 29. 4. 1958

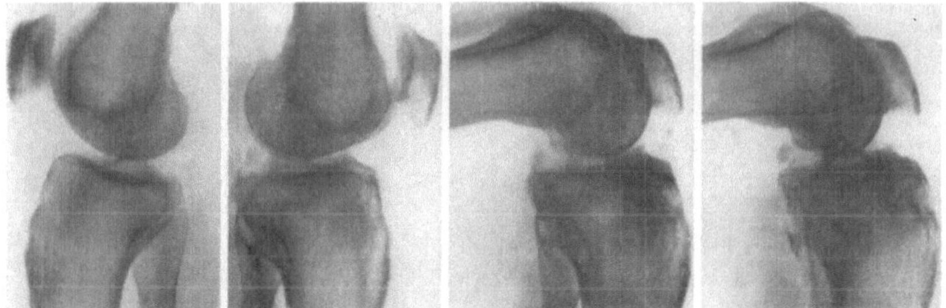

Abb. 6e vom 29. 4. 1958   Abb. 6f vom 29. 4. 1958

Fall 7:

66jähriger Tischler, am 23. 8. 1936 Fahrradsturz. Sofortige Einlieferung: Der linke Unterschenkel war um halbe Knorrenbreite nach außen und um fast volle Gelenkskörperbreite nach hinten zu verschoben. Abbruch am Tuberculum mediale der Eminentia intercondyloidea und Bruch des Wadenbeins im oberen Drittel (Abb. 7a u. b). Durchblutung und nervöse Versorgung des Beines in Ordnung. — *Behandlung:* In LA wurde die Verrenkung nach Beugung auf 90° im Kniegelenk eingerichtet. Bei der klinischen Prüfung war eine starke vordere und hintere Schublade nachweisbar. Auch konnte das Kniegelenk deutlich in X- und O-Vermehrung aufgeklappt werden. Lagerung auf Braunscher Schiene. Am nächsten Tag Oberschenkelgipshülse für 82 Tage. 4 Tage stationäre und 106 Tage ambulante Behandlung. — *Kontrolluntersuchung* am 13. 3. 1942: Der Verletzte ist in der Zwischenzeit Altersrentner geworden. Subjektiv keine wesentlichen Beschwerden. Linkes Knie äußerlich unauffällig, Atrophie der Oberschenkelmuskulatur von 1 cm. Kniegelenksbeweglichkeit von 170°—80° : 180°—55° rechts (Abb. 7c). Seitenbänder fest, vordere Schublade. Andeutung einer Arthrose mit beginnender Entrundung der Gelenksränder. Die abgebrochene Spitze des Tuberculum mediale ist nicht knöchern geheilt (Abb. 7d). Bandverknöcherung (Gruppe III nach Jonasch). — *Nachuntersuchung:* Keine. Verletzter ist 1956 gestorben. —

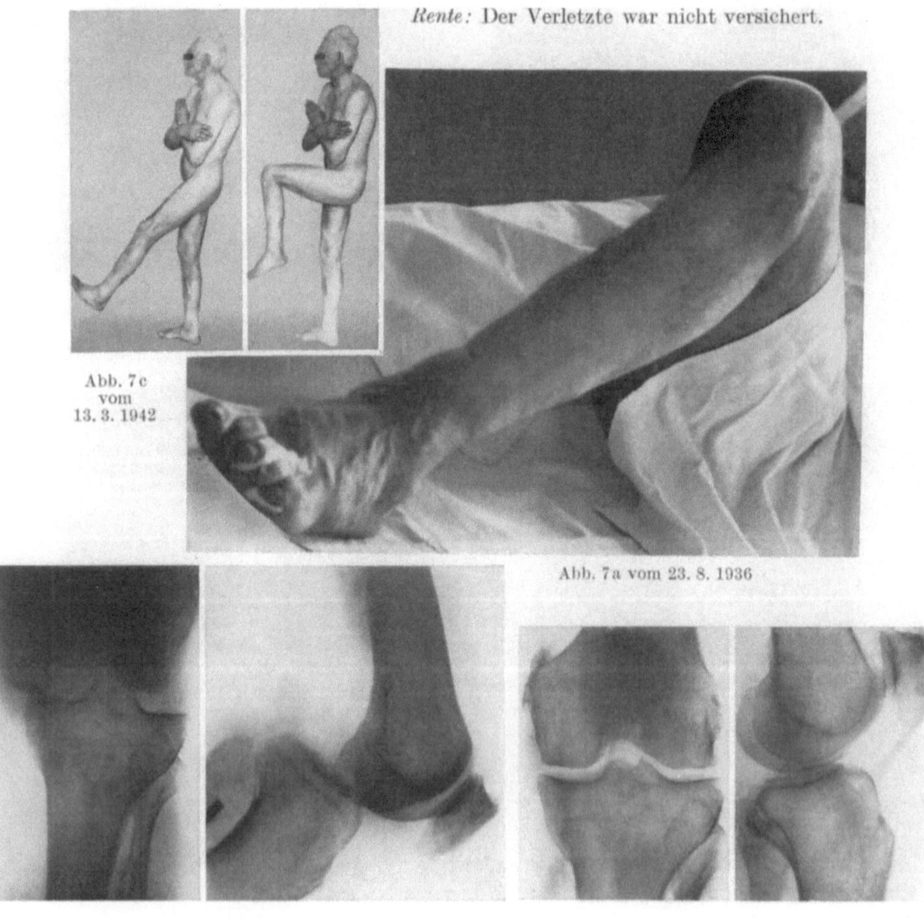

Abb. 7c vom 13. 3. 1942

Abb. 7a vom 23. 8. 1936

Abb. 7b vom 23. 8. 1936   Abb. 7d vom 23. 8. 1936

Fall 8:

44jähriges Stubenmädchen, am 14. 9. 1937 Sturz vom Sessel. Sofortige Einlieferung: Der linke Unterschenkel war um mehr als Knorrenbreite nach außen
verrenkt, so daß der Rand des äußeren Oberschenkelknorrens auf dem Tuberculum mediale der Eminentia reitet. Außerdem war der Unterschenkel um fast
halbe Gelenkskörperbreite nach vorne zu verschoben. Kniescheibe nach außen
verzogen (Abb.8a). Durchblutung und nervöse Versorgung des Beines in Ordnung. — *Behandlung:* In LA wurde die Kniegelenksverrenkung durch Beugung
im Kniegelenk auf 90° und Verschiebung des Unterschenkels nach außen zu
eingerichtet. Nach der Reposition war eine deutliche vordere und hintere
Schublade auslösbar, ebenso ließ sich das Kniegelenk weit in Valgusstellung aufklappen. Das äußere Seitenband war fest. Oberschenkelgipshülse für 110 Tage.
11 Tage stationäre und 189 Tage ambulante Behandlung. — *Kontrolluntersuchung*
am 21. 1. 1950: Verletzte hat ihren Beruf aufgegeben, ist nur mehr im eigenen
Haushalt tätig. Beschwerden im Kniegelenk bei Wetterwechsel. Linkes Knie äußerlich unauffällig, kein Muskelschwund am Oberschenkel. Kniegelenksbeweglichkeit von 180°—100° (Abb. 8b). Inneres Seitenband gering locker, äußeres fest.
Keine Arthrose. Hinter dem Tuberculum mediale sieht man einen Knochenschatten, der im Seitenbild einem Tuberculum tertium aufsitzt (Abb. 8c). —
Nachuntersuchung: Keine. Trotz mehrmaliger Aufforderung nicht erschienen. —
Rente: Die Verletzte war nicht versichert.

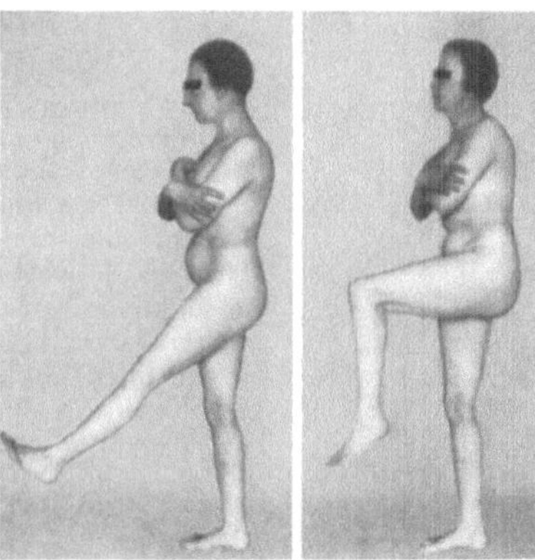

Abb. 8b vom 21. 1. 1950

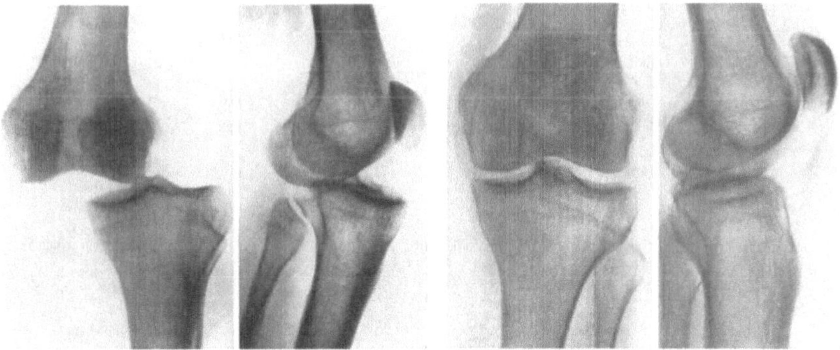

Abb. 8a vom 14. 9. 1937   Abb. 8c vom 21. 1. 1950

Fall 9:

61jähriger Hilfsarbeiter, am 7. 10. 1939 2 m tief in eine Grube gestürzt. Sofortige Einlieferung: Der rechte Unterschenkel war um mehr als halbe Gelenkskörperbreite nach außen verrenkt, so daß der äußere Oberschenkelknorren auf der Gelenksfläche des inneren Schienbeinknorren reitet. Kniescheibe nach außen verzogen (Abb. 9a u. b). Über dem inneren Oberschenkelknorren die Haut weißlich, in Gelenksspalthöhe quer eingezogen. Durchblutung und nervöse Versorgung des Beines in Ordnung.

Behandlung: In Narkose wurde das Kniegelenk auf 90° gebeugt. Hierauf ließ sich der Unterschenkel leicht nach innen zu verschieben. Dabei wurde die Haut an der Innenseite eingezogen, und man fühlte, daß tiefere Gelenksteile im Gelenk interponiert waren. Es wurde versucht, durch Verschieben der Haut, durch Drehbewegungen des Unterschenkels diese Interposition zu lösen, was jedoch nicht gelang. Erst bei einer Beugung von 70° im Kniegelenk spürte man ein deutliches Schnappen, dabei löste sich die Einziehung der Haut. Deutliche Aufklappbarkeit des Kniegelenkes in X-Vermehrung, deutlich vordere und hintere Schublade auslösbar. Oberschenkelgipshülse für 64 Tage. Abnahme wegen Furunkulose mit nachfolgenden Incisionen. 45 Tage stationäre und 178 Tage ambulante Behandlung.

Kontrolluntersuchung am 12.2.1950: Der Verletzte ist in der Zwischenzeit Altersrentner geworden. Beschwerden bei Wetterwechsel. Knie unauffällig, kein Muskelschwund am Oberschenkel. Beweglichkeit beider Kniegelenke von 180°—55°. Leichte Arthrose im inneren Gelenksspalt. An der Vorderseite des inneren Oberschenkelknorrens ist die Gelenksfläche auf 15 mm in die Tiefe geschlagen (Abb. 9c). Bandverknöcherung (Gruppe II nach Jonasch).

Nachuntersuchung: Keine. Verletzte am 25. 10. 1954 gestorben.

Rente: Der Verletzte war nicht versichert.

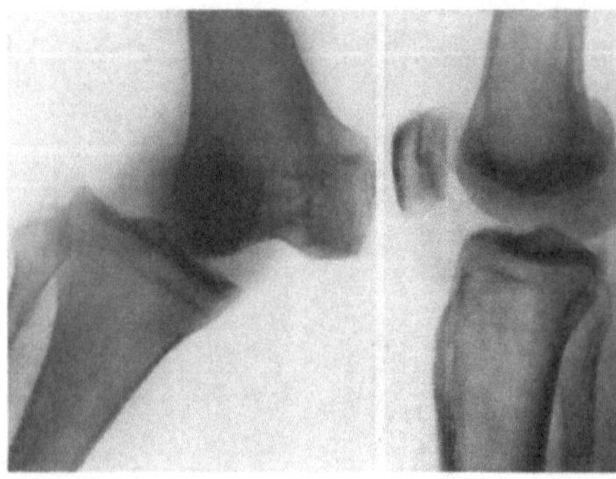

Abb. 9b vom 7. 10. 1939

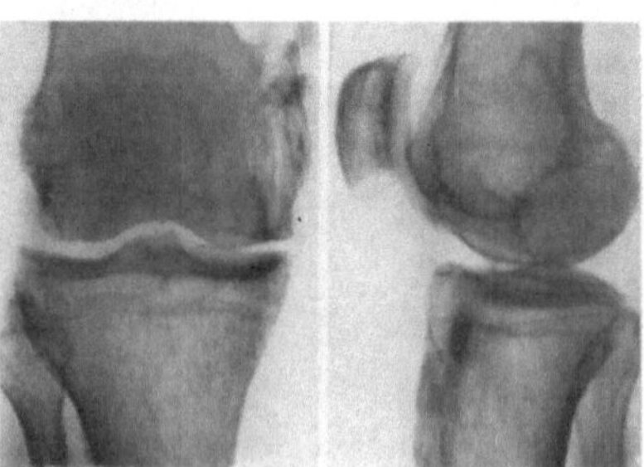

Abb. 9a vom 7. 10. 1939

Abb. 9c vom 12. 2. 1950

Fall 10:

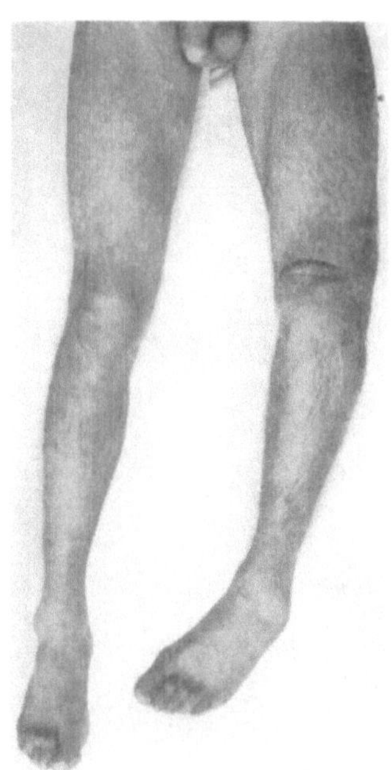

38jähriger Kriegsgefangener, am 31. 10. 1941 Sturz vom Lkw. Sofortige Einlieferung: Der linke Unterschenkel war um volle Gelenkskörperbreite nach vorne und um mehr als halbe Schienbeinbreite nach innen zu verrenkt. Bruch der Wadenbeinspitze ohne Verschiebung (Abb. 10a u. b). Durchblutung und nervöse Versorgung des Beines in Ordnung. — *Behandlung:* In Narkose wurde die Verrenkung bei rechtwinkelig gebeugtem Kniegelenk durch Drücken des Unterschenkels nach rückwärts in 15 Sekunden eingerichtet. Klinisch waren das äußere Seitenband und die beiden Kreuzbänder deutlich locker, das innere Seitenband fest. Oberschenkelgipshülse für 114 Tage. 11 Tage stationäre und 160 Tage ambulante Behandlung. — *Kontrolluntersuchung:* Bei der

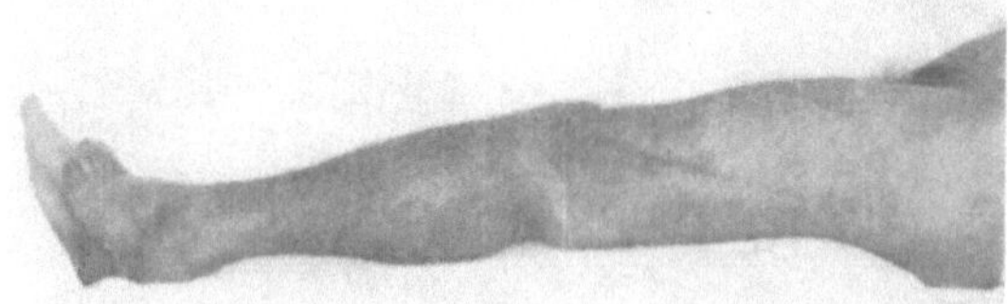

Abb. 10a vom 31. 10. 1941

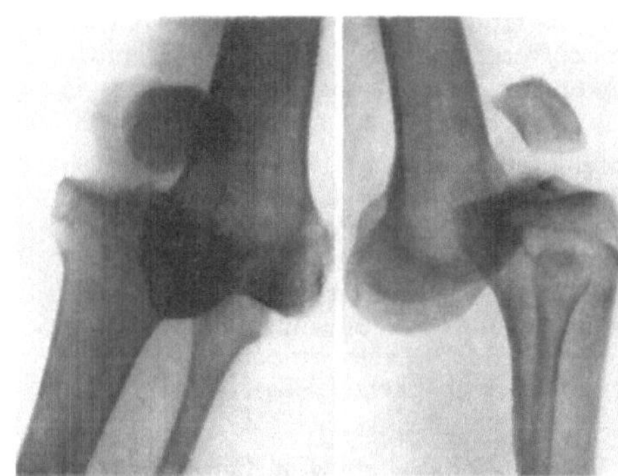

Abb. 10b vom 31. 10. 1941

Entlassung aus der ambulanten Behandlung am 21. 4. 1942 war das linke Kniegelenk von 180°—60°: 180°—50° rechts beweglich. Aufklappbarkeit des inneren Kniegelenksspaltes von 8:7 mm. Der äußere Kniegelenksspalt konnte auf 10 mm aufgeklappt werden. Bruch am Wadenbeinköpfchen knöchern geheilt. Keine Arthrose oder Bandverknöcherung (Abb. 10c). — *Nachuntersuchung:* Keine. Verletzter ist unbekannten Aufenthaltes. — *Rente:* Verletzter war nicht versichert.

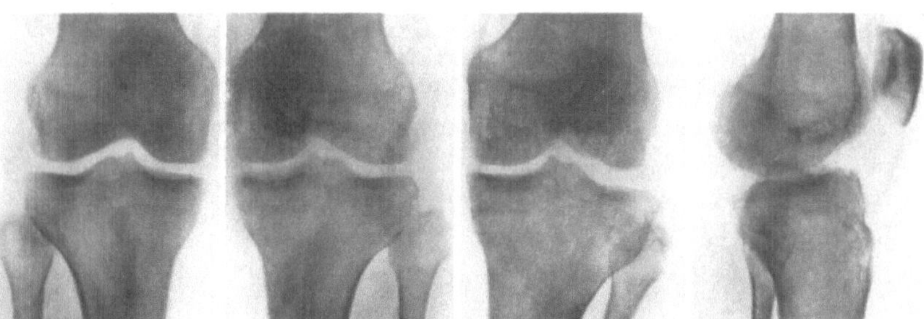

Abb. 10c vom 21. 4. 1942

Fall 11:

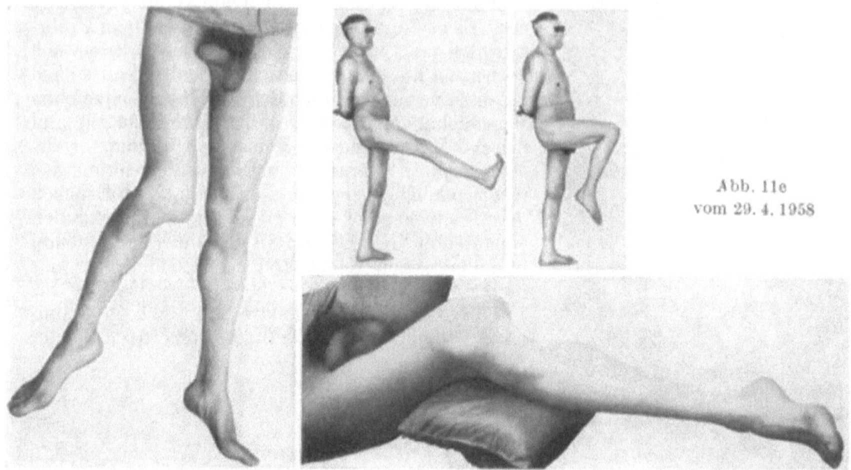

Abb. 11a vom 12. 5. 1943

50jähriger Kutscher, am 12. 5. 1943 von einem umfallenden Holzstoß getroffen worden. Sofortige Einlieferung: Der rechte Unterschenkel war um fast volle Gelenkskörperbreite nach außen verrenkt, so daß der äußere Oberschenkelknorren auf der Gelenksfläche des inneren Schienbeinknorrens reitet. Kniescheibe nach außen verrenkt (Abb. 11a u. b). Durchblutung und nervöse Versorgung des Beines in Ordnung.

Behandlung: In Narkose wurde die Verrenkung bei gebeugtem Kniegelenk durch Zug am Unterschenkel eingerichtet. Nach der Einrichtung war die Haut über dem inneren Gelenksspalt eingezogen und nicht verschieblich als Zeichen dafür, daß die Gelenkskapsel eingerissen und interponiert war. Bei einem zweiten Einrichtungsversuch gelang es, die eingeklemmte Kapsel aus dem Gelenk herauszubringen. Der äußere Gelenksspalt konnte auf 15 mm und der innere auf 30 mm aufgeklappt werden (Abb. 11c). Der Unterschenkel konnte auch um 25 mm nach vorne und um 23 mm nach hinten verschoben werden (Abb. 11d). Oberschenkelgipshülse für 116 Tage. 14 Tage stationäre und 203 Tage ambulante Behandlung.

Nachuntersuchung am 29. 4. 1958: Der Verletzte übt seinen alten Beruf aus. Unsicherheit beim Gehen über Stiegen und Unebenheiten. Rechtes Knie unauffällig, kein Muskelschwund am Oberschenkel, Kniegelenksbeweglichkeit rechts 180°—70° : 180°—55° links (Abb. 11e), Aufklappbarkeit des äußeren Kniegelenksspaltes beiderseits 11 mm und des inneren 8 : 15 mm (Abb. 11f). Bandverknöcherung (Gruppe II nach Jonasch). Arthrose mit Ausziehung der Gelenksränder in beiden Kniegelenken gleich ausgeprägt. Vordere Schublade von 9 mm (Abb. 11h).

Rente: Ein Jahr Rente von 30%, ein weiteres Jahr 20%, nachher rentenfrei.

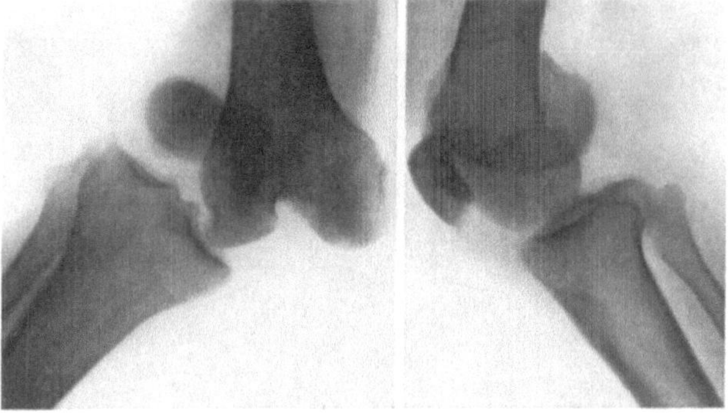

Abb. 11b vom 12. 5. 1943

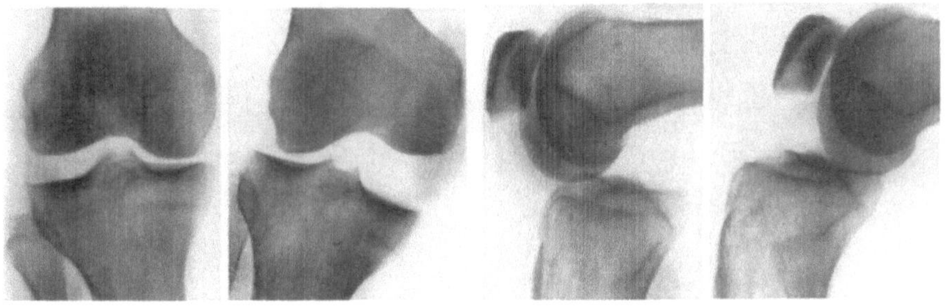

Abb. 11c vom 12. 5. 1943   Abb. 11d vom 12. 5. 1943

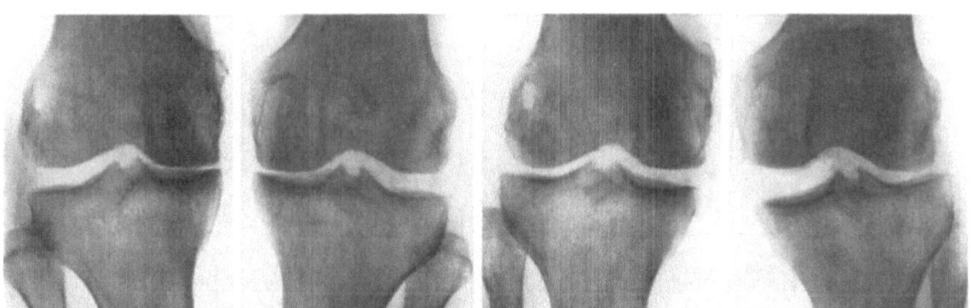

Abb. 11 f vom 29. 4. 1958

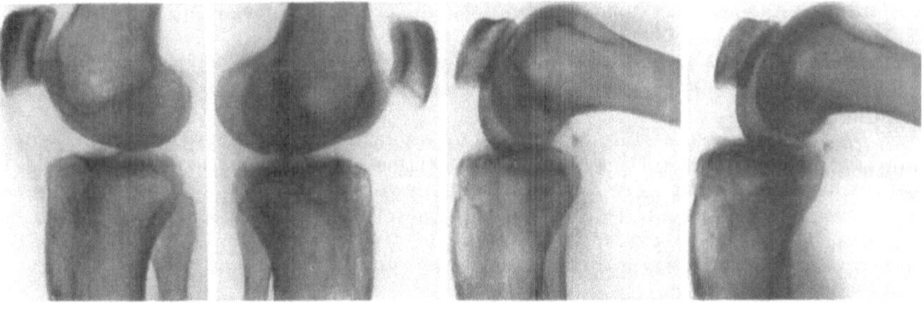

Abb. 11g vom 29. 4. 1958   Abb. 11h vom 29. 4. 1958

Fall 12:

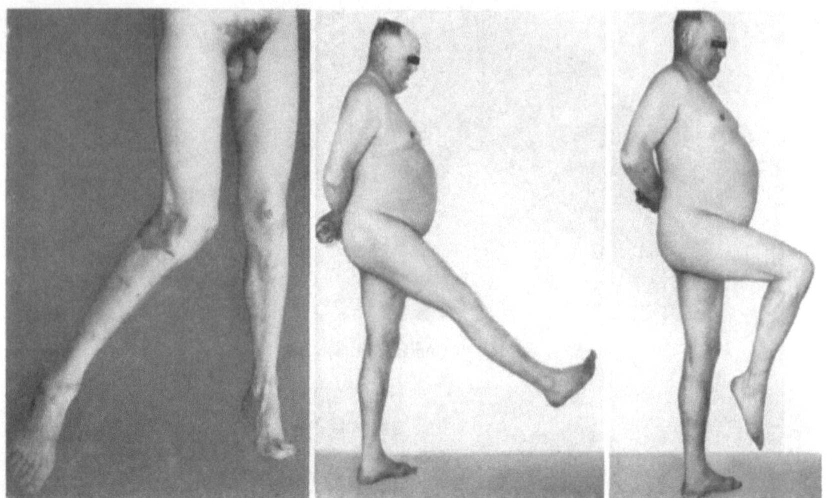

Abb. 12a vom 27. 1. 1944   Abb. 12c vom 29. 4. 1958

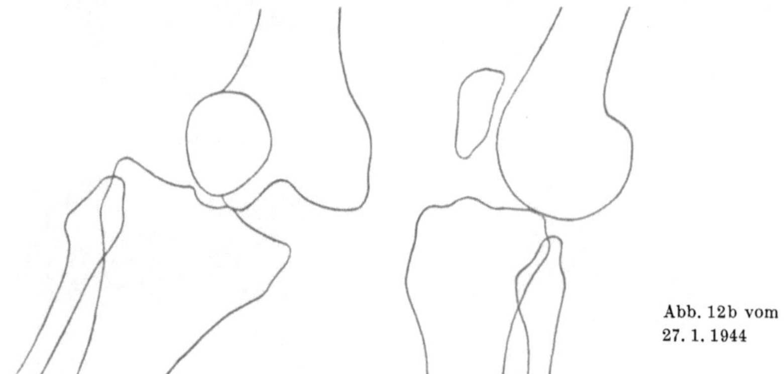

Abb. 12b vom
27. 1. 1944

44jähriger Hilfsarbeiter, am 27. 1. 1944 von einem zurückschnellenden Drahtseil zu Boden geschleudert worden. Sofortige Einlieferung: Der rechte Unterschenkel war um halbe Knorrenbreite nach außen und um halbe Gelenkskörperbreite nach vorne zu verrenkt, so daß der äußere Oberschenkelknorren auf der Eminentia intercondyloidea reitet (Abb. 12a u. b). Durchblutung und nervöse Versorgung des Beines in Ordnung. Nebenverletzungen: Gehirnerschütterung, Rißquetschwunden an der Stirne.

Behandlung: In Narkose wurde die Kniegelenksverrenkung eingerichtet. Oberschenkelgipshülse für 96 Tage. 15 Tage stationäre und 161 Tage ambulante Behandlung.

Nachuntersuchung am 29. 4. 1958: Der Verletzte ist in der Zwischenzeit Altersrentner geworden. Spürt den Wetterwechsel. Das rechte Knie äußerlich unauffällig, kein Muskelschwund am Oberschenkel. Kniegelenksbeweglichkeit rechts 180°—75° : 180°—60° links (Abb. 12c). Aufklappbarkeit des äußeren Kniegelenksspaltes von 9 : 8 mm, des inneren 9 : 6 mm (Abb. 12d). In beiden Kniegelenken eine leichte Arthrose mit beginnender Ausziehung der Gelenksflächen. Hintere Schublade von 5 mm (Abb. 12f).

Rente: Verletzter bezog für ein Jahr eine 30%-Rente, dann Dauerrente von 20%,

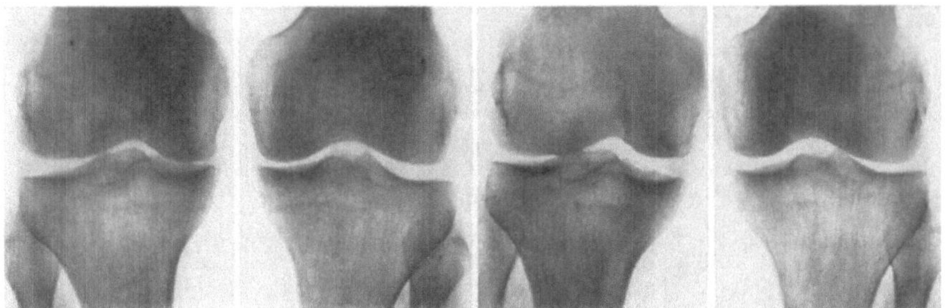

Abb. 12d vom 29. 4. 1958

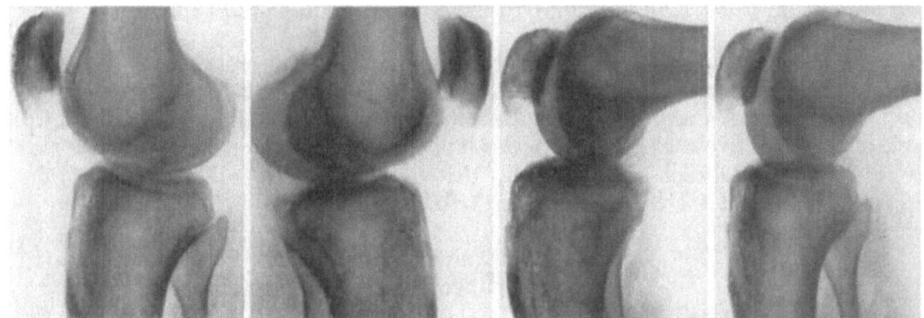

Abb. 12e vom 29. 4. 1958   Abb. 12f vom 29. 4. 1958

Fall 13:

58jähriger Hilfsarbeiter, am 8. 7. 1944 bei einem amerikanischen Bombenangriff verschüttet worden. Nach 4 Stunden Einlieferung: Schwer schockierter Verletzter Es bestand eine Verrenkung des linken Unterschenkels um volle Gelenkskörperbreite nach vorne und um ¼ Gelenkskörperbreite nach außen sowie eine Verkürzung von 7,5 cm, so daß die Kniescheibe mit ihrer Gelenksfläche der Schienbeinkopfgelenksfläche nahezu aufliegt. Das Wadenbein knapp unterhalb des Köpfchens quer gebrochen, die Eminentia intercondyloidea ausgerissen, aber nicht wesentlich aus ihrem Bett herausgehoben (Abb. 13). Die Fußpulse waren nicht tastbar, die Sensibilität erhalten. Nebenverletzungen: Offener Bruch beider Knöchel links mit Totalverrenkung des Sprungbeines nach innen, Hautabschürfungen und Quetschungen am Gesichtsschädel und an der rechten unteren Extremität.

Behandlung: Der Verletzte starb noch während der Schockbekämpfung innerhalb der ersten Stunde nach der Einlieferung.

Der Sektionsbefund ergab: Das Gefäßnervenbündel in der Kniekehle ist makroskopisch unverletzt. Die Gelenkskapsel ist an der Hinterseite vom Schienbeinkopf abgerissen; an ihr hängen einige kleine Knochenstücke, die einem Defekt an der Hinterseite des Schienbeinkopfes entsprechen. Das hintere Kreuzband ist in der Mitte quer durchrissen, das vordere ist erhalten. Im Bereich des Ansatzes des hinteren Kreuzbandes sind einige Knorpel-Knochenstücke aus der Emi

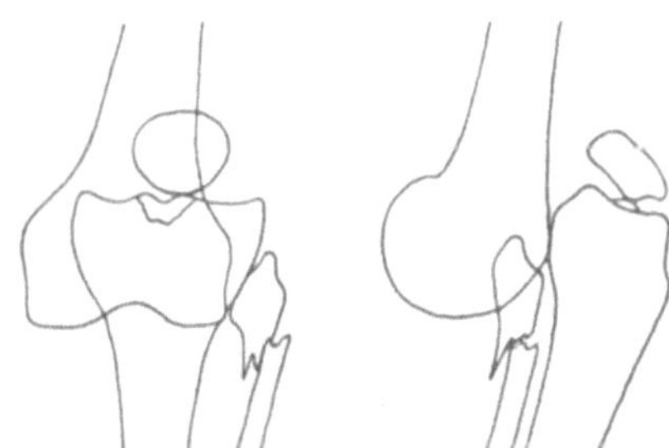

Abb. 13 vom 8. 7. 1944

nentia intercondyloidea herausgerissen. Das Vorderhorn des inneren Meniscus ist längs eingerissen, das Vorderhorn des äußeren Meniscus quer abgerissen und in das Gelenk hinein verlagert. Die beiden Seitenbänder sind makroskopisch unverletzt.

Rente: Der Verletzte war nicht versichert.

Fall 14:

42jähriger Eisenbahner, am 22. 3. 1945 von einem Flakgeschütz zu Boden ge rissen worden. Sofortige Einlieferung: Der linke Unterschenkel war um volle Gelenkskörperbreite nach hinten verrenkt, Verkürzung von 37 mm. An der vorderen Schienbeingelenksfläche ein Randabbruch (Abb. 14a u. b). Die Fußpulse nicht tastbar, die nervöse Versorgung des Beines in Ordnung.

Behandlung: In Narkose wurde die Verrenkung durch Beugen im Kniegelenk auf 130° und durch Druck von der Kniekehle her nach vorne behoben. Nach der Einrichtung Fußpulse tastbar. Keine wesentliche Lockerung der Seitenbänder. Oberschenkelgipshülse für 94 Tage. Unter dem Gipsverband kam es zum Auftreten eines Furunkels, so daß der Verletzte incidiert und neuerlich stationär aufgenommen werden mußte. 32 Tage stationäre und 168 Tage ambulante Behandlung.

Kontrolluntersuchung am 30. 4. 1946: Verletzter übt seinen alten Beruf aus. Muskelschwund am Oberschenkel von 1 cm. Das linke Kniegelenk von 175°—55° beweglich. Der vordere Rand des äußeren Schienbeinknorren unregelmäßig begrenzt und im Gelenksspalt darüber ein 17 : 7 mm großer Knochenschatten, der dem Abbruch der Schienbeinkante entsprechen könnte. Im Seitenbild liegt dieser Knochenschatten im hinteren Anteil des Gelenkes. Keine Arthrose und keine Bandverknöcherung (Abb. 14c).

Nachuntersuchung: Keine. Verletzter ist trotz mehrmaliger Aufforderung nicht erschienen.

Rente: Der Verletzte war nicht versichert.

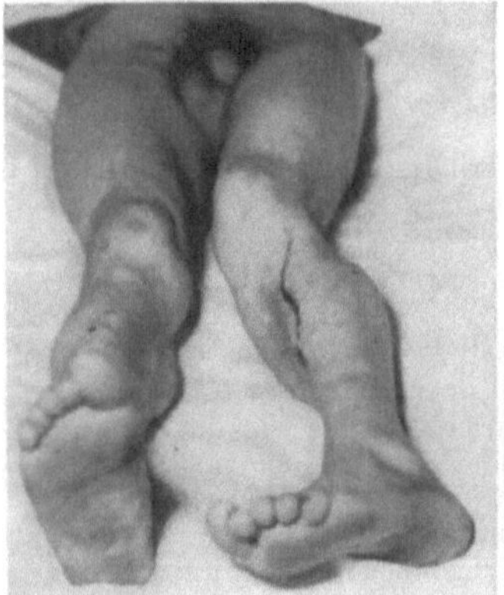

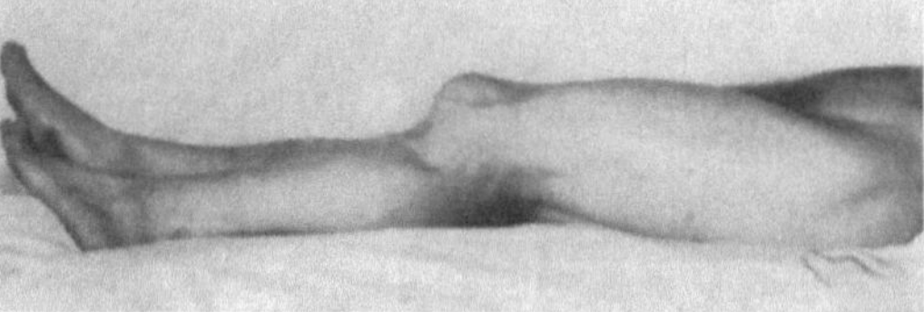

Abb. 14a vom 22. 3. 1945

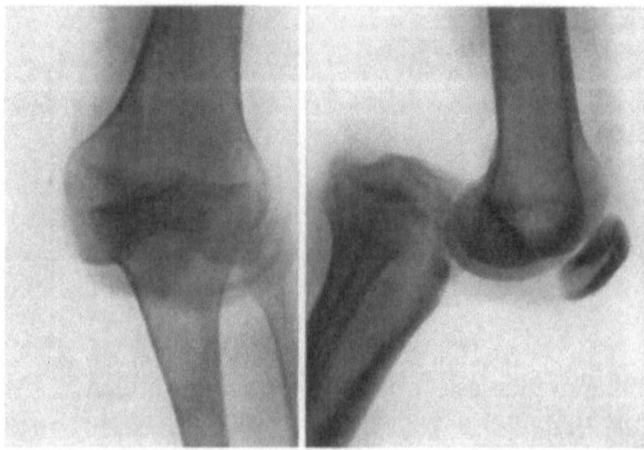

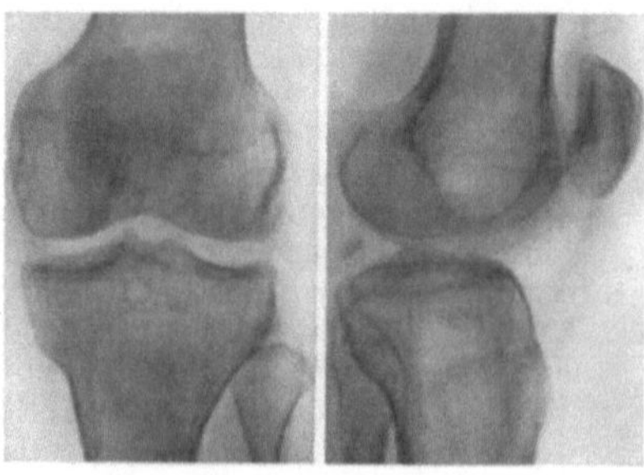

Abb. 14c vom 30. 4. 1946

Abb. 14b vom 22. 3. 1945

Fall 15:

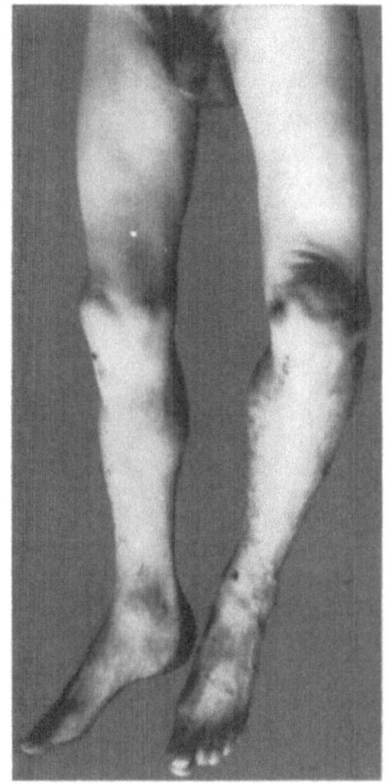

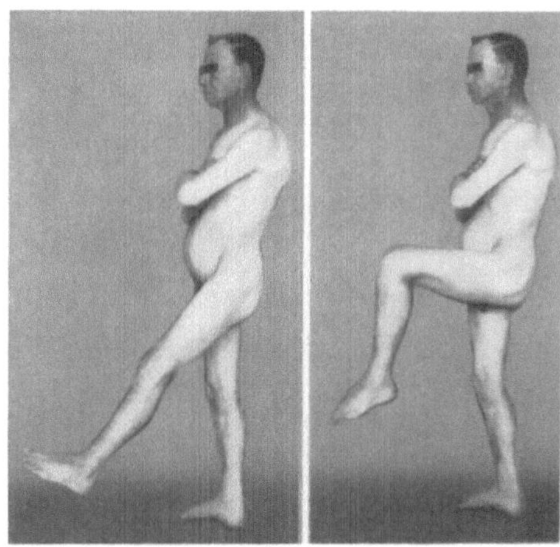

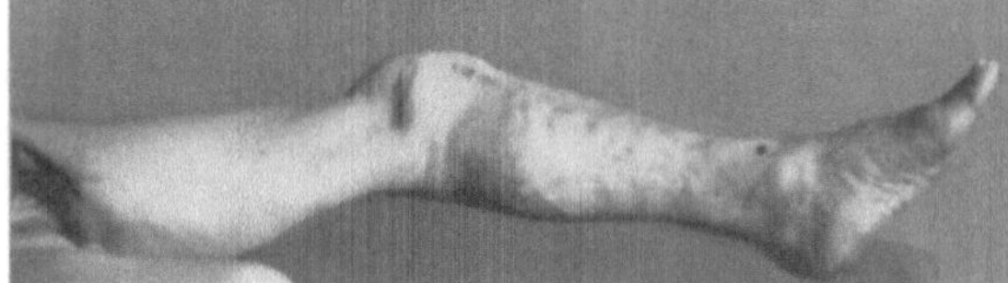

Abb. 15a vom 29. 1. 1948   Abb. 15c vom 24. 1. 1950

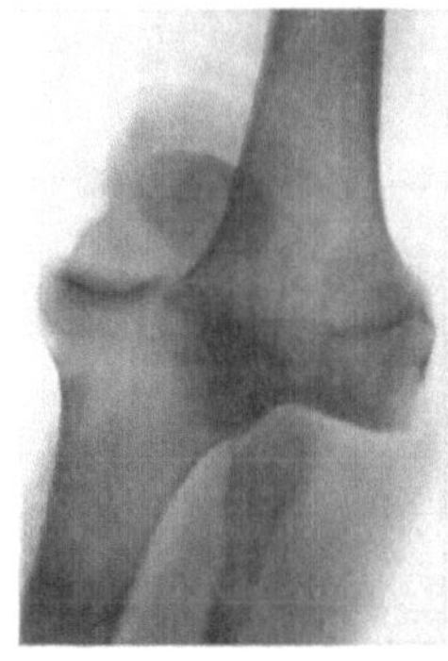

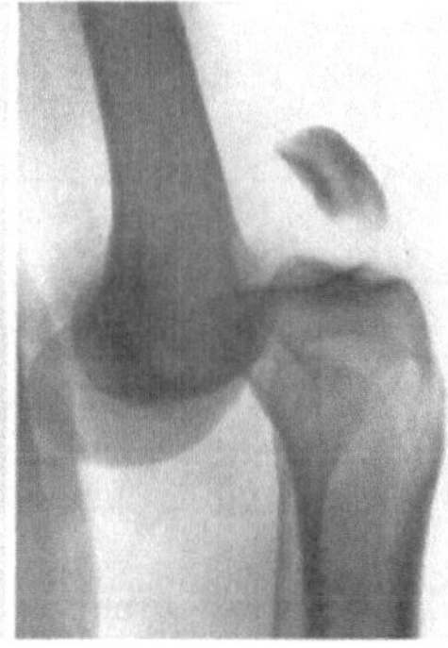

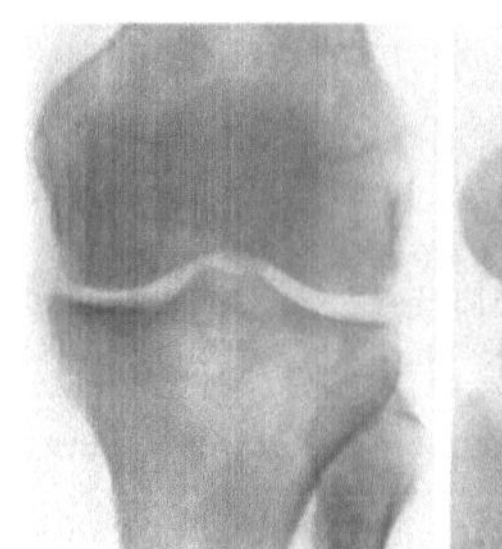

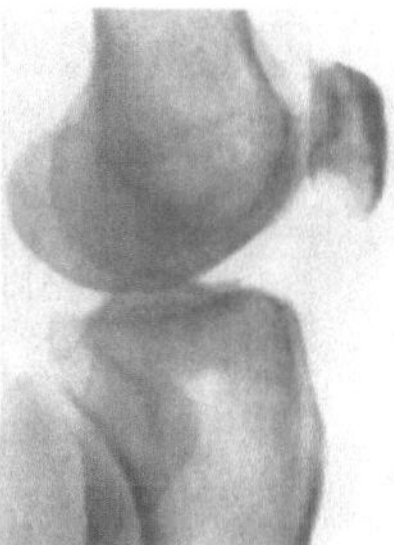

Abb. 15d vom 24. 1. 1950

Abb. 15b vom 29. 1. 1948

58 jähriger Hilfsarbeiter, am 29. 1. 1948 von einem Bagger am linken Kniegelenk getroffen worden. Sofortige Einlieferung: Der linke Unterschenkel war um volle Gelenkskörperbreite nach vorne und um Knorrenbreite nach innen verrenkt. Verkürzung von 45 mm. Die Haut oberhalb der Kniescheibe lag in queren Falten (Abb. 15a u. b) Durchblutung und nervöse Versorgung des Beines in Ordnung.

Behandlung: In Narkose wurde die Kniegelenksverrenkung durch Beugung im Kniegelenk auf 90° und durch Druck auf die Schienbeinknorren nach hinten unter Zug eingerichtet. Deutliche vordere und hintere Schublade, deutliche O-Vermehrung, geringe X-Vermehrung möglich. Oberschenkelgipshülse für 112 Tage. 9 Tage stationäre und 161 Tage ambulante Behandlung.

Kontrolluntersuchung a. 24. 1. 1950: Übt seinen alten Beruf aus. Knie äußerlich unauffällig. 1 cm Atrophie der Oberschenkelmuskulatur. Kniegelenksbeweglichkeit links 175°—90° : 180°—55° rechts (Abb. 15c). Andeutung einer vorderen Schublade. Das innere Seitenband fest, das äußere etwas locker. Beginnende Arthrose am inneren Gelenksspalt (Abb. 15d). *Nachuntersuchung:* Keine. Verletzter ist 1955 gestorben.

Rente: Der Verletzte bezog durch ein Jahr eine 20%ige Rente.

Fall 16:

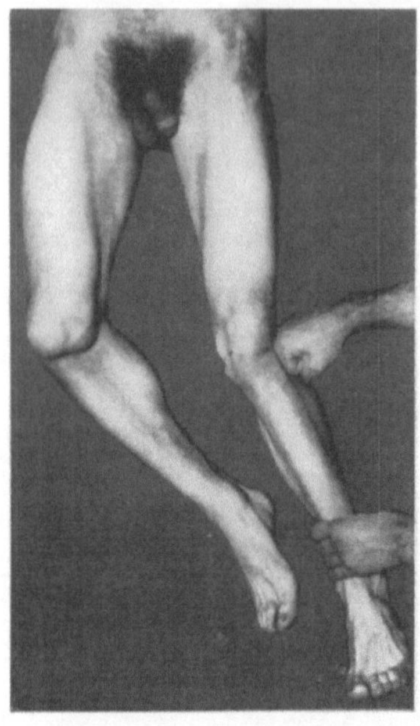 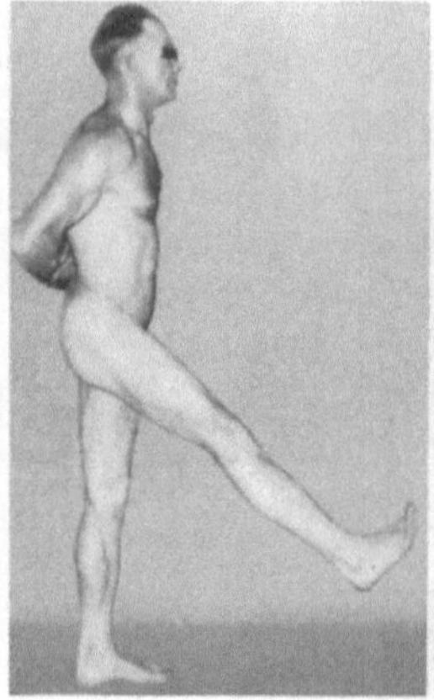 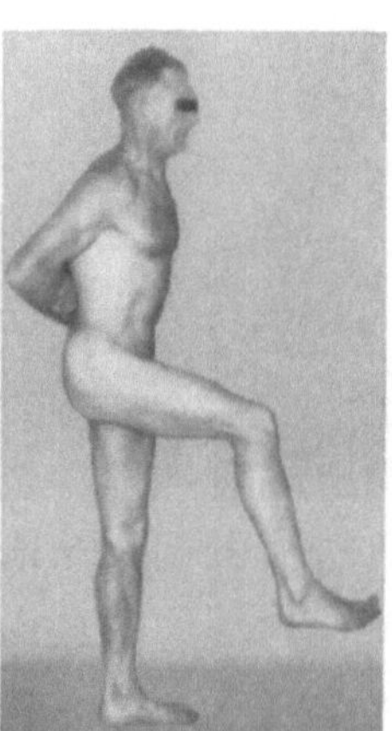

Abb. 16a vom 19. 7. 1948   Abb. 16c vom 13. 6. 1959

43jähriger Maurer, am 19. 7. 1948 von einer Transmission erfaßt worden. Sofortige Einlieferung: Der rechte Unterschenkel war um volle Gelenkskörperbreite nach hinten und um mehr als halbe Knorrenbreite nach außen verrenkt. Kniescheibe gering nach außen verzogen (Abb. 16a u. b). Durchblutung und nervöse Versorgung des Beines in Ordnung. Nebenverletzungen: Zwei Rißquetschwunden am Schädel, Bruch der 6. und 7. Rippe links, Zerreißung des inneren Seitenbandes des linken Kniegelenkes.

Behandlung: In LA wurde die Kniegelenksverrenkung durch Beugen des Kniegelenkes auf 90° und Druck am Unterschenkel nach vorne und innen eingerichtet. Oberschenkelgipshülse für 110 Tage. 16 Tage stationäre und 273 Tage ambulante Behandlung.

Nachuntersuchung am 13. 6. 1959: Der Verletzte übt seinen alten Beruf aus. Keine Beschwerden. Rechtes Knie äußerlich unauffällig, kein Muskelschwund am Oberschenkel. Kniegelenksbeweglichkeit rechts 180°—120° : 180°—55° links (Abb. 16c). Aufklappbarkeit des äußeren Kniegelenksspaltes von 11: 10 mm und des inneren von beiderseits 10 mm (Abb. 16d). Leichte Arthrose mit beginnender Ausziehung der Gelenksflächen in beiden Kniegelenken gleich stark ausgeprägt. Bandverknöcherung (Gruppe IX nach Jonasch). Keine Schublade (Abb. 16f).

Rente: Der Verletzte bezog für ein Jahr eine 40%ige Rente. Anschließend Dauerrente 30%.

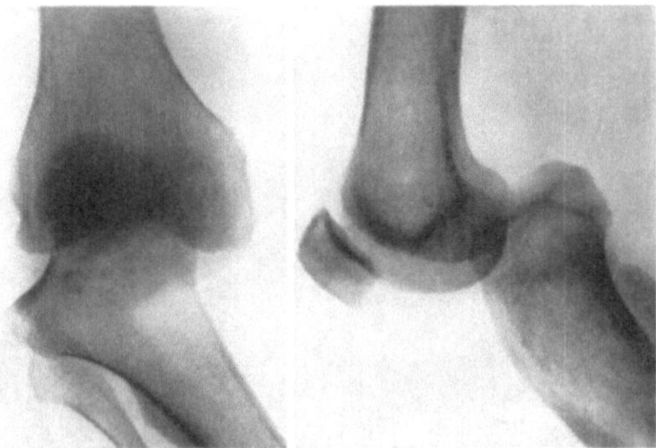

Abb. 16 b vom 19. 7. 1948

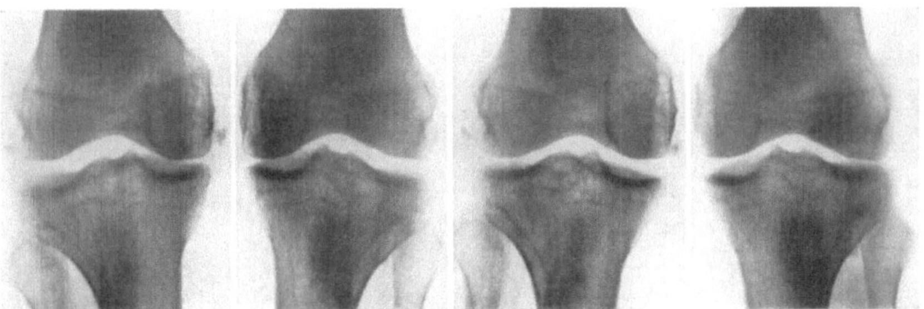

Abb. 16 d vom 13. 6. 1959

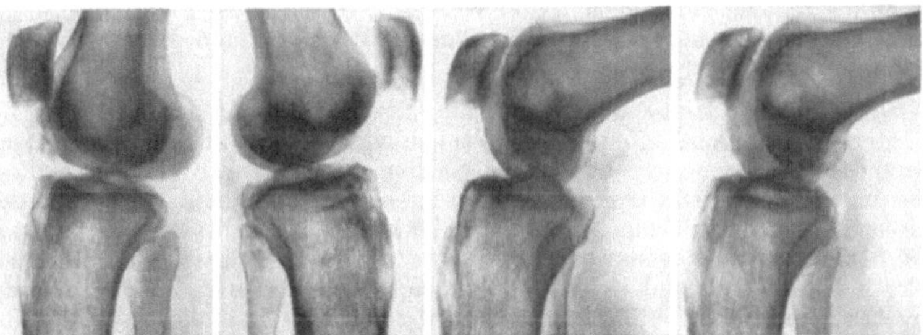

Abb. 16 e vom 13. 6. 1959   Abb. 16 f vom 13. 6. 1959

Fall 17:

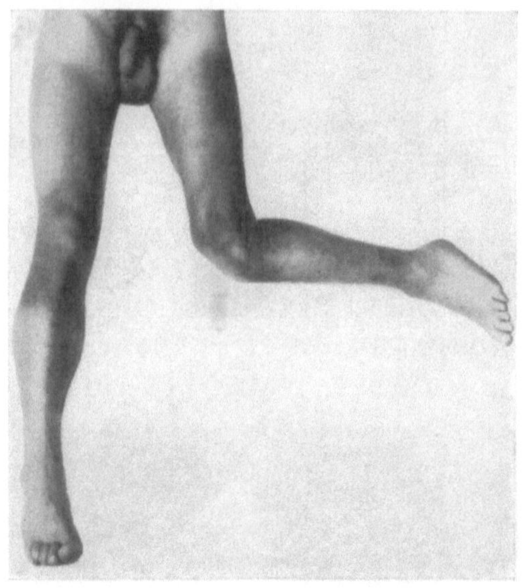

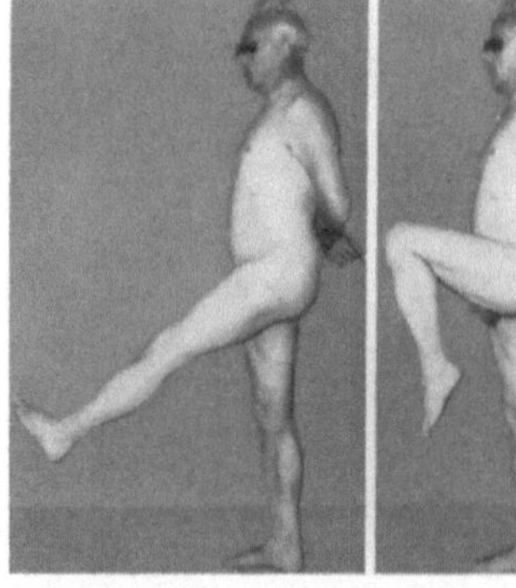

Abb. 17a vom 10. 6. 1948   Abb. 17c vom 23. 4. 1958

48jähriger Hilfsarbeiter, am 10. 9. 1948 von Erdreich verschüttet worden. Sofortige Einlieferung: Der linke Unterschenkel war um 1 cm nach innen verrenkt. Der äußere Gelenksspalt aufgehoben, der innere klafft auf 50 mm. Die Verrenkung nach hinten läßt sich wegen der Verdrehung des Unterschenkels nicht in ihrem ganzen Ausmaß feststellen. Durchblutung und nervöse Versorgung des Beines in Ordnung (Abb. 17a u. b). Nebenverletzungen: Prellung der rechten Hand, Bluterguß rechte Gesäßmuskulatur.

Behandlung: In Narkose wurde die Kniegelenksverrenkung durch leichten Zug am Unterschenkel und Adduktion desselben eingerichtet. Da klinisch der Verdacht bestand, daß das innere Seitenband in das Gelenk eingeschlagen war, wurde dieses an der Innenseite operativ eröffnet: Der vordere Anteil des Seitenbandes war an der Meniscusbasis und vom Schienbeinknorren, der hintere Anteil des Seitenbandes vom Oberschenkelknorren abgerissen. Keine Interposition in das Gelenk. Die Kreuzbänder in ihrer Kontinuität nicht unterbrochen. Naht des inneren Seitenbandes, Oberschenkelgipshülse für 110 Tage. 75 Tage stationäre und 105 Tage ambulante Behandlung.

Nachuntersuchung am 23. 4. 1958: Der Verletzte übt seinen alten Beruf aus. Beschwerden beim Aufstehen nach längerem Sitzen. Das linke Knie äußerlich unauffällig, Operationsnarbe reaktionslos, kein Muskelschwund am Oberschenkel. Kniegelenksbeweglichkeit links 180°—60°: 180°—45° rechts (Abb. 17c). Aufklappbarkeit des äußeren Kniegelenksspaltes von beiderseits 10 mm und des inneren von beiderseits 8 mm (Abb. 17d). Beginnende Arthrose in beiden Kniegelenken gleich ausgeprägt. Bandverknöcherung (Gruppe VIII nach Jonasch). Vordere Schublade von 10 mm (Abb. 17f).

Rente: Der Verletzte wurde mit einer 10%igen Dauerrente eingeschätzt.

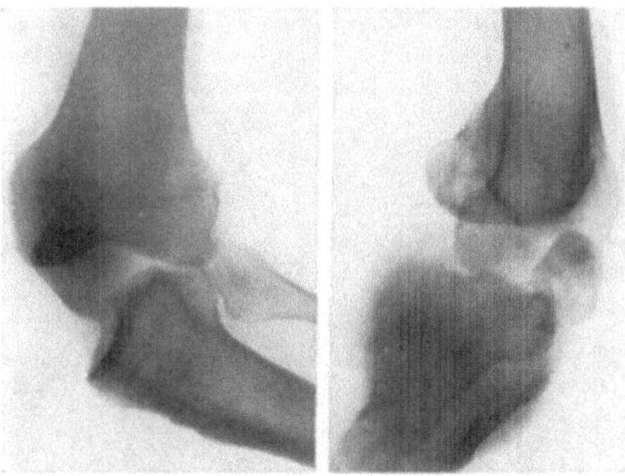

Abb. 17b vom 10. 6. 1948

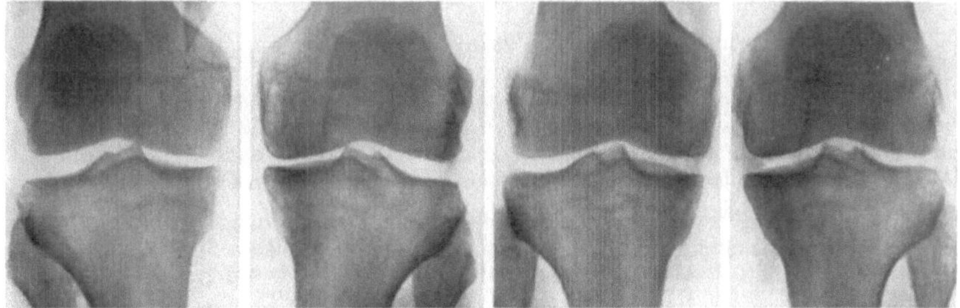

Abb. 17d vom 23. 4. 1958

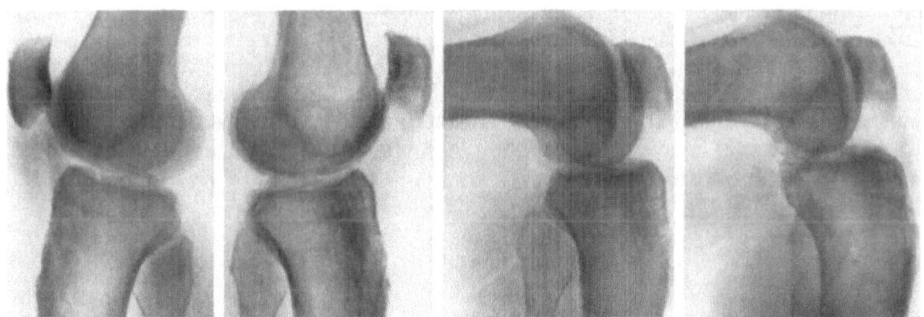

Abb. 17e vom 23. 4. 1958   Abb. 17f vom 23. 4. 1958

Fall 18:

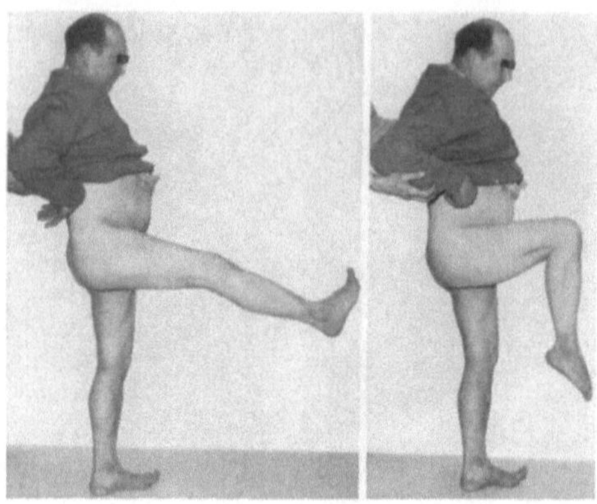

Abb. 18b vom 31. 1. 1959

39jähriger Tischlermeister, am 29. 7. 1949 als Motorradfahrer in einen abgestellten Pkw gefahren. Sofortige Einlieferung: Verrenkung des rechten Unterschenkels um volle Gelenkskörperbreite nach hinten und um halbe Knorrenbreite nach außen. Kniescheibe etwas nach außen verzogen. Oberhalb der Eminentia intercondyloidea ein Knochenschatten, der einem knöchernen Kreuzbandausriß entsprechen könnte (Abb. 18a). Durchblutung und nervöse Versorgung des Beines in Ordnung.

Behandlung: In Narkose wurde die Verrenkung bei rechtwinklig gebeugtem Kniegelenk durch Zug eingerichtet. Deutliche Aufklappbarkeit an der Außenseite. Inneres Seitenband fest. Starke hintere und angedeutete vordere Schublade. Oberschenkelgipshülse für 82 Tage. 18 Tage stationäre und 256 Tage ambulante Behandlung.

Nachuntersuchung am 31. 1. 1959: Der Verletzte übt seinen alten Beruf aus. Dauernde Schmerzen im rechten Kniegelenk, die bei Belastung stärker würden. Das rechte Knie zeigt verwachsene Konturen. Atrophie der Oberschenkelmuskulatur von 2,5 cm. Kniegelenksbeweglichkeit rechts 170°—80°: 180°—50° links (Abb. 18b). Aufklappbarkeit des äußeren Kniegelenksspaltes von 13:10 mm und des inneren von 7:9 mm (Abb. 18c). Entrundung und arthrotische Ausziehung am inneren und äußeren Ober- und Unterschenkelknorren. Der innere Kniegelenksspalt ist wegen Knorpelschwund deutlich verschmälert. Am äußeren Oberschenkelknorren eine Bandverknöcherung. Vordere Schublade von 9 mm (Abb. 18e). Im nicht verletzten Kniegelenk keine Arthrose.

Rente: Der Verletzte war nicht versichert.

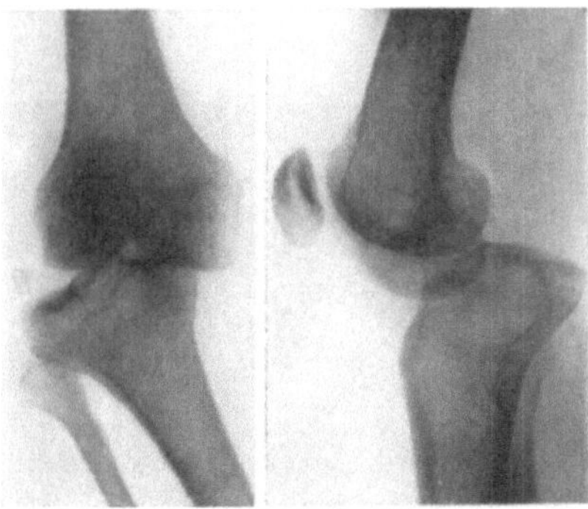

Abb. 18a vom 29. 7. 1949

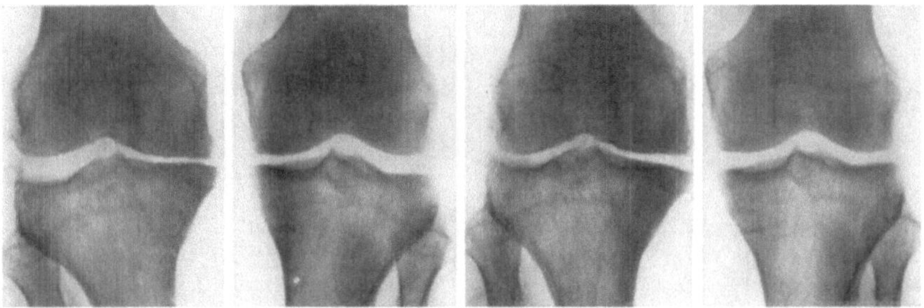

Abb. 18c vom 31. 1. 1959

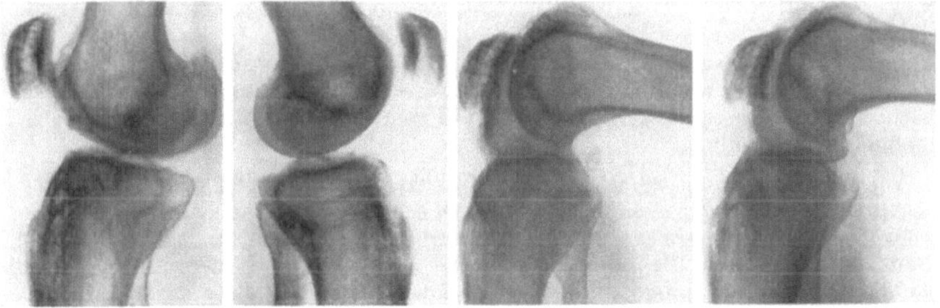

Abb. 18d vom 31. 1. 1959   Abb. 18e vom 31. 1. 1959

Fall 19:

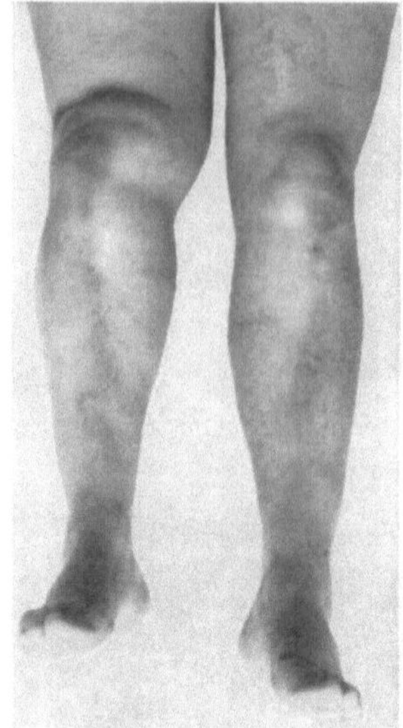
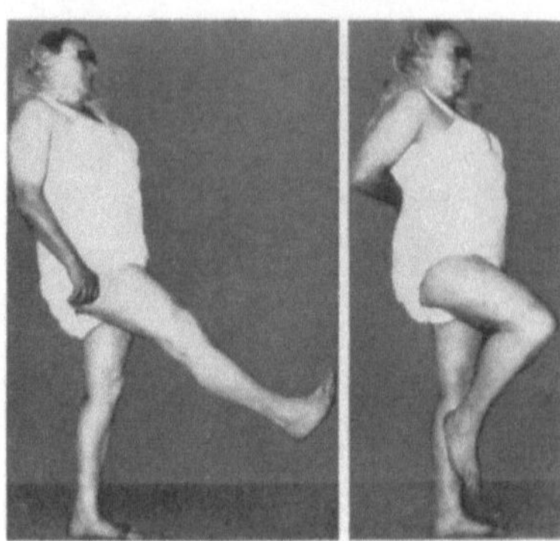

Abb. 19c
vom 20. 6. 1959

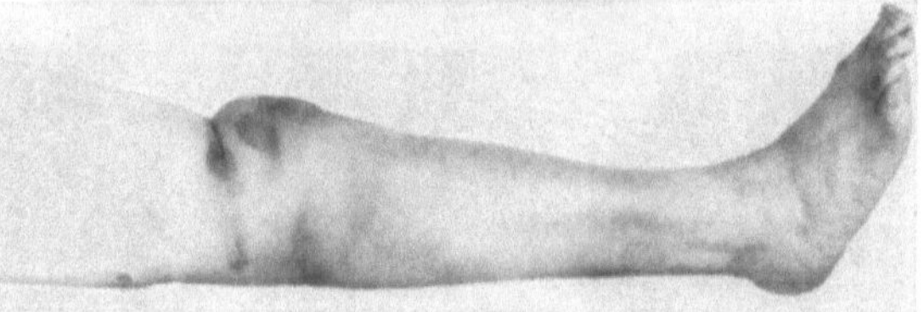

Abb. 19a vom 2. 2. 1950

58jährige Landwirtin, am 2. 2. 1950 1,5 m von der Leiter gefallen. Sofortige Einlieferung: Der rechte Unterschenkel war um volle Gelenkskörperbreite nach vorne verrenkt. Verkürzung von 55 mm. Oberhalb der Kniescheibe fand sich eine quere tiefe Hautfalte (Abb. 19a u. b). Durchblutung und nervöse Versorgung des Beines in Ordnung.

Behandlung: In Narkose wurde das Kniegelenk auf 90° gebeugt. Unter leichtem Zug ließ sich der Unterschenkel nach rückwärts drücken und so die Verrenkung leicht beheben. Oberschenkelgipshülse für 113 Tage. 8 Tage stationäre und 171 Tage ambulante Behandlung.

Nachuntersuchung am 20. 6. 1959: Die Verletzte arbeitet weiter in der Landwirtschaft. Zeitweilig Schmerzen an der Knieinnenseite. Das rechte Knie deutlich geschwollen, Muskelatrophie von 2 cm. Kniegelenksbeweglichkeit rechts 175°—70°: 180°—55° links (Abb. 19c). Der äußere Kniegelenksspalt ist beiderseits auf 7 mm aufklappbar und der innere auf beiderseits 6 mm (Abb. 19d). Sehr starke Arthrose mit Randwulstbildung am inneren Ober- und Unterschenkelknorren und Verschmälerung des inneren Gelenksspaltes wegen Knorpelschwundes. Bandverknöcherung (Gruppe II nach Jonasch). Am nicht verletzten Kniegelenk leichte Arthrose mit beginnender Entrundung der Gelenksflächen. Hintere Schublade von 13 mm (Abb. 19f).

Rente: Die Verletzte war nicht versichert.

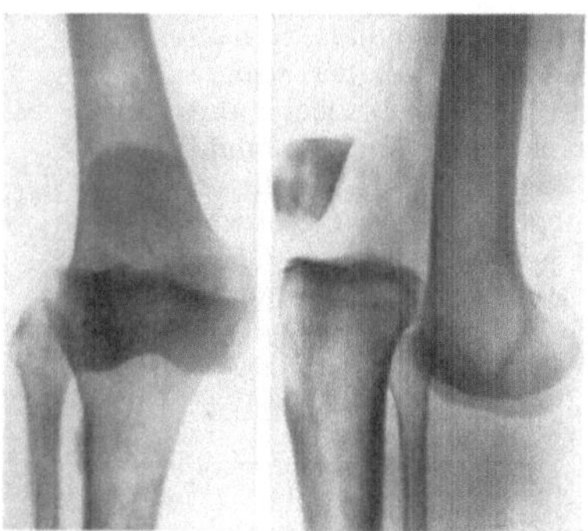

Abb. 19b vom 2.2.1950

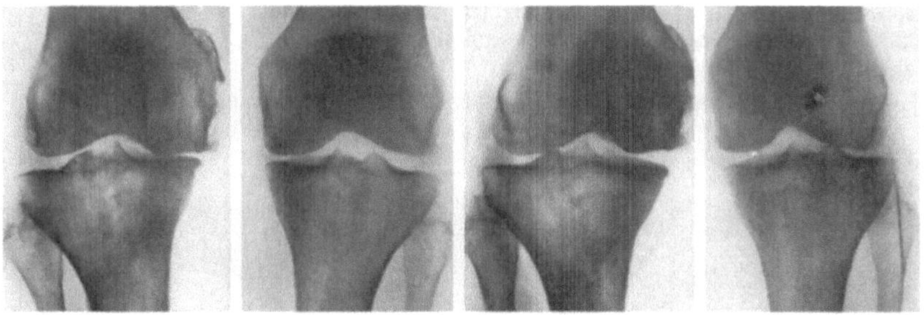

Abb. 19d vom 20.6.1959

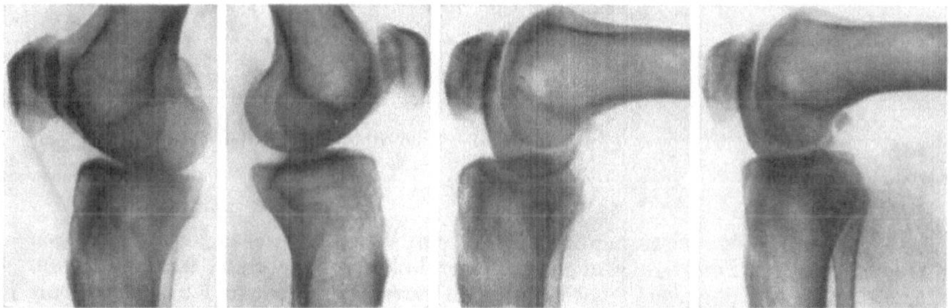

Abb. 19e vom 20.6.1959   Abb. 19f vom 20.6.1959

Fall 20:

33jähriger Angestellter am 28. 3. 1951 von der Straßenbahn gestürzt. Sofortige Einlieferung: Der rechte Unterschenkel war um fast volle Gelenksbreite nach außen verrenkt, so daß der äußere Oberschenkelknorren auf der Gelenksfläche des inneren Schienbeinknorrens steht. Im Seitenbild ist infolge der Drehung keine eindeutige Beurteilung der Verrenkung möglich. Die Kniescheibe nach außen verrenkt. Über dem inneren Oberschenkelknorren war die Haut gespannt und weißlich verfärbt (Abb. 20a u. b). Durchblutung und nervöse Versorgung des Beines in Ordnung. Nebenverletzungen: Gehirnerschütterung, Serienrippenbrüche rechts.

Behandlung: In Narkose gelang es leicht, die Verrenkung bei rechtwinkliger Beugung des Kniegelenkes und Druck auf die Außenseite des Unterschenkels einzurichten. Nach der Einrichtung wurden gehaltene Röntgenaufnahmen gemacht: Der Unterschenkel ließ sich um 14 mm nach hinten und um 6 mm nach vorne zu verschieben (Abb. 20c). Oberschenkelgipshülse für 109 Tage. 132 Tage stationäre und 8 Tage ambulante Behandlung.

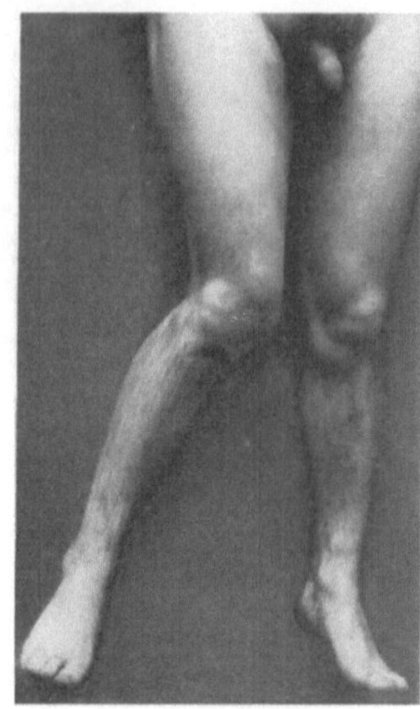

Abb. 20a vom 28. 3. 1951

Nachuntersuchung: Keine. Trotz dreimaliger Aufforderung nicht erschienen.

Rente: Der Verletzte bezog durch ein Jahr eine 50%ige Rente. Anschließend 20%ige Dauerrente.

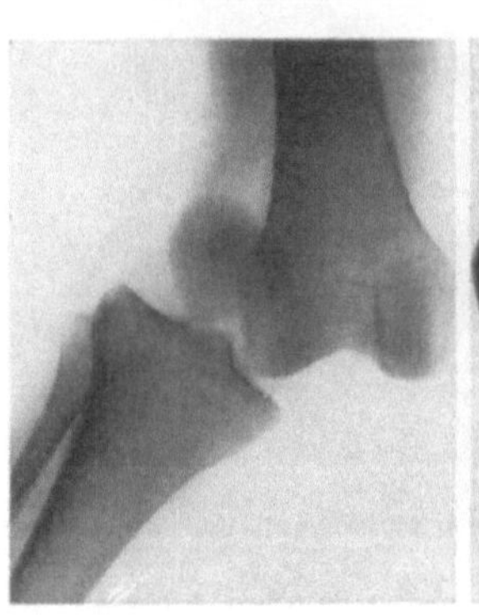
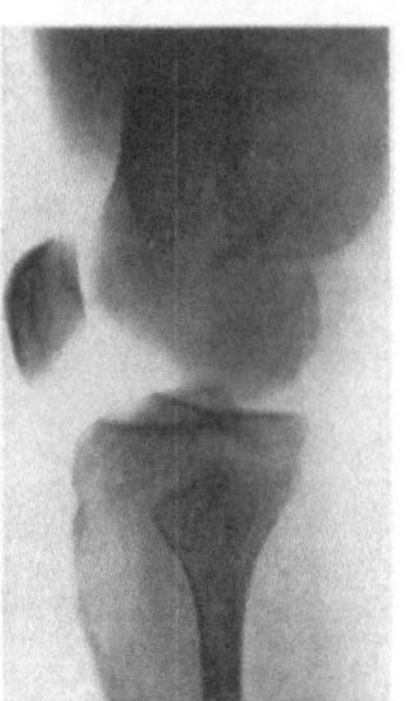

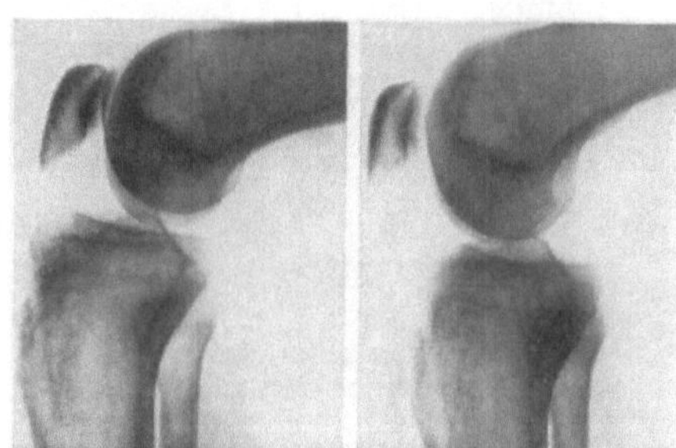

Abb. 20c vom 28. 3. 1951

Abb. 20b vom 28. 3. 1951

Fall 21:

51jähriger Hilfsarbeiter, am 3. 12. 1951 beim Wegstoßen eines 200 kg schweren Fasses gestürzt. Sofortige Einlieferung: Der linke Unterschenkel war um 10 mm nach außen und angedeutet nach hinten zu verrenkt. Der innere Kniegelenksspalt klafft auf 13 mm. Die Kniescheibe nach außen verrenkt (Abb. 21a u. b). Durchblutung und nervöse Versorgung des Beines in Ordnung. — *Behandlung:* In Narkose wurde das Kniegelenk gestreckt, dabei sprangen Kniegelenk und Kniescheibe wieder ein. Nach der Einrichtung zeigte sich, daß die Seiten- und Kreuzbänder fest waren. Oberschenkelgipshülse für 41 Tage. 5 Tage stationäre und 85 Tage ambulante Behandlung.

Nachuntersuchung am 23. 4. 1958: Der Verletzte übt seinen alten Beruf aus. Beschwerden bei Wetterwechsel. Das linke Knie äußerlich unauffällig. Kein Muskelschwund am Oberschenkel. Kniegelenksbeweglichkeit links 180°—80° : 180°—50°

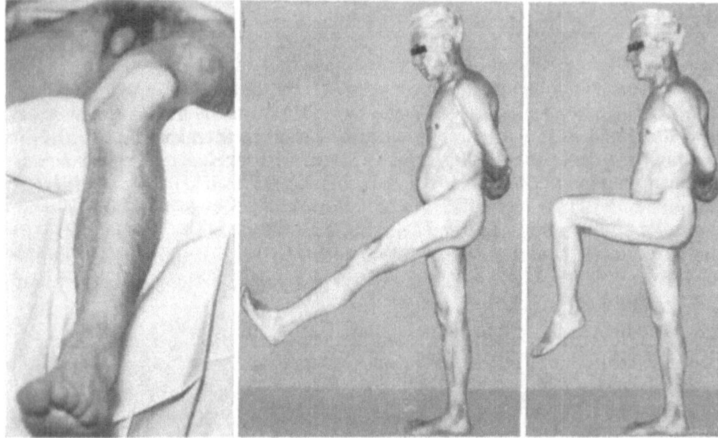

Abb. 21a vom 3. 12. 1951

Abb. 21c vom 23. 4. 1958

rechts (Abb. 20c). Aufklappbarkeit des äußeren Kniegelenksspaltes von 10 : 8 mm und des inneren von 7 : 3 mm (Abb. 20d). Bei den gehaltenen Aufnahmen sieht man am linken Kniegelenk das Ficksche Zeichen einmal im äußeren und einmal im inneren Kniegelenksspalt. Keine Arthrose. Vordere Schublade von 5 mm (Abb. 20f). *Rente:* Der Verletzte bezog für ein Jahr eine 30%ige und für ein weiteres Jahr eine 20%ige Rente. Anschließend Dauerrente mit 10%.

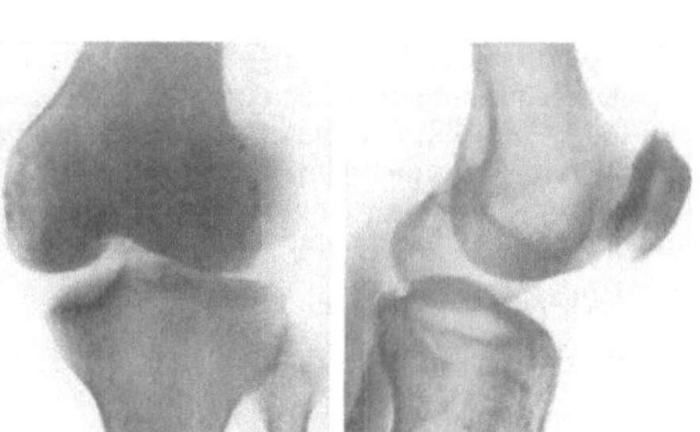

Abb. 21 b vom 3. 12. 1951

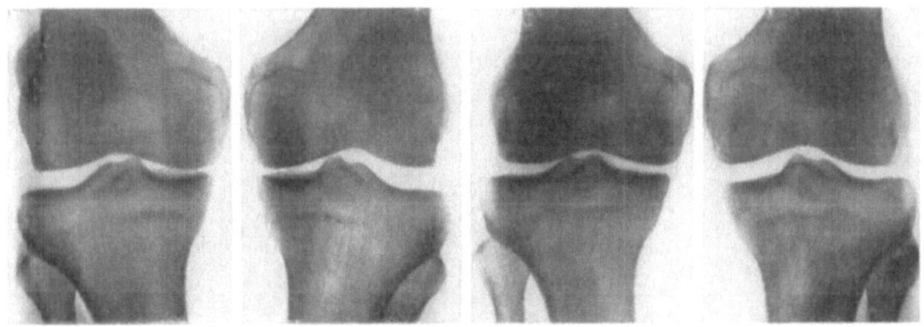

Abb. 21d vom 23. 4. 1958

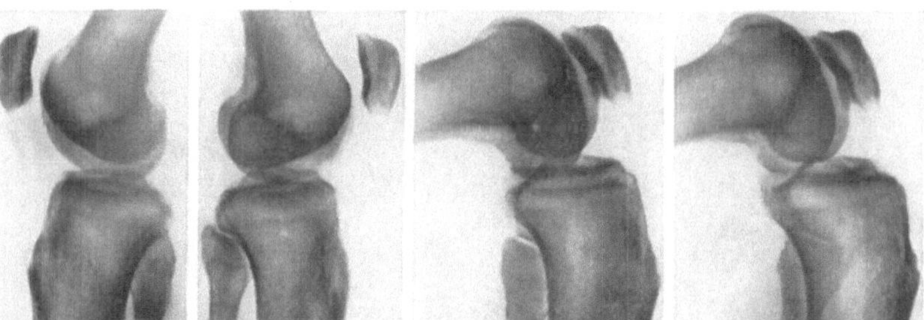

Abb. 21e vom 23. 4. 1958

Abb. 21f vom 23. 4. 1958

Fall 22:

42jähriger Postangestellter, am 21. 12. 1953 von einem Pkw niedergestoßen worden. Sofortige Einlieferung: Der rechte Unterschenkel war um volle Gelenkskörperbreite nach vorne und um halbe Gelenksbreite nach außen verrenkt. Verkürzung von 6 cm. Die Kniescheibe nach außen und zentral verrenkt. Die Vorderseite des inneren Oberschenkelknorrens auf 18 mm unregelmäßig begrenzt, neben der Kniescheibenspitze ein 4 : 3 mm großer Knochenschatten. Über dem äußeren Oberschenkelknorren die Haut blaß. Die Haut oberhalb des oberen Kniescheibenrandes lag in zwei quer verlaufenden Falten (Abb. 22a u. b). Puls am Fußrücken und hinter dem inneren Knöchel *nicht* tastbar. Nebenverletzungen: Bruch des Fersenbeins, ein offener Bruch des 1. bis 3. Keilbeines, des Würfelbeines und des Schnabelfortsatzes des Sprungbeines rechts.

Behandlung: In Narkose wurde bei einer Beugestellung des Kniegelenkes von 140° der Unterschenkel in seiner Richtung gezogen. Dabei sah man, wie die Oberschenkelknorren, die in der Kniekehle deutlich vorsprangen, langsam verschwanden. Der nach vorne zu verschobene Unterschenkel sprang mit deutlichem Knacken ein. Nach der Einrichtung waren die Fußpulse wieder tastbar. Nach Versorgung der Wunde am Fußrücken Oberschenkelgips für 112 Tage. 125 Tage stationäre und 155 Tage ambulante Behandlung.

Kontrolluntersuchung am 1. 11. 1954: Beschwerden bei längerem Gehen. Atrophie der Oberschenkelmuskulatur von 4 cm. Kniegelenksbeweglichkeit rechts 170°—75° : 180°—50° (Abb. 22c). Geringe Seitenlockerung des Kniegelenkes. Die hintere Gelenksfläche des äußeren Schienbeinknorrens auf einer Länge von 20 mm bis 3 mm in die Tiefe gestaucht. Die unregelmäßige Begrenzung des inneren Oberschenkelknorrens an der Vorderseite ist unverändert (Abb. 20d).

Nachuntersuchung: Keine. Trotz mehrmaliger Aufforderung nicht erschienen.

Rente: Der Verletzte war nicht versichert.

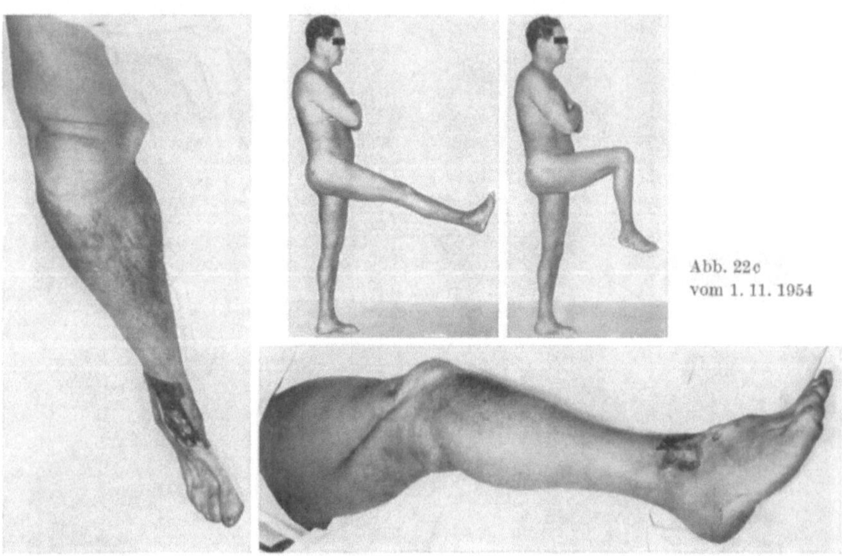

Abb. 22c
vom 1. 11. 1954

Abb. 22a vom 21. 12. 1953

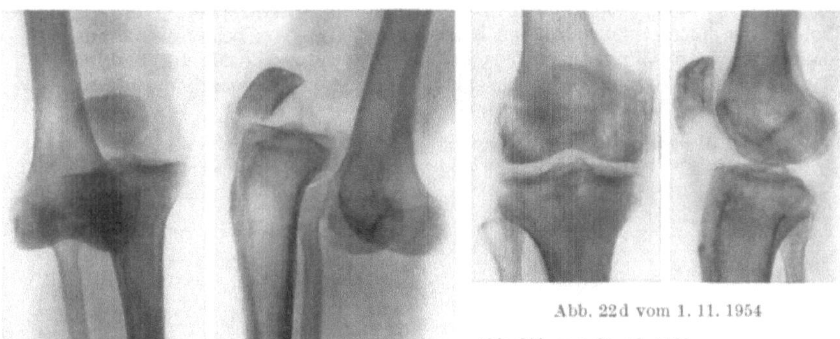

Abb. 22d vom 1. 11. 1954

Abb. 22b vom 21. 12. 1953

Fall 23:

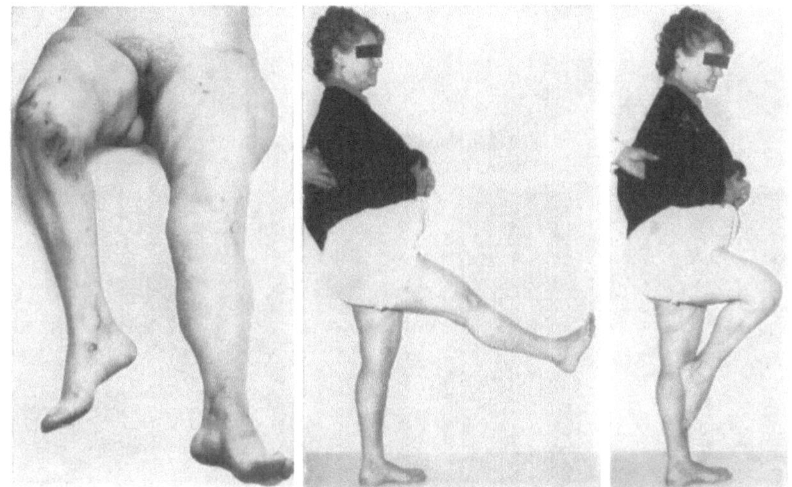

Abb. 23a vom 20. 6. 1953   Abb. 23c vom 31. 1. 1959

64jährige Hausfrau, am 20. 6. 1953 von einem Motorradfahrer niedergestoßen worden. Sofortige Einlieferung: Der rechte Unterschenkel ist um mehr als Knorrenbreite nach außen und um halbe Gelenkskörperbreite nach hinten zu verrenkt. Der äußere Oberschenkelknorren steht auf der Gelenksfläche des inneren Schienbeinknorrens. Die Kniescheibe nach außen verrenkt. Die Haut über dem inneren Oberschenkelknorren auf 10:10 cm abgeschürft (Abb. 23a u. b). Durchblutung und nervöse Versorgung des Beines in Ordnung. Nebenverletzungen: Rißquetschwunde am Schädel, Bruch des rechten Schlüsselbeins.

Behandlung: In Narkose wurde die Verrenkung bei rechtwinklig gebeugtem Knie eingerichtet, wobei der Unterschenkel unter leichtem Zug nach vorne und innen gedrückt und gleichzeitig einwärts gedreht wurde. Deutliche vordere und hintere Schublade. Das Kniegelenk konnte bis zu einer Valgusstellung von 40° aufgeklappt werden. Oberschenkelgipshülse für 91 Tage. 10 Tage stationäre und 119 Tage ambulante Behandlung.

Nachuntersuchung am 31. 1. 1959: Die Verletzte versorgt nach wie vor ihren Haushalt. Keine Beschwerden. Das rechte Knie unauffällig. Kein Muskelschwund am

Oberschenkel. Kniegelenksbeweglichkeit rechts 180°—60° : 180°—55° links (Abb.
23c). Aufklappbarkeit des äußeren Kniegelenksspaltes von beiderseits 8 mm und
des inneren von 8 : 5 mm (Abb. 23d). Sekundäre Bandverknöcherung (Gruppe VII
nach JONASCH). An beiden Kniegelenken gleich stark ausgebildete stärkere Arthrose. Vordere Schublade von 3 mm (Abb. 23f).

Rente: Die Verletzte war nicht versichert.

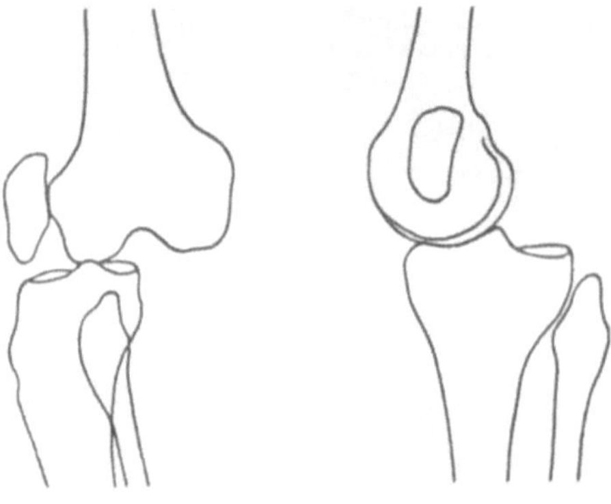

Abb. 23b vom 20. 6. 1953

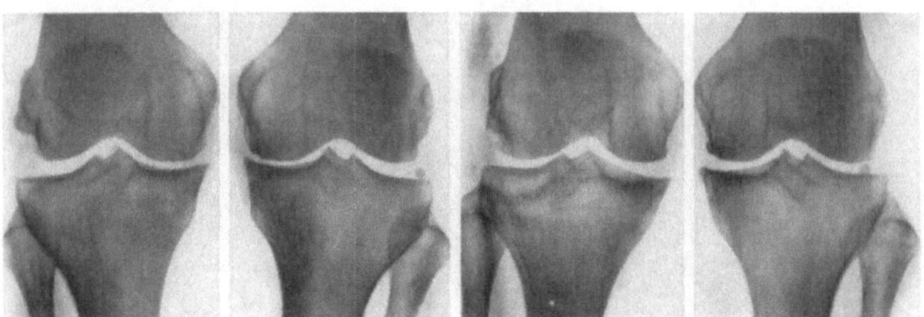

Abb. 23d vom 31. 1. 1959

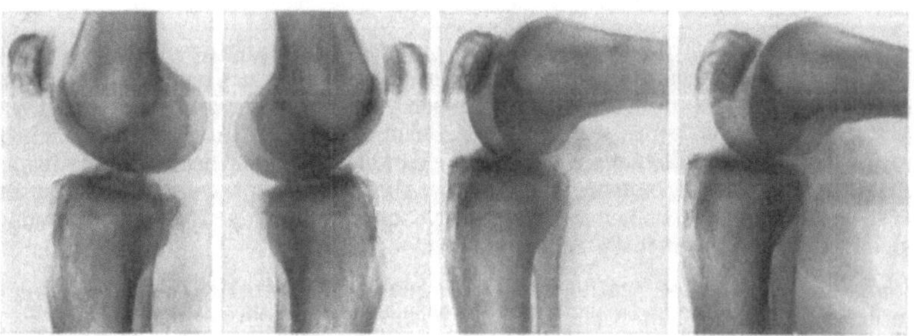

Abb. 23e vom 31. 1. 1959   Abb. 23f vom 31. 1. 1959

Fall 24:

55jähriger Kaufmann, am 2. 1. 1954 Skisturz. Sofortige Einlieferung: Der linke Unterschenkel war um Knorrenbreite nach außen und um halbe Gelenkskörperbreite nach hinten verrenkt. Die Kniescheibe nach außen verrenkt (Abb. 24a). Die Haut über dem inneren Oberschenkelknorren weißlich. Durchblutung und nervöse Versorgung des Beines in Ordnung. — *Behandlung:* In Narkose wurde die Verrenkung durch Beugen im Kniegelenk auf 90°, Schieben des Unterschenkels nach vorne und durch Druck an die Außenseite eingerichtet. Starke Aufklappbarkeit in X-Vermehrung, starke hintere, leichte vordere Schublade. Oberschenkelgipshülse für 118 Tage. 9 Tage stationäre und 132 Tage ambulante Behandlung. — *Nachuntersuchung* am 23. 4. 1958: Der Verletzte übt seinen alten Beruf aus. Schmerzen im Kniegelenk nach größeren Anstrengungen. Das linke Knie äußerlich unauffällig. Muskelschwund am Oberschenkel von 1 cm. Kniegelenksbeweglichkeit beiderseits 175°—55°. Aufklappbarkeit des äußeren Kniegelenksspaltes von 10 : 7 mm und des inneren beiderseits von 9 mm (Abb. 24b). Bandverknöcherung (Gruppe VIII nach JONASCH). Beginnende Arthrose in beiden Kniegelenken beiderseits gleich ausgeprägt. Vordere Schublade von 5 mm (Abb. 24d). — *Rente:* Der Verletzte war nicht versichert.

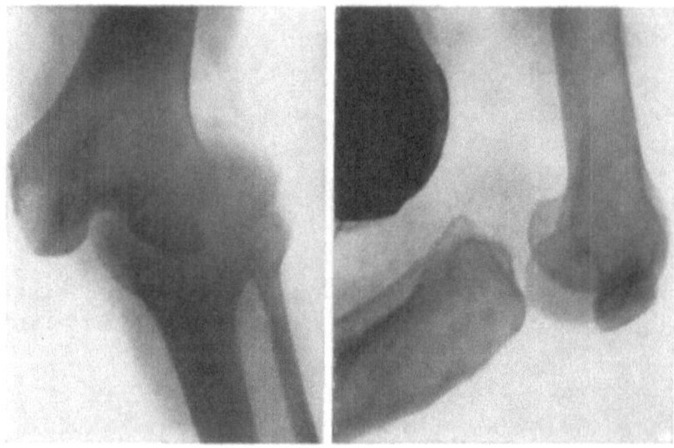

Abb. 24a vom 2. 1. 1954

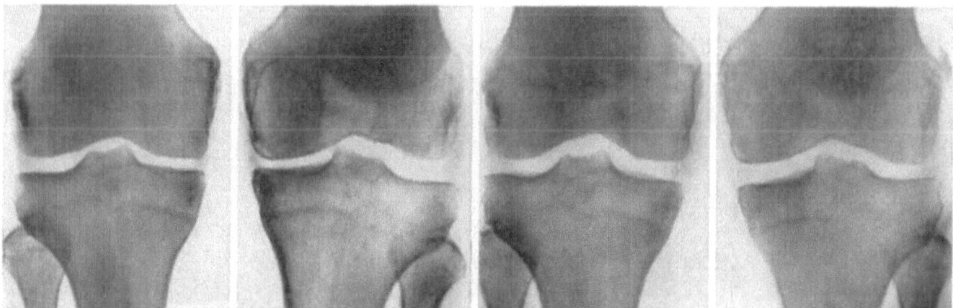

Abb. 24b vom 23. 4. 1958

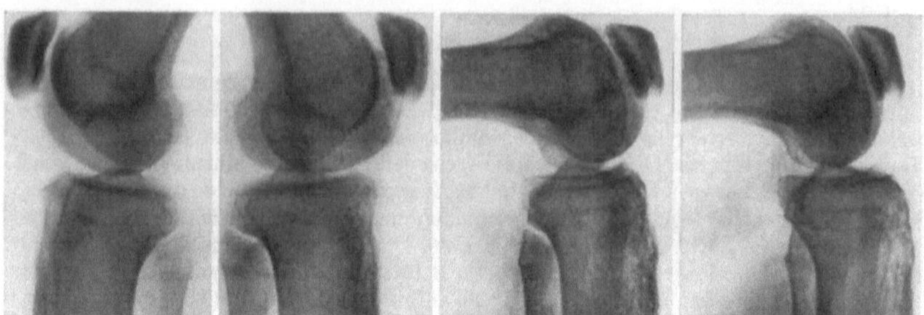

Abb. 24c vom 23. 4. 1958   Abb. 24d vom 23. 4. 1958

Fall 25:

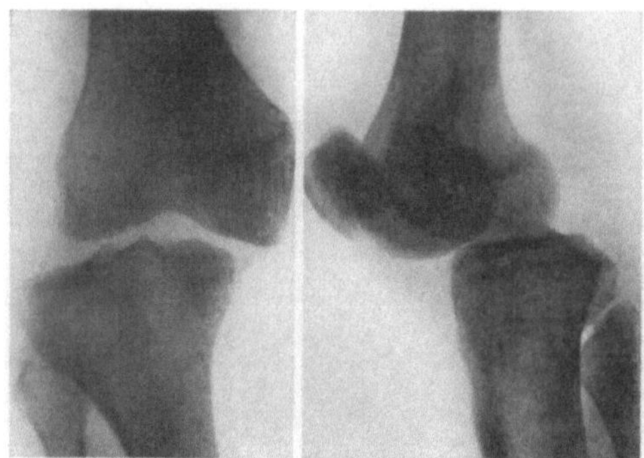

Abb. 25a vom 13. 1. 1955

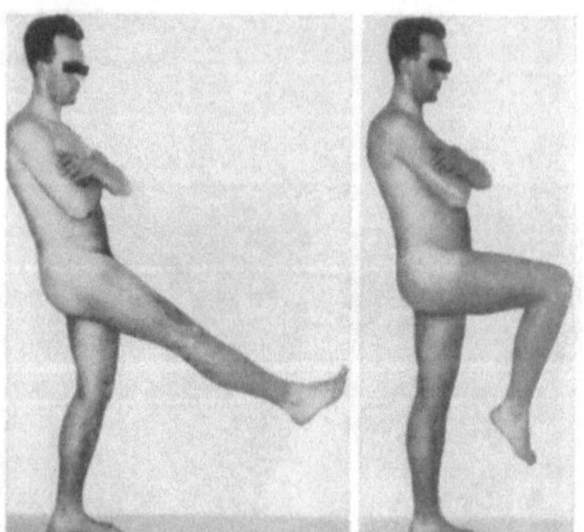

Abb. 25b vom 17. 12. 1958

22jähriger Elektriker, am 13. 1. 1955 von umfallenden Blechtafeln (100 kg) ge-streift worden. Sofortige Einlieferung: Der rechte Unterschenkel war um mehr als halbe Knorrenbreite nach außen und um mehr als halbe Gelenkskörperbreite nach hinten verrenkt (Abb. 25a). Durchblutung und nervöse Versorgung des Beines in Ordnung.

Behandlung: In LA ließ sich die Verrenkung leicht beheben. Oberschenkelgipshülse für 84 Tage. 5 Tage stationäre und 132 Tage ambulante Behandlung.

Nachuntersuchung am 17. 12. 1958: Der Verletzte gibt an, als Folge der Verletzung nicht mehr knien zu können. Hat daher seinen Beruf gewechselt und ist jetzt Portier. Subjektiv „Kraftlosigkeit" im rechten Kniegelenk, die sich besonders beim Stiegensteigen und Bergaufgehen bemerkbar mache. Das rechte Knie äußerlich etwas verdickt. Kniegelenksbeweglichkeit rechts 180°−75° : 180°−60° links (Abb. 25b). Kein Muskelschwund am Oberschenkel. Aufklappbarkeit des äußeren Kniegelenksspaltes von 11 : 8 mm und des inneren von 10 : 7 mm (Abb. 25c). Starke Arthrose mit Randwulstbildung am inneren Ober- und Unterschenkelknorren. Am nicht verletzten Kniegelenk ist eine stärkere Arthrose mit beginnender Randwulstbildung nachweisbar. Vordere Schublade von 8 mm und hintere Schublade von 7 mm (Abb. 25e).

Rente: Der Verletzte bezog ein Jahr eine 30%-Rente. Anschließend Dauerrente von 20%.

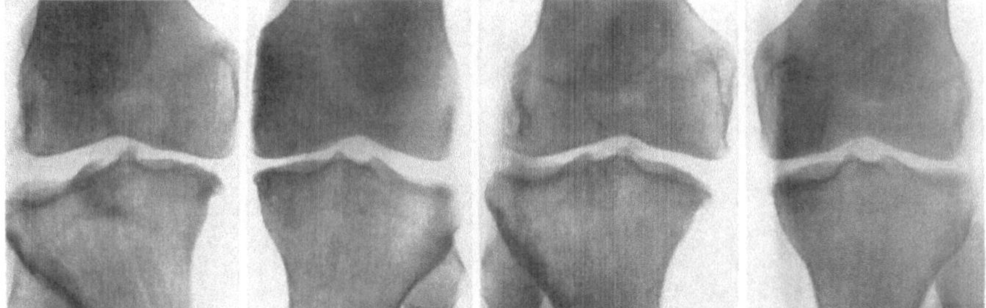

Abb. 25c vom 17. 12. 1958

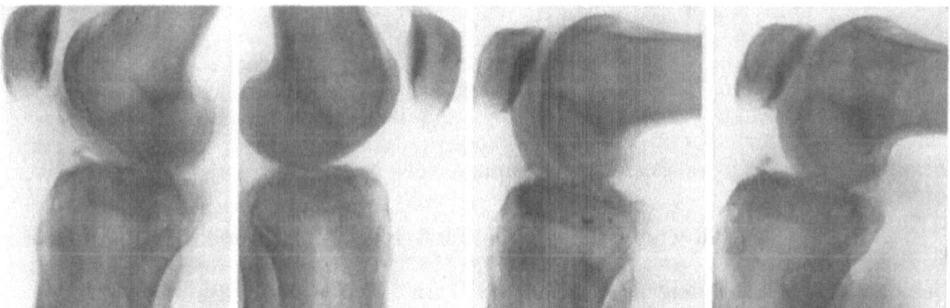

Abb. 25d vom 17. 12. 1958   Abb. 25e vom 17. 12. 1958

Fall 26:

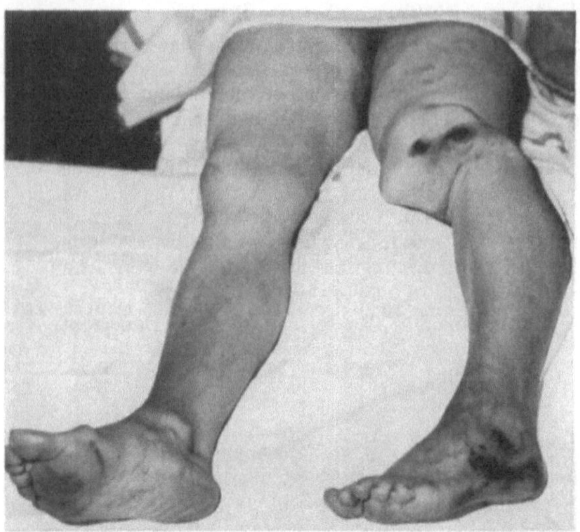

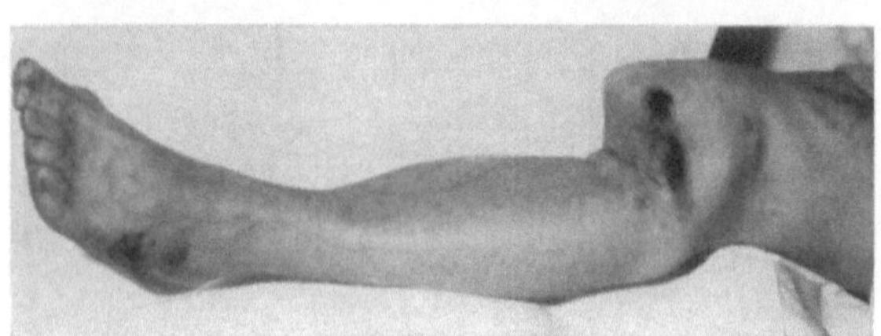

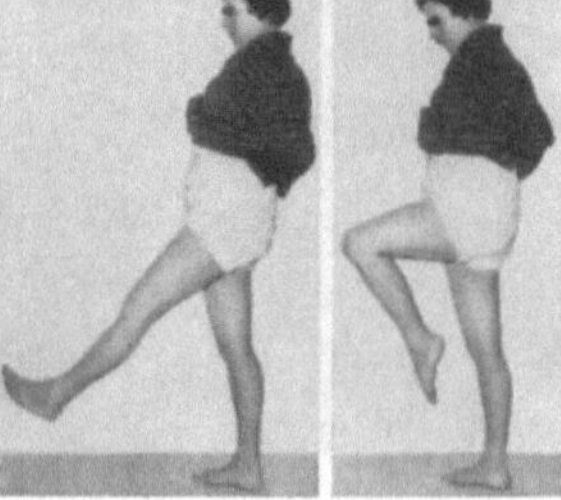

Abb. 26a vom 6. 6. 1956   Abb. 26c vom 31. 1. 1959

49jährige Hausfrau, am 6. 6. 1956 von einem Pkw niedergestoßen worden. Sofortige Einlieferung: Der linke Unterschenkel war um volle Gelenkskörperbreite nach außen verrenkt. Verkürzung von 5 cm. An der Knievorderseite Hautabschürfungen. Die Kniescheibe nach außen verzogen (Abb. 26a u. b). Durchblutung und nervöse Versorgung des Beines in Ordnung. Nebenverletzung: offener Bruch des linken Oberarmes.

Behandlung: In LA wurde die Kniegelenksverrenkung eingerichtet. Deutliche Aufklappbarkeit in X- und O-Vermehrung. Mäßige vordere und deutliche hintere Schublade. Oberschenkelgipshülse für 138 Tage. 14 Tage stationäre und 267 Tage ambulante Behandlung.

Nachuntersuchung am 31. 1. 1959: Die Verletzte versorgt nach wie vor ihren Haushalt. Keine Beschwerden. Das linke Knie unauffällig. Kein Muskelschwund am Oberschenkel. Kniegelenksbeweglichkeit links 180°—65° : 180°—50° rechts (Abb. 26c). Aufklappbarkeit des äußeren Kniegelenksspaltes von 9 : 6 mm und des inneren Kniegelenksspaltes von 8 : 7 mm (Abb. 26d). Am linken inneren und äußeren Oberschenkelknorren sekundäre Bandverknöcherungen (Gruppe II nach Jonasch). Geringe Arthrose mit beginnender Entrundung der Gelenksränder in beiden Kniegelenken. Hintere Schublade von 14 mm (Abb. 26f).

Rente: Die Verletzte war nicht versichert.

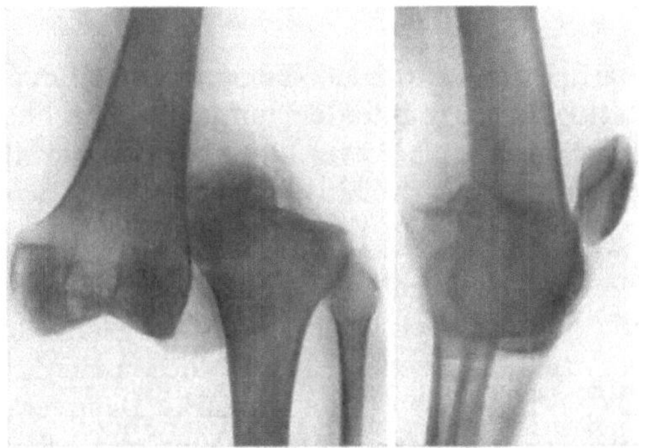

Abb. 26b vom 6. 6. 1956

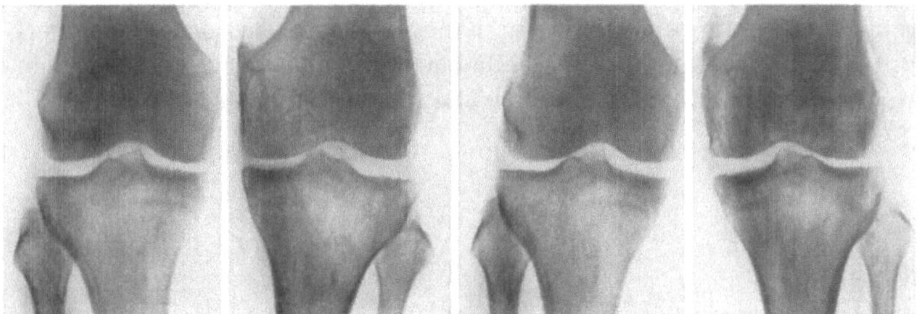

Abb. 26d vom 31. 1. 1959

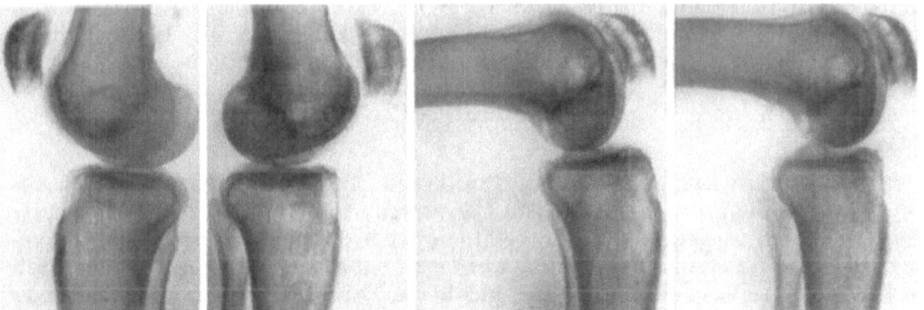

Abb. 26e vom 31. 1. 1959   Abb. 26f vom 31. 1. 1959

Nicht frische geschlossene Kniegelenksverrenkung
(1 Fall)

Mit dem Fortschritt der ärztlichen Versorgung der Bevölkerung, dem Ausbau des Rettungswesens und der unfallchirurgischen Ausbildung der Ärzte, kommt kaum mehr vor, daß eine Kniegelenksverrenkung nicht erkannt und durch längere Zeit nicht eingerichtet wird.

Im Unfallkrankenhaus Wien kam nur ein Fall einer nicht frischen geschlossenen Kniegelenksverrenkung zur Beobachtung, die konservativ eingerichtet werden konnte. Der Verletzte konnte nicht nachuntersucht werden, da er ins Ausland verzogen ist, doch liegen Röntgenaufnahmen 17 Jahre nach der Verletzung vor, die so starke Bandverknöcherungen zeigen, wie sie bei keinem der frisch zur Behandlung gekommenen und konservativ eingerichteten 26 Fällen nachzuweisen war. Der Verletzte teilte brieflich mit, daß er zunehmende Schmerzen und eine zunehmende Einschränkung der Beweglichkeit im Kniegelenk habe. Man ersieht daraus, wie wichtig es ist, daß eine Kniegelenksverrenkung — wie überhaupt jede Verrenkung — so schnell wie möglich eingerichtet werden muß, um den Verletzten von möglichen üblen Folgen zu bewahren.

Fall 27 (1):

51jähriger Industrieller, am 20. 3. 1931 Skisturz. In zwei ausländischen Krankenhäusern mehrere Repositionsversuche. Am 2. 4. 1931 mit Oberschenkeltransportgips Einlieferung: Der rechte Unterschenkel war um halbe Knorrenbreite nach außen und um halbe Gelenksbreite nach hinten zu verrenkt (Abb. 27a). Nach Gipsabnahme: Einziehung der Haut auf einer Länge von 2 cm im Bereich des inneren Gelenksspaltes. Über dem inneren Oberschenkelknorren eine kreisrunde 1,5 cm große trockene Hautnekrose. Durchblutung und nervöse Versorgung des Beines in Ordnung.

Behandlung: In Lumbalanaesthesie wurde die Einrichtung durch Strecken des Kniegelenkes, dann durch manuellen Zug, durch Adduktion und anschließender Beugung des Kniegelenkes bis zum rechten Winkel versucht. Die Einrichtung gelang auf diese Weise nicht. Lagerung auf dem Schraubenzugapparat. Auch durch starken Zug gelang die Einrichtung nicht. In Narkose gelang nun bei starker Beugung und seitlichem Druck die Einrichtung der Kniegelenksverrenkung. Man spürte dabei deutlich, wie die längsgerissene Kapsel und der M. bastus medialis über den inneren Oberschenkelknorren hinwegglitten. Kniegelenk seitenfest, keine Schublade auslösbar. Oberschenkelgipshülse für 42 Tage. 8 Tage stationäre und 56 Tage ambulante Behandlung.

Kontrolluntersuchung am 23. 3. 1936: Keine Beschwerden. Das rechte Knie zeigt verstrichene Konturen. Muskelschwund am Oberschenkel von 2 cm. Kniegelenk in Streckstellung seitenfest, keine Schublade. Ausgedehnte Bandverknöcherungen (Gruppe X nach Jonasch, Abb. 27b). Kniegelenksbeweglichkeit von 180°—100°.

Nachuntersuchung: Keine. Verletzter ins Ausland verzogen. Er hat geschrieben, daß er eine immer größere Bewegungseinschränkung und zunehmende Schmerzen im Kniegelenk habe. Das mitgeschickte Röntgenbild vom 23. 3. 1936 zeigt, daß die Bandverknöcherungen geringgradig an Größe zugenommen haben. Andeutung einer Arthrose (Abb. 27c).

Rente: Der Verletzte war nicht versichert.

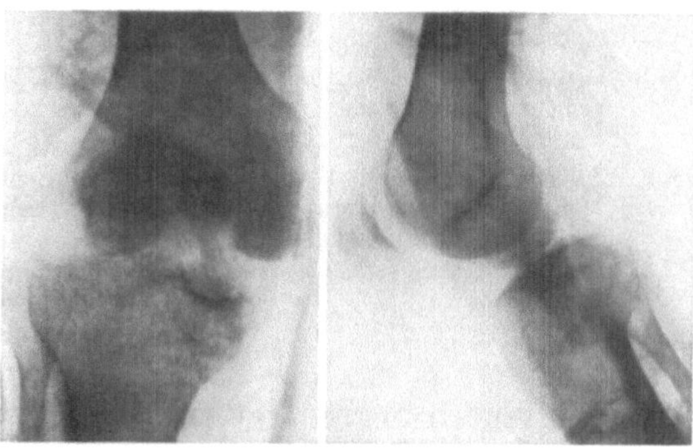

Abb. 27a vom 2. 4. 1935

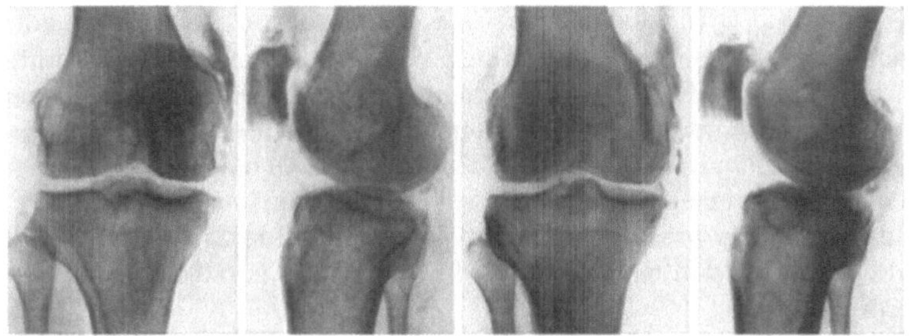

Abb. 27b vom 23. 3. 1936   Abb. 27c vom 30. 8. 1948

Alte geschlossene Kniegelenksverrenkungen,
operativ eingerichtet

Der letzte Fall einer alt zur Behandlung gekommenen operativ behandelten Kniegelenksverrenkung ist in der Literatur im Jahre 1930 beschrieben worden.

In Tabelle 11 sind die alten, operativ eingerichteten geschlossenen Kniegelenksverrenkungen aus der Literatur zusammengestellt. Ihre Ergebnisse sind durchweg schlecht.

Tabelle 11

1. Spence (1876)	2 Tage alte Verrenkung nach hinten. Operative Einrichtung, das innere Seitenband war zerrissen und der innere Meniscus aus seinem Bett gehoben. — Ergebnis: Ankylose
2. Danegger (1880)	4 Wochen alte Verrenkung. Operative Einrichtung. — Ergebnis: Exitus infolge Karbolintoxikation
3. Annadale (1881)	8 Wochen alte Verrenkung nach vorne. Operative Einrichtung. — Ergebnis: Exitus an Sepsis
4. Nikiforov (1930)	9 Monate alte Teilverrenkung nach hinten. Operative Einrichtungs-Entfernung von Narbengewebe. — Ergebnis: Verletzter starb postoperativ an Herzschwäche
5. Mitchell (1930)	3 Monate alte Verrenkung. Operative Einrichtung, beide Menisci und beide Kreuzbänder waren abgerissen, das innere Seitenband und die Gelenkskapsel eingerissen. — Ergebnis: Das Kniegelenk ist seitenfest. Die Beweglichkeit ist nicht angegeben.

Frische offene Kniegelenksverrenkung
(4 Fälle)

Besteht eine offene Kniegelenksverrenkung, so wird in Allgemeinnarkose zuerst die Wunde ausgeschnitten. Sind die Seiten- oder Kreuzbänder oder die Gelenkskapsel gerissen, so werden diese *nicht* genäht, um keine Fremdkörper in der Tiefe zu versenken. Ist im Gelenk Schmutz, so ist dieser mit Tupfern wegzuwischen. Fremdkörper, die im Knochen fest imprimiert sind, werden mit dem Meißel entfernt. Spülungen des Kniegelenkes mit antiseptischen Mitteln sind *nicht* angezeigt, da man damit den Schmutz nicht ganz entfernt, sondern ihn noch weiter in die Tiefe des Gelenkes bringt. Außerdem kommt es durch diese Mittel zu einer Schädigung des Gelenksknorpels und somit zum Auftreten von Arthrosen.

Ist ein Meniscus von seiner Unterlage abgelöst, so soll er nicht entfernt, sondern an sein altes Bett gebracht und dort mit einigen wenigen feinen Seidennähten fixiert werden. Bestehen gleichzeitig noch Knochenbrüche im Kniegelenksbereich, so sind diese, falls notwendig, operativ zu versorgen. Bei einem Trümmerbruch der Kniescheibe ist diese zu entfernen. Zerrissene Nerven und Gefäße sind zu nähen. Nach der Einrichtung wird *nur* die Haut genäht, nachdem vorher ein oder zwei Gummidrains durch die gesunde Haut an der tiefsten Stelle hinausgeleitet wurden. Die Drains müssen nach längstens 24 Stunden entfernt werden.

Bei der Naht der Haut ist darauf zu achten, daß der Verschluß möglichst spannungsfrei erfolgt, um Hautnekrosen zu vermeiden. Ist ein spannungsfreier Verschluß nicht möglich, so ist der Defekt durch ein Dermatom zu decken. Anschließend wird ein Beckenbein-Gipsverband angelegt, der im Beinteil sofort bis auf den letzten Faden zu spalten ist. Seitdem wir von der *lokalen* Verabreichung von Antibioticas keine Vorteile gesehen haben, sind wir davon wieder abgekommen. Wir geben diese nun allgemein. Nach 14 Tagen werden bei glattem Heilungsverlauf der Beckenbein-Gipsverband und die Nähte entfernt und eine geschlossene Gipshülse angelegt, mit der der Verletzte aufstehen und gehen kann. Die weitere Behandlung erfolgt wie bei der geschlossenen Kniegelenksverrenkung.

Von vier Verletzten hatte nur einer eine *Nebenverletzung*, alle vier hingegen eine schwere Knochenverletzung im Kniegelenksbereich.

Die *Behandlungszeiten* sind aus Tabelle 12 ersichtlich.

Tabelle 12

	Durchschnittliche Behandlung in Tagen		Durchchnittliche Gesamtbehandlungszeit in Tagen
	stationär	ambulant	
4 Fälle mit und ohne Nebenverletzungen	37,7	154,7	192,4
3 Fälle *ohne* Nebenverletzung	40,3	142,7	183,0
1 Fall *mit* Nebenverletzung	30,0	191,0	221,0

Die Dauer der *Ruhigstellung* betrug im Durchschnitt 81,2 Tage.

Von den vier Verletzten konnten alle *nachuntersucht* werden. Die Nachuntersuchung erfolgte 2 bis 30 Jahre nach der Verletzung.

Subjektive Beschwerden werden von einem Verletzten angegeben, während die anderen drei beschwerdefrei sind. Einen *Berufswechsel* hatte kein Verletzter durchgemacht.

Bewegungseinschränkung. Eine freie aktive Beweglichkeit im Kniegelenk hatte kein Verletzter bei der Nachuntersuchung. Dabei ist zu berücksichtigen, daß bei allen vier schwere Knochenverletzungen im Kniegelenksbereich bestanden.

Tabelle 13. *Bewegungseinschränkung*

5° Streck- und	5° Beugehemmung	1 Fall
5° Streck- und	55° Beugehemmung	1 Fall
10° Streckhemmung		1 Fall
10° Streck- und	100° Beugehemmung	1 Fall

Muskelschwund am Oberschenkel. Bei der Nachuntersuchung hatten sämtliche vier Verletzten einen Muskelschwund am Oberschenkel, und zwar von 1, 2, 4 und 5 cm.

Aufklappbarkeit des Kniegelenkes. Ein Verletzter hatte keine vermehrte Aufklappbarkeit weder des äußeren, noch des inneren Kniegelenksspaltes. Bei den übrigen drei Fällen betrug die größte vermehrte Aufklappbarkeit zwischen verletztem und nicht verletztem Kniegelenk 6 mm.

Schublade. Bei zwei Verletzten war keine Schublade nachweisbar, einer hatte eine vordere und einer eine hintere Schublade.

Arthrose. Bei allen vier Fällen bestand bei der Nachuntersuchung im verletzten Kniegelenk eine Arthrose. Bei einem Fall waren die arthrotischen Veränderungen auf der Vergleichsseite gleich stark ausgebildet.

Fall 28 (1):

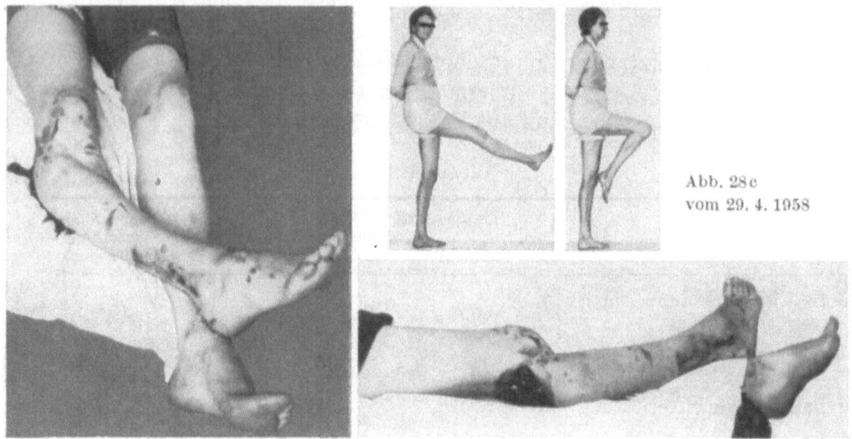

Abb. 28c
vom 29. 4. 1958

Abb. 28a vom 21. 5. 1928

16jährige Schülerin, am 21. 5. 1928 zwischen Autobus und Leitern eingeklemmt worden. Sofortige Einlieferung: Der rechte Unterschenkel ist um Knochenbreite nach außen verrenkt. Die Verrenkung nach hinten ist gering und läßt sich wegen der Verdrehung nicht in ihrem ganzen Ausmaß feststellen. Im Bereich der Kniekehle eine quere 12 cm lange Rißquetschwunde, die bis auf den Gelenksknorpel reichte. Vom inneren vorderen Anteil der Schienbeingelenksfläche ein Stück um 10 mm nach unten gestaucht. Randabbruch am inneren Unterschenkelknorren, Abbruch von der Wadenbeinspitze (Abb. 28a u. b). Durchblutung und nervöse Versorgung des Beines in Ordnung.

Behandlung: In LA Wundausschneidung. Der äußere Gastrocnemiuskopf, die Gelenkskapsel und das hintere Kreuzband am Ansatz des Schienbeins abgerissen. Naht der Haut. Einrichtung der Verrenkung. Oberschenkelgipshülse für 42 Tage. 19 Tage stationäre Behandlung. Ambulante Weiterbehandlung beim Kassenarzt.

Nachuntersuchung am 29. 4. 1958: Die Verletzte war nach dem Unfall zuerst im Haushalt und dann als Strickerin tätig. Zeitweilig Beschwerden bei Wetterwechsel. Das rechte Knie unauffällig, Narbe reaktionslos. Muskelschwund am Oberschenkel von 2 cm. Kniegelenksbeweglichkeit rechts 175°—60°:180°—55° links (Abb. 28c). Aufklappbarkeit des äußeren Kniegelenksspaltes von 15:12 mm und des inneren von 12:7 mm (Abb. 28d). Die innere Schienbeingelenksfläche unregelmäßig begrenzt. Randwulstbildung am inneren Ober- und Unterschenkelknorren; Ausziehung der Gelenksflächen an der Außenseite. An der nicht verletzten Seite keine Arthrose. Hintere Schublade von 13 mm (Abb. 28f).

Rente: Die Verletzte war nicht versichert.

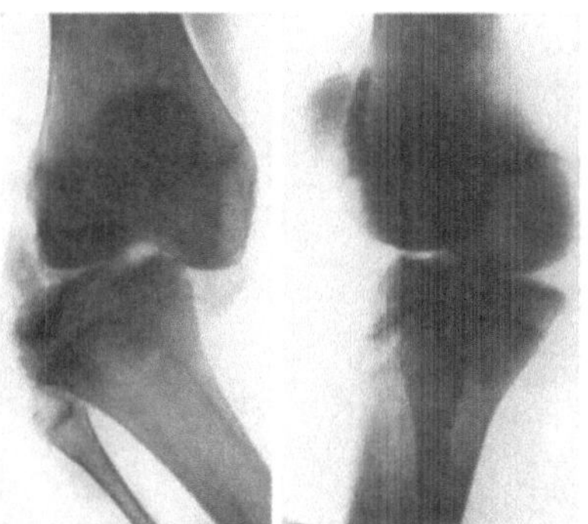

Abb. 28b vom 21. 5. 1928

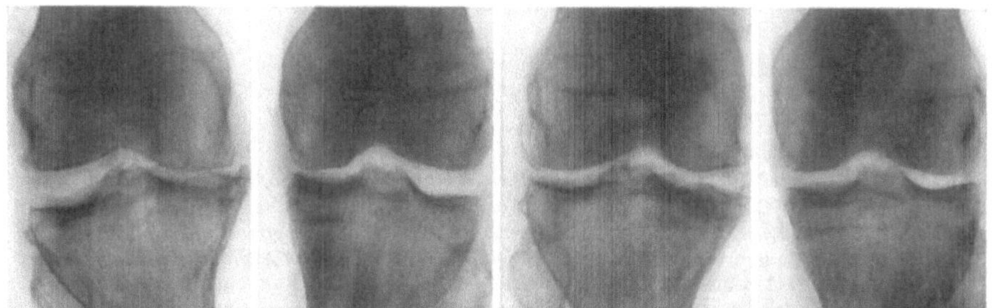

Abb. 28d vom 29. 4. 1958

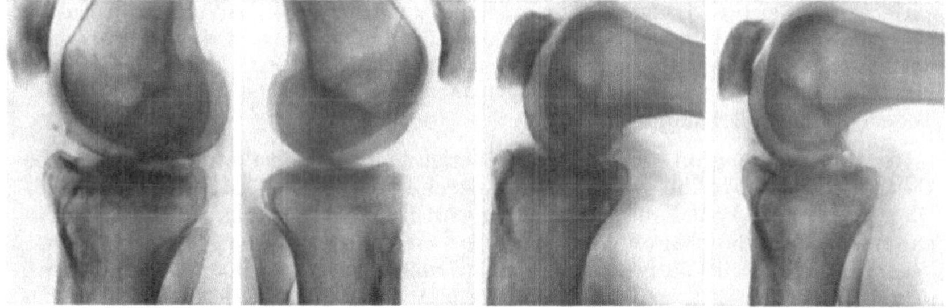

Abb. 28e vom 29. 4. 1958　　　　　　Abb. 28f vom 29. 4. 1958

Fall 29 (2):

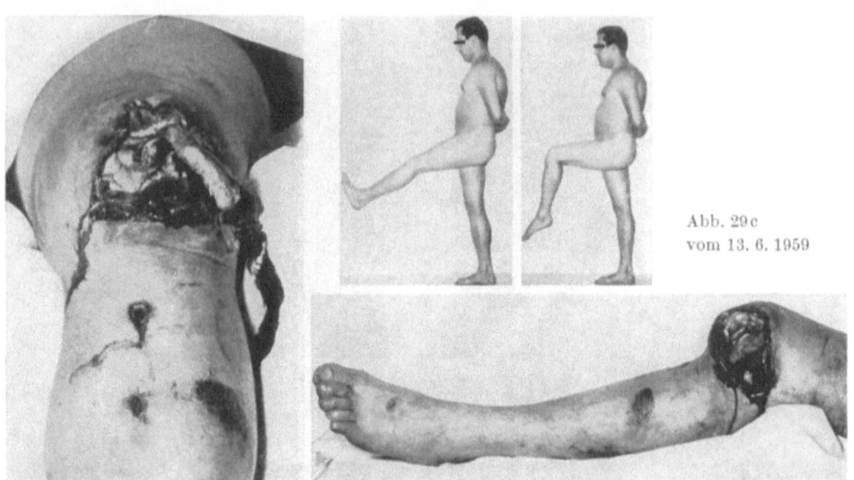

Abb. 29c
vom 13. 6. 1959

Abb. 29a vom 29. 4. 1954

32jähriger Werkzeugmacher, am 29. 4. 1954 Motorradsturz. Sofortige Einlieferung: Der linke Unterschenkel war um volle Gelenkskörperbreite nach hinten und
um fast volle Knorrenbreite nach außen zu verrenkt. Verkürzung von 28 mm. Der
äußere Oberschenkelknorren ist gebrochen, gekippt und kopfwärts zu verlagert.
Kniescheibe quer gebrochen mit Diastase von 40 mm. Bruch des Wadenbeins. An
der Vorder- und Außenseite des Knies eine 20 cm lange Rißquetschwunde stellen-
weise bis 15 cm klaffend (Abb. 29a u. b). Fußpulse schwach tastbar. Nervöse Versorgung des Beines in Ordnung.

Behandlung: In Lumbalanaesthesie Wundausschneidung, Entfernung der Kniescheibe. Reinigung des Knochens mit dem Meißel. Der innere Meniscus zerfetzt und
verschmutzt wird ebenso wie das zerfetzte und verschmutzte vordere Kreuzband
entfernt. Bei leichter Beugestellung im Kniegelenk ließ sich die Verrenkung leicht
beheben. Verschraubung des Oberschenkelknorrens. Naht des Streckapparates und
der Haut. Beckenbeingipsverband für 100 Tage. Postoperativ kam es zu einer
Hautnekrose über dem äußeren Oberschenkelknorren. 66 Tage stationäre und 160
Tage ambulante Behandlung.

Nachuntersuchung am 13. 6. 1959: Der Verletzte übt seinen alten Beruf aus. Keine
Beschwerden. Narbe über der Knievorderseite reaktionslos. Muskelschwund am
Oberschenkel von 4 cm. Kniegelenksbeweglichkeit 175°—105° links : 180°—50° rechts
(Abb. 29c). Aufklappbarkeit des äußeren Kniegelenksspaltes von 12 : 9 mm und
des inneren von 8 : 10 mm (Abb. 29d). Der Bruch des äußeren Oberschenkelknorren
in guter Stellung geheilt. Leichte Arthrose. Auf der nicht verletzten Seite keine
Arthrose. Verknöcherung am Rand des äußeren Oberschenkelknorren. Keine
Schublade (Abb. 29f).

Rente: Der Verletzte war nicht versichert.

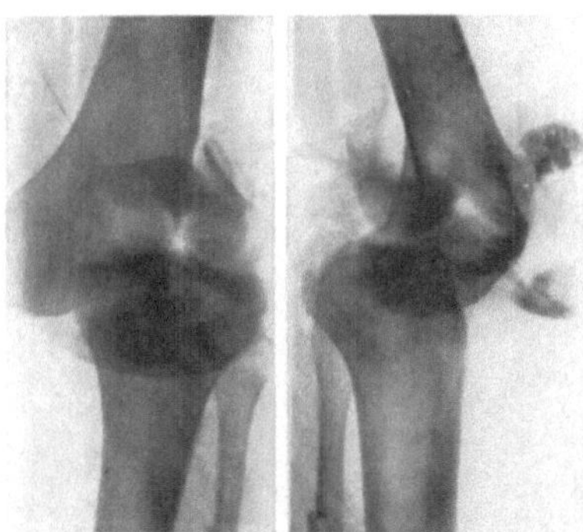

Abb. 29b vom 29. 4. 1954

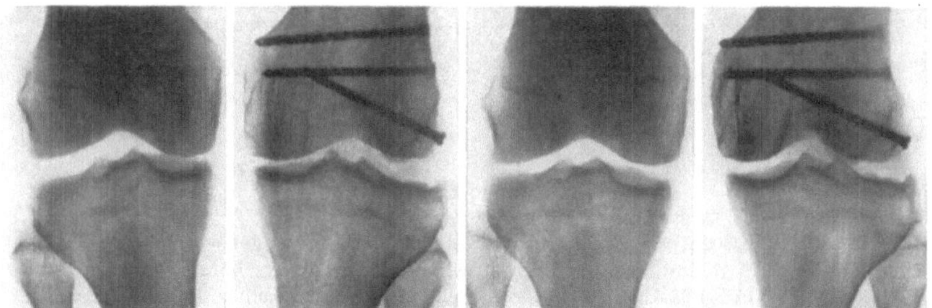

Abb. 29d vom 13. 6. 1959

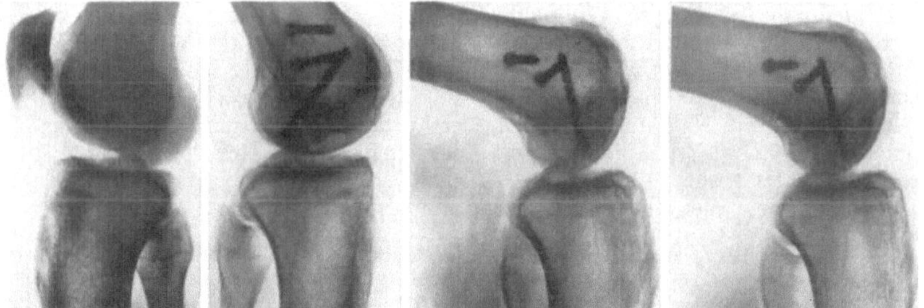

Abb. 29e vom 13. 6. 1959   Abb. 29f vom 13. 6. 1959

Fall 30 (3):

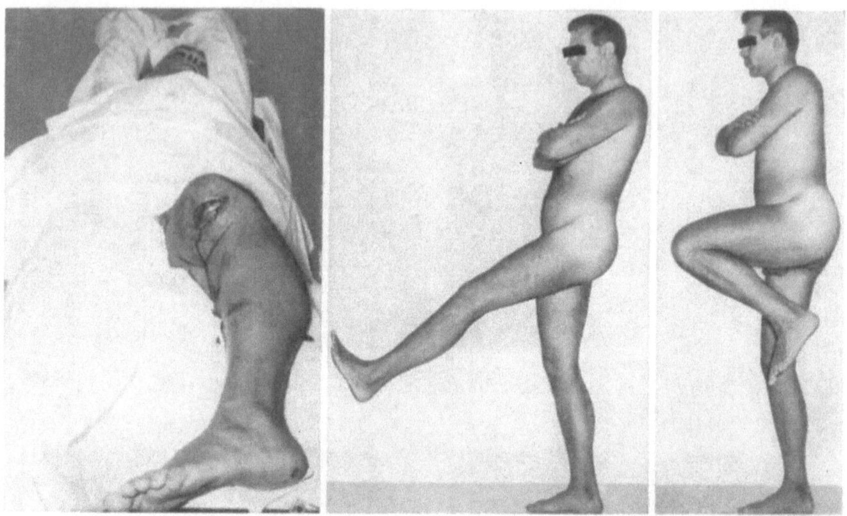

Abb. 30a vom 17. 7. 1954   Abb. 30c vom 23. 4. 1958

29jähriger Angestellter, am 17. 7. 1954 als Soziusfahrer gegen eine Straßenbahn geschleudert worden. Sofortige Einlieferung: Der linke Unterschenkel war um volle Gelenkskörperbreite nach hinten und um Knorrenbreite nach außen zu verrenkt. Verkürzung von 5 cm. Abbruch an der nach außen verzogenen Kniescheibe. Über der Knievorderseite eine quere 12 cm lange und bis 6 cm klaffende Rißquetschwunde (Abb. 30a u. b). Fußpulse nicht tastbar. Die nervöse Versorgung des Beines in Ordnung. Nebenverletzung: Verrenkung der linken Hüfte nach hinten und oben mit Abbruch am Pfannenboden.

Behandlung: In Narkose Wundausschneidung. Das Lig. patellae proprium war zerrissen, die Kreuzbänder am Schienbeinansatz abgerissen, die Menisci an ihren Hinterhörnern von der Unterlage abgehoben. Einrichtung der Kniegelenksverrenkung. Hierauf kehrten die Fußpulse wieder. Die Menisci wurden in ihr altes Bett gelagert und mit Nähten fixiert. Drahtnaht des Lig. pat. proprium. Hautnaht. Bohren eines Drahtes suprakondylär. Oberschenkelgips. Einrichtung der Hüftverrenkung. Extension mit 12 kg für 14 Tage. Der Oberschenkelgips blieb 105 Tage liegen. 30 Tage stationäre und 191 Tage ambulante Behandlung.

Nachuntersuchung am 23. 4. 1958: Der Verletzte übt seinen alten Beruf aus. Subjektiv schnürendes Gefühl über dem Kniegelenk. Narbe am linken Knie reaktionslos. Muskelschwund am Oberschenkel von 5 cm. Kniegelenksbeweglichkeit links 170°—45° : 180°—45° rechts (Abb. 30c). Aufklappbarkeit des äußeren Kniegelenksspaltes von 9 : 7 mm und des inneren von beiderseits 7 mm (Abb. 30d). Arthrose mit Randwulstbildung. An der Vergleichsseite keine Arthrose. Verknöcherungen über dem äußeren Schienbeinknorren und an der Hinterseite des unteren Oberschenkelendes. Vordere Schublade von 2 mm (Abb. 30f).

Rente: Der Verletzte war nicht versichert.

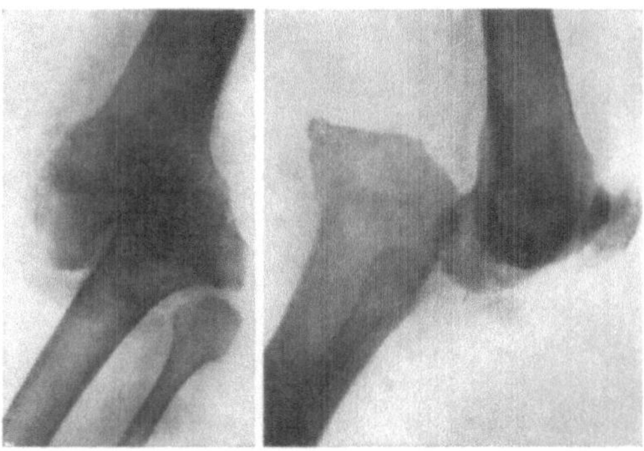

Abb. 30b vom 17. 7. 1954

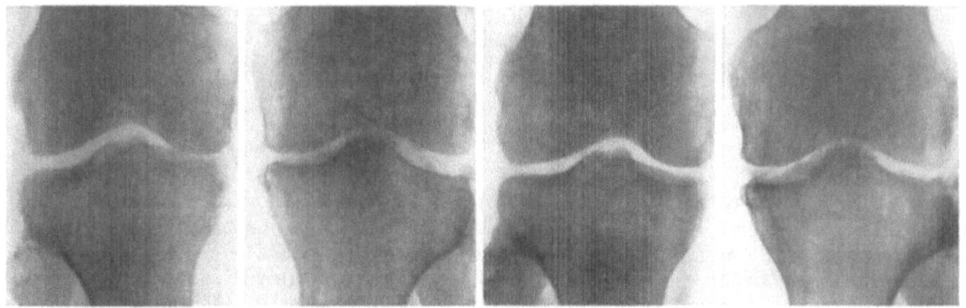

Abb. 30d vom 23. 4. 1958

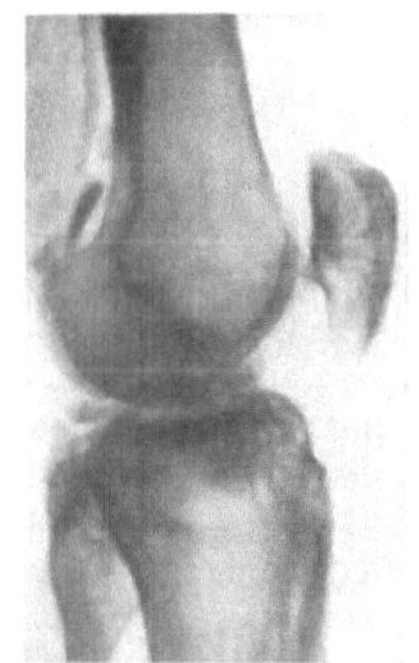
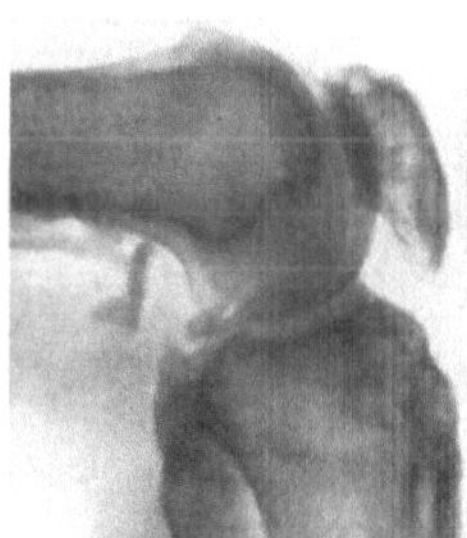
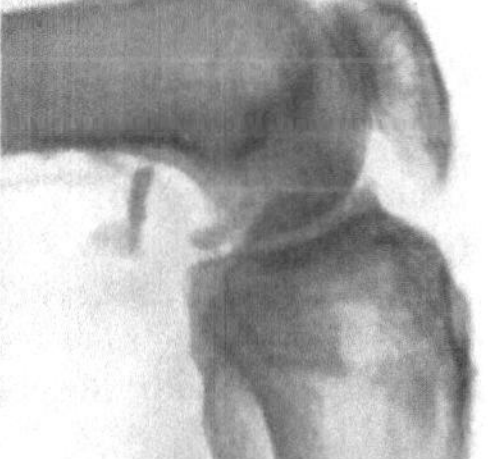

Abb. 30e vom 23. 4. 1958   Abb. 30f vom 23. 4. 1958

Fall 31 (4):

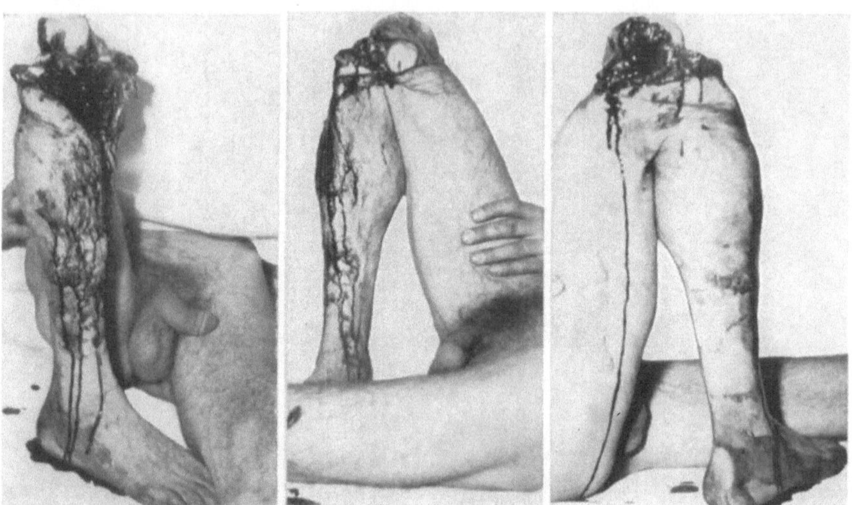

Abb. 31a vom 13. 5. 1957

50jähriger Maurer, am **13. 5. 1957** als Motorradfahrer mit einem Lkw zusammengestoßen. Sofortige Einlieferung: Der linke Unterschenkel war nach außen und hinten verrenkt. Der äußere Oberschenkelknorren abgebrochen und um 90° nach außen gekippt. Bruch des äußeren Schienbeinknorren und des Wadenbeins unter dem Köpfchen. Über der Knievorderseite eine 20 cm lange quere Rißquetschwunde, aus der der Oberschenkel herausstand. Die Kniescheibe war um 180° gekippt und lag an der Außenseite frei in der Wunde. Fußpulse nicht tastbar. Nervöse Versorgung des Beines in Ordnung (Abb. 31a u. b).

Behandlung: In Narkose Wundausschneidung. Einrichtung der Kniegelenksverrenkung bei gebeugtem Kniegelenk. Nach Reposition des äußeren Ober- und Unterschenkelknorrens Fixierung mit gekreuzten Drähten. Die Kreuzbänder unverletzt, jedoch an ihrer Ansatzstelle am Schienbein ausgerissen. Der Knorpel des inneren Schienbeinknorren weitgehend zerstört. Der Streckapparat war auf 30 cm der Länge nach durchrissen und wurde genäht. Hautnaht. Beckenbeingipsverband für 78 Tage. 36 Tage stationäre und 148 Tage ambulante Behandlung.

Nachuntersuchung am **13. 6. 1959:** Der Verletzte übt seinen alten Beruf aus. Abends schwillt das Knie an, sonst klagt er über keine Beschwerden. Konturen des rechten Knies verstrichen. Narbe reaktionslos. Muskelschwund am Oberschenkel von 1 cm. Gelenk in Streckstellung seitenfest. Kniegelenksbeweglichkeit rechts 175°—160° : 180°—60° links (Abb. 31c). Der Bruch des äußeren Ober- und Unterschenkelknorren sowie der Bruch des Wadenbeines knöchern geheilt. Leichte Arthrose (Abb. 31d).

Rente: Der Verletzte war nicht versichert.

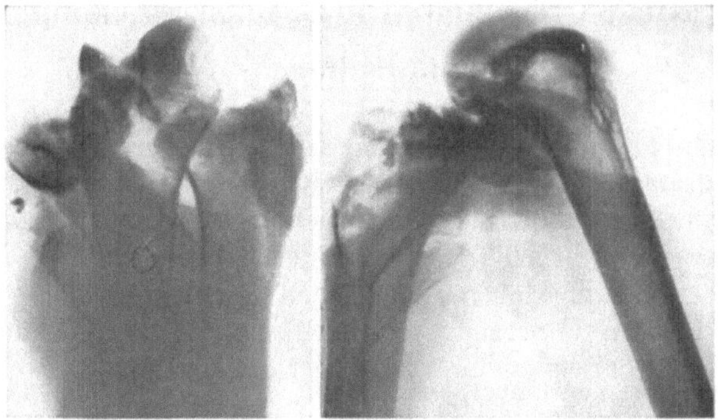

Abb. 31b vom 13. 5. 1957

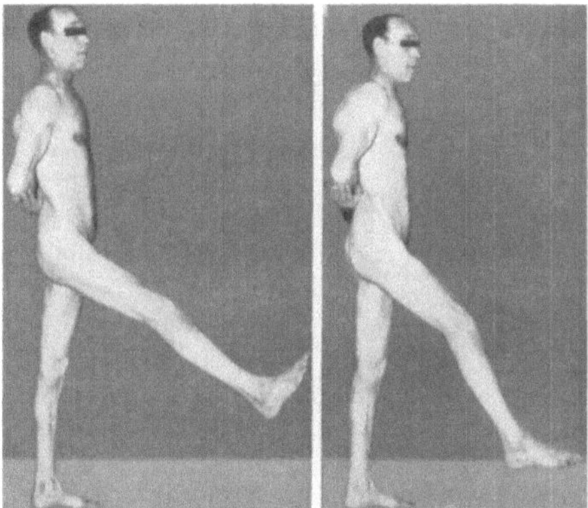

Abb. 31c vom 13. 6. 1959

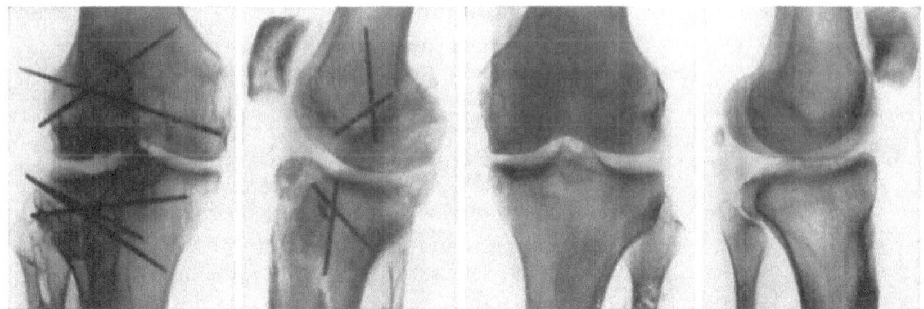

Abb. 31d vom 13. 6. 1959

Frische irreponible Kniegelenksverrenkung
(3 Fälle)

In Tabelle 14 sind die Fälle von Kniegelenksverrenkungen aus der Literatur zusammengestellt, die operativ eingerichtet werden mußten, da dies vorher auf unblutigem Wege nicht gelang. Soweit aus den einzelnen Arbeiten ersichtlich war, sind in der Tabelle in Schlagworten die Operationsbefunde angegeben, da sie einen Einblick gewähren, wie weit die Verrenkung zur Verletzung der Gelenkskapsel, der Muskulatur, der Menisci und der Seiten- und Kreuzbänder geführt hat und welcher Gewebsteil in das Gelenk interponiert war.

Die veraltet zur Behandlung gekommenen Fälle von Kniegelenksverrenkungen, die operativ eingerichtet wurden, sind in dieser Aufstellung nicht berücksichtigt. In früheren Zusammenstellungen sind auch diese Fälle enthalten, ebenso offene Verrenkungen, so daß dadurch bezüglich der Behandlungsergebnisse der frischen operativ eingerichteten Kniegelenksverrenkung ein falsches Bild entstand.

Tabelle 14

1. Braun (1882)	Teilverrenkung nach außen; der Oberschenkelknorren war durch einen Kapselriß hindurchgetreten. — Ergebnis: Ankylose
2. Schlange (1892)	Teilverrenkung nach außen; der innere Oberschenkelknorren war durch einen Kapselriß hindurchgetreten und Teile des M. vastus med. in das Gelenk verlagert. — Ergebnis: Beweglichkeit im Kniegelenk von 180° bis 90°
3. Pagenstecher (1895)	Verrenkung nach außen und hinten; Interposition der Gelenkskapsel; beide Kreuzbänder und der M. vastus med. waren zerrissen. — Ergebnis: Ankylose
4. Frankhauser (1896)	Teilverrenkung nach außen und hinten; Interposition von Gelenkskapsel und M. vastus med.; beide Kreuzbänder und das innere Seitenband waren zerrissen. — Ergebnis: Gute Funktion
5. Kjar (1897)	Teilverrenkung nach außen; Interposition des M. vastus med.; der innere Meniscus, beide Kreuzbänder und das innere Seitenband waren zerrissen. — Ergebnis: Nicht angegeben
6. Battle (1898)	Teilverrenkung nach außen; Interposition des M. vastus med.; das vordere Kreuzband und das innere Seitenband waren zerrissen. Ergebnis: Nicht angegeben
7. Rossi (1903)	Verrenkung nach hinten; Interposition des Gelenkskapsel; beide Kreuzbänder und das innere Seitenband waren zerrissen. — Ergebnis: Gute Funktion
8. Ruppaner (1906)	Teilverrenkung nach außen und hinten; Interposition des M. vastus med. — Ergebnis: Wenige Grade bewegliches Kniegelenk infolge Wundeiterung
9. Iselin (1907)	Teilverrenkung nach außen und hinten; Interposition des M. vastus med.; beide Kreuzbänder und das innere Seitenband waren zerrissen. — Ergebnis: Beweglichkeit im Kniegelenk von 180° bis 70°

10. DELBET (1908)   Teilverrenkung nach außen; Interposition vom
                        M. vastus med.; das innere Seitenband und die Ge-
                        lenkskapsel waren zerrissen. — Ergebnis: Freie Be-
                        weglichkeit des Kniegelenkes

11. TRAUSNER (1923)   Teilverrenkung nach innen und hinten; Einrichtungs-
                        hindernis die nach innen verrenkte und um 180° ge-
                        drehte Kniescheibe; beide Seitenbänder waren zer-
                        rissen. — Ergebnis: Gute Funktion

12. WERWATH (1927)   Teilverrenkung nach außen; Interposition von
                        M. vastus med. und Gelenkskapsel. — Ergebnis: Freie
                        Beweglichkeit im Kniegelenk, jedoch seitliche Wackel-
                        bewegungen beträchtlichen Grades

13. MAGNUS (1928)   Teilverrenkung nach außen; Interposition von
                        M. vastus med., Gelenkskapsel und innerem Seiten-
                        band. — Ergebnis: Exitus an Sepsis

14. BENELLI (1930)   Teilverrenkung nach außen und hinten; Interposition
                        des M. vastus med.; beide Seiten- und Kreuzbänder
                        waren zerrissen. — Ergebnis: Oberschenkelamputation
                        wegen Infektion

15. FILIPPI (1935)   Teilverrenkung nach außen; Interposition vom
                        M. vastus med. — Ergebnis: Gute Funktion

16. PAAS (1938)   Verrenkung nach außen und teilweise nach hinten;
                        Interposition der Gelenkskapsel; beide Kreuzbänder
                        waren zerrissen. — Ergebnis: Freie Beweglichkeit des
                        Kniegelenkes

17. LEDERER (1951)   Teilverrenkung   nach   außen;   Interposition   von
                        M. vastus med. und von Gelenkskapsel; das vordere
                        Kreuzband war an seiner tibialen Ansatzstelle aus-
                        gerissen und das innere Seitenband gerissen. — Er-
                        gebnis: Gute Funktion

18. SMILIE (1951)   Teilverrenkung nach außen; Interposition der Gelenks-
                        kapsel; das hintere Kreuzband war an seiner tibialen
                        Ansatzstelle ausgerissen. — Ergebnis: Gute Funktion

19.—22. GRISWOLD (1951) 4 Teilverrenkungen nach außen; Interposition von Ge-
                        lenkskapsel- und innerem Seitenband. — Ergebnis:
                        Freie Beweglichkeit der Kniegelenke bei allen 4 Fällen

23. SMILIE (1951)   Verrenkung nach innen; Interposition der Gelenks-
                        kapsel; beide Kreuzbänder waren zerrissen, das äußere
                        Seitenband vom Wadenbeinköpfchen abgerissen und
                        der außere Meniscus aus seinem Bett gehoben. —
                        Ergebnis: Nicht angegeben

24. QUINLAN (1955)   Teilverrenkung nach außen; Interposition der Gelenks-
                        kapsel; beide Kreuzbänder und das innere Seitenband
                        waren zerrissen. — Ergebnis: Gute Funktion

Bei diesen 24 Fällen, bei denen die unblutige Einrichtung nicht gelang, fand sich in 15 Fällen eine *Teilverrenkung nach außen* und in 5 Fällen
eine *Teilverrenkung nach außen und hinten*. Man kann daher sagen, daß
diese Art der Teilverrenkungen das *Hauptkontingent* der *unblutig nicht
einrichtbaren Kniegelenksverrenkungen darstellt*.

Bei diesen Teilverrenkungen tritt entweder der innere Oberschenkelknorren durch einen Riß der Kapsel wie durch ein „Knopfloch" hindurch

und kann nur in den seltensten Fällen durch dieses „Knopfloch" wieder herausgebracht werden. Oder es kommt bei der Verrenkung zu einem Abriß der Kapsel, der Seitenbänder oder des M. vastus med. an ihren Ansatzstellen. Diese Gewebsteile legen sich wie eine Kappe auf das Schienbeinplateau und können unblutig aus dem Gelenk nicht mehr herausgebracht werden.

Bei diesen Kniegelenksverrenkungen muß, wenn der Versuch der unblutigen Einrichtung nicht gelingt, die Einrichtung auf operativem Wege erfolgen. Ihre Ergebnisse sind, wie Tabelle 14 zeigt, mit dem Fortschritt der unfallchirurgischen Technik und der antibiotischen Ära nicht schlecht. Es geht nicht an, wie von einigen Autoren empfohlen wurde, die durch die Interposition entstandene Subluxationsstellung im Kniegelenk zu belassen und einen Stützapparat zu verordnen.

Behandlung

Gelingt die unblutige Einrichtung der Kniegelenksverrenkung in der oben beschriebenen Weise nicht oder kann man annehmen, daß Gewebsteile in das Gelenk verlagert sind, so *muß operativ vorgegangen werden*. Die *Zeichen einer Interposition* in das Kniegelenk sind: 1. Eine quere *Einziehung der Haut* in Gelenksspalthöhe. Dieses Zeichen muß nicht immer vorhanden sein. 2. Das *Fehlen des Anschlagens der Gelenkskörper* gegeneinander bei der Ab- oder Adduktion im Kniegelenk. Nach dem Nachlassen der Ab- oder Adduktion federt der Unterschenkel wieder in Varus- oder Valgusstellung zurück. 3. Röntgenologisch die *Subluxationsstellung des Unterschenkels* entweder nach medial oder nach lateral. Bei der Operation wird, da es sich in der Regel um Einklemmung von Gewebsteilen in den inneren Kniegelenksspalt handelt, das Kniegelenk an der Innenseite durch einen entsprechend großen Längsschnitt, der einen genügenden Überblick gibt, eröffnet. Die Operation wird in Allgemeinnarkose und in Blutleere durchgeführt. Nach Durchtrennung der Haut und des Unterhautzellgewebes kommt man meistens sofort auf den Oberschenkelknorren. Es können nun die vom Oberschenkelknorren abgelöste Gelenkskapsel und das innere Seitenband oder Teile des M. vastus med. in das Gelenk hineingeschlagen sein und der Schienbeingelenksfläche wie eine Kappe aufliegen, oder es kann der Oberschenkelknorren durch einen Kapsel- oder Vastusriß hindurchgetreten sein. Man unterfährt nun den freien Rand der interponierten Gewebsteile mit einem Elevatorium und schiebt sie aus dem Gelenk heraus. Besteht ein Schlitz in der Kapsel oder im M. vastus, so muß man diesen verlängern, um die Interposition lösen zu können. In beiden Fällen läßt sich dann die Verrenkung leicht beheben. Die von ihren Ansatzstellen gelöste Kapsel oder Seitenband werden nach der Rücklagerung mit Seidennähten angenäht. Bei einem Kapselschlitz werden zwei oder drei Situationsnähte gemacht. Dann wird nur die Haut genäht und in der oben beschriebenen Weise eine Gipshülse angelegt, die sofort gespalten wird. Nach 10 bis 14 Tagen, wenn die Operationswunde geheilt ist, werden die Nähte entfernt und eine geschlossene Gipshülse angelegt, mit der der Verletzte aufstehen und gehen kann. *Die Dauer der ununterbrochenen Ruhigstellung beträgt 16 Wochen.*

Von den drei Verletzten hatten zwei *Nebenverletzungen* anderer Körperteile. Keiner hatte eine Knochenverletzung im Kniegelenksbereich. Die *Dauer* der stationären *Behandlung* betrug im Durchschnitt 21 Tage und die der ambulanten Behandlung 149 Tage, so daß sich eine Gesamtbehandlungszeit von 170 Tagen ergibt. Im Durchschnitt waren die drei Fälle 110 Tage im Gipsverband *ruhiggestellt.*

Nachuntersuchung

Ein Verletzter verstarb infolge Fettembolie einen Tag nach dem Unfall. Ein Verletzter war trotz mehrmaliger Aufforderung zur Nachuntersuchung nicht erschienen, so daß nur ein Verletzter nachuntersucht werden konnte.

Fall 32 (1):

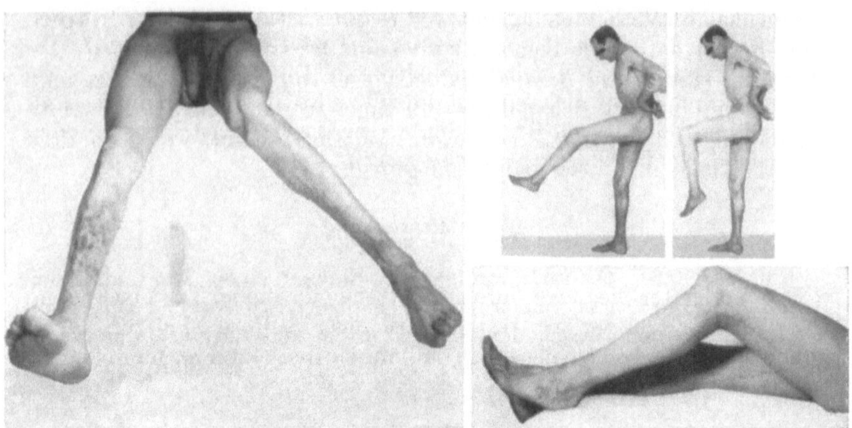

Abb. 32a vom 14. 2. 1940   Abb. 32c vom 29. 4. 1958

42jähriger Hilfsarbeiter, am 14. 2. 1940 über vier Stufen gestürzt. Sofortige Einlieferung: Der linke Unterschenkel war um fast volle Knorrenbreite nach außen und um mehr als halbe Gelenkskörperbreite nach hinten zu verrenkt. Kniescheibe nicht wesentlich nach außen verzogen, steht jedoch deutlich tiefer. Die Haut über dem inneren Oberschenkelknorren gespannt; unterhalb des inneren Oberschenkelknorrens im Bereich des inneren Gelenksspaltes war die Haut tief eingezogen (Abb. 32a u. b). Durchblutung und nervöse Versorgung des Beines in Ordnung.

Behandlung: In LA wurde versucht, die Verrenkung einzurichten. Dies gelang weder bei gebeugtem, bei halbgebeugtem, noch bei gestrecktem Kniegelenk, auch nicht durch Drehung. In Narkose Operation: Nach Durchtrennung der Haut kam der blanke innere Oberschenkelknorren zur Darstellung. Oberhalb desselben war der M. vastus med. eingerissen. In das Gelenk hineingeschlagen waren Gewebsteile des M. vastus med. und der Gelenkskapsel. Mit dem Elevatorium wurden diese Teile aus dem Gelenk herausgeholt. Das innere Seitenband aufgefasert. Geringe Aufklappbarkeit im Sinne der X- und O-Vermehrung. Deutliche vordere Schublade. Die Kreuzbänder kamen nicht zur Darstellung. Hautnaht. Oberschenkelgipshülse für 98 Tage. 15 Tage stationäre und 134 Tage ambulante Behandlung.

Nachuntersuchung am 29. 4. 1958: Der Verletzte übt seinen alten Beruf aus. Schmerzen nach längerem Gehen und beim Aufstehen aus knieender Stellung. Operationsnarbe reaktionslos. Muskelschwund am Oberschenkel von 1 cm. Kniegelenksbeweglichkeit links 160°−80° : 180°−60° rechts (Abb. 32c). Aufklappbarkeit des äußeren Kniegelenksspaltes von 7 : 9 mm und des inneren von 10 : 8 mm (Abb. 32d). In beiden Kniegelenken leichte Arthrose. Sekundäre Bandverknöcherung (Gruppe II nach Jonasch). Vordere Schublade von 9 mm und hintere Schublade von 4 mm (Abb. 32f).

Rente: Der Verletzte wurde mit einer 30%ige Dauerrente eingeschätzt.

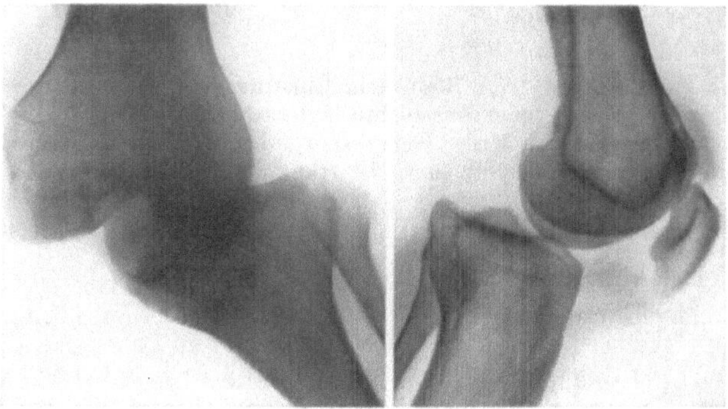

Abb. 32b vom 14. 2. 1940

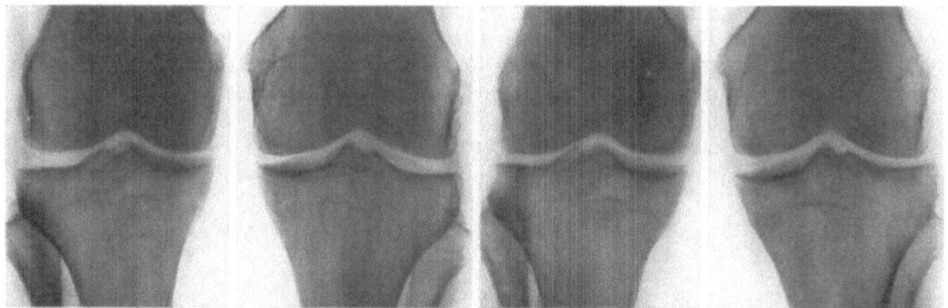

Abb. 32d vom 29. 4. 1958

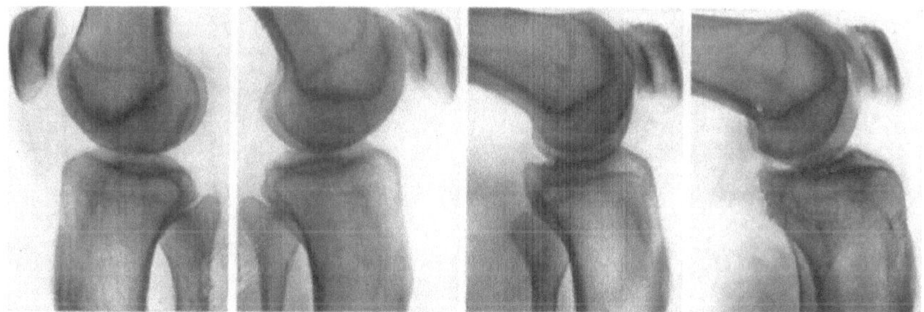

Abb. 32e vom 29. 4. 1958   Abb. 32f vom 29. 4. 1958

Fall 33 (2):

35jähriger Monteur, am 27. 6. 1945 beim Einsturz einer Hauswand verschüttet worden. Sofortige Einlieferung: Der rechte Unterschenkel war um halbe Knorrenbreite nach außen und um halbe Gelenkskörperbreite nach vorne zu verrenkt. Die Kniescheibe nach außen verzogen. Die Haut über dem inneren Oberschenkelknorren gespannt und auf 3 : 2 cm bläulich verfärbt (Abb. 33a). Durchblutung und nervöse Versorgung des Beines in Ordnung. Nebenverletzung: Rißquetschwunde am Schädel.

Behandlung: In Narkose wurde bei rechtwinklig gebeugtem Kniegelenk versucht die Verrenkung einzurichten, was jedoch nicht gelang. Die Haut blieb im inneren Gelenksspalt eingezogen und ließ sich nicht herausbringen. Daher Operation: Nach Durchtrennung der Haut gelangte man sofort auf den Knochen. Der M. vastus med. sowie die Gelenkskapsel in Gelenksspalthöhe quer durchrissen und in das Gelenk hineingeschlagen. Die interponierten Anteile wurden mit dem Elevatorium herausgehebelt. Hierauf ließ sich die Verrenkung leicht beheben. Das innere Seitenband war eingerissen, die Kreuzbänder kamen nicht zur Darstellung. Hautnaht. Oberschenkelgipshülse für 123 Tage. 27 Tage stationäre und 164 Tage ambulante Behandlung.

Nachuntersuchung: Keine. Verletzter ins Ausland verzogen. Bei der Entlassung aus der ambulanten Behandlung am 8. 1. 1946 war das rechte Knie etwas verdickt, von 180°—65° beweglich. Seitenbänder in Streckstellung fest. Deutliche vordere Schublade. Im Röntgenbild geringgradige Entkalkung, keine Zeichen für Arthrose oder Bandverknöcherungen (Abb. 32b).

Rente: Der Verletzte war nicht versichert.

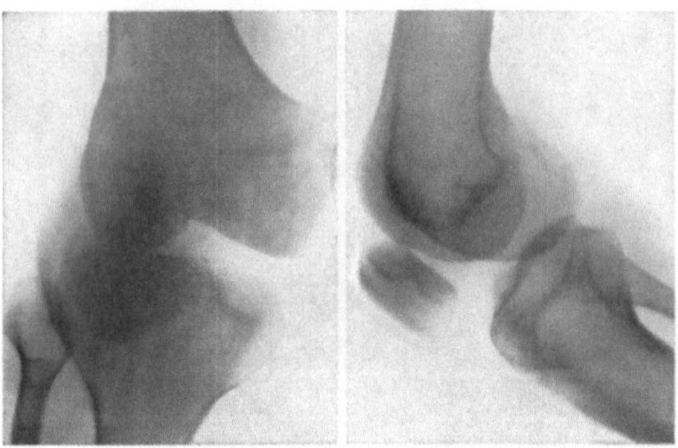

Abb. 33a vom 27. 6. 1945

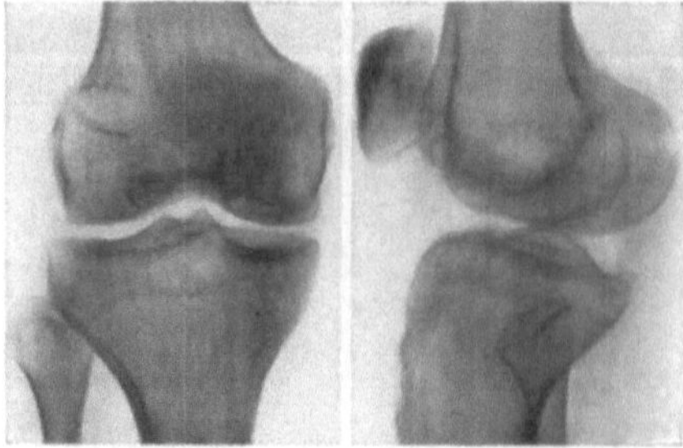

Abb. 33b vom 8. 1. 1946

Fall 34: (3):

58jähriger Hilfsarbeiter, am 21. 4. 1947 von der fahrenden Stadtbahn gestürzt. Sofortige Einlieferung: Der linke Unterschenkel war um mehr als Knorrenbreite nach außen verrenkt. Der äußere Oberschenkelknorren reitet auf der Eminentia intercondyloidea. Der innere Oberschenkelknorren sprang deutlich vor, die Haut darunter war quer eingezogen (Abb. 34a u. b). Durchblutung und nervöse Versorgung des Beines in Ordnung. Nebenverletzungen: Bruch des 3., 4. und 5. Lendenwirbels, der 9. bis 11. Rippe rechts. Hämatome an der ganzen rechten unteren Extremität und an der Beckenhinterseite.

Behandlung: In Narkose wurde versucht, die Kniegelenksverrenkung einzurichten, was nicht gelang. Operation: Unmittelbar unter der Haut lag der innere Oberschenkelknorren. Die Gelenkskapsel und Teile des inneren Seitenbandes waren an ihrem oberen Ansatz abgerissen und mit einem Teil des M. vastus med. in die Fossa intercondyloidea verlagert (Abb. 34c). Das Kniegelenk wurde auf 90° gebeugt, die interponierten Teile aus dem Gelenk herausgezogen und die Verrenkung behoben. Der innere Kniegelenksspalt ließ sich auf 15 mm aufklappen, geringe vordere und hintere Schublade. Hautnaht. Oberschenkelgips.

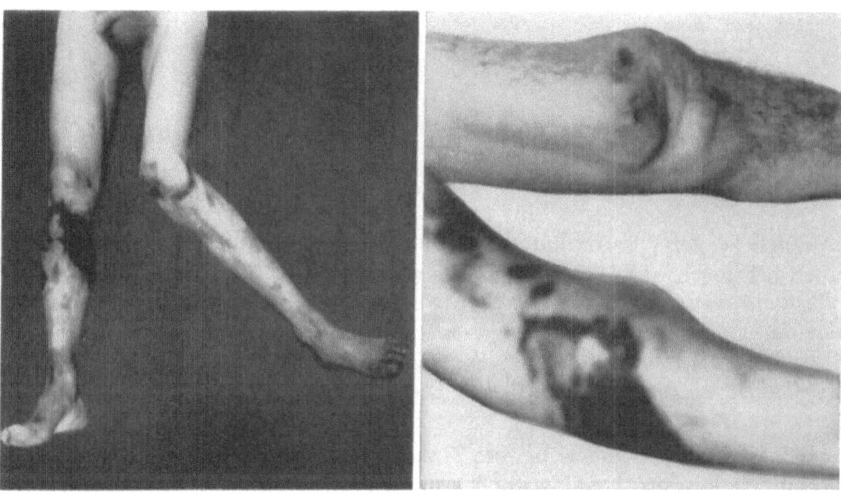

Abb. 34a vom 21. 4. 1947

Am nächsten Tag kam der Verletzte ad exitum. Die Leichenöffnung ergab als Todesursache eine Fettembolie im großen Kreislauf.

Rente: Auch 1959 noch laufende Auszahlung einer Rente an Hinterbliebene.

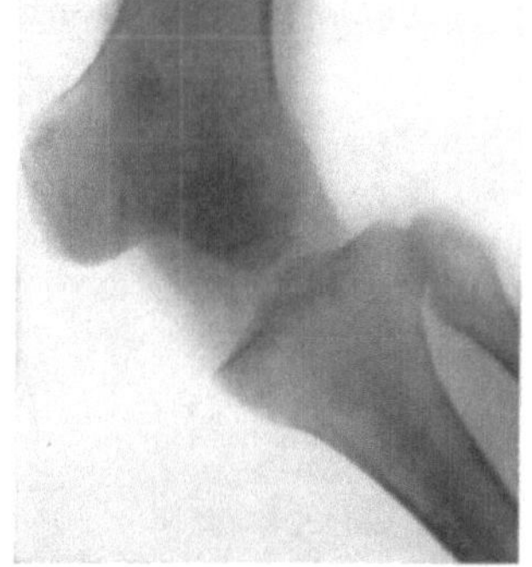

Abb. 34b
vom 21. 4. 1947

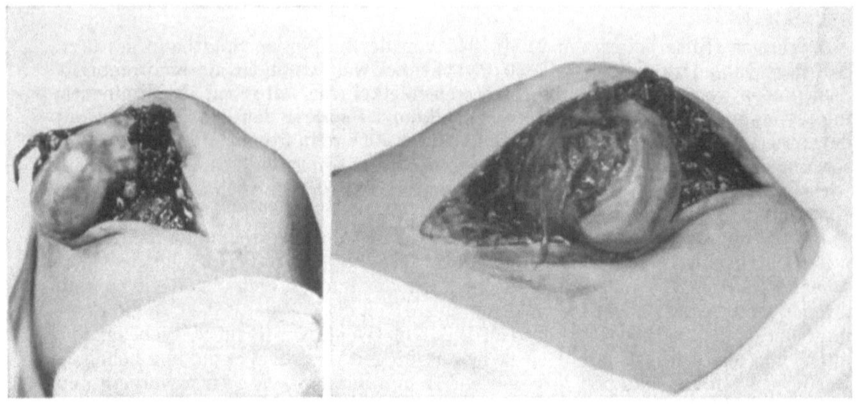

Abb. 34c vom 21. 4. 1947

Nicht frische irreponible Kniegelenksverrenkung
(1 Fall)

Wie bei jeder Verrenkung, die nicht frisch eingerichtet wird, kommt es auch bei der Kniegelenksverrenkung zu *schweren üblen Folgen*. Der eine Verletzte mit einer nicht frischen irreponiblen Kniegelenksverrenkung, der im Unfallkrankenhaus Wien zur Beobachtung kam, hatte einen stationären Aufenthalt von 31 Tagen, eine ambulante Behandlung von 219 Tagen, so daß sich eine Gesamtbehandlungszeit von 250 Tagen ergibt.

Bei der Nachuntersuchung, die 21 Jahre nach der Verletzung erfolgte, bestanden schwere Bandverknöcherungen, eine schwere Arthrose sowie eine starke Einschränkung der Beweglichkeit im Kniegelenk.

Man ersieht daraus, wie wichtig es ist, eine Interposition von Gewebsteilen in das Gelenk zu erkennen und, wenn die konservative Einrichtung nicht gelingt, die operative Einrichtung sofort anzuschließen.

Fall 35 (1):

35jähriger Landwirt, am 16. 9. 1938 mit dem rechten Bein zwischen die Radspeichen eines fahrenden Wagens geraten. Sofortige Einlieferung in ein auswärtiges Krankenhaus. Versuch die Kniegelenksverrenkung einzurichten. Der Versuch mißlang. Lagerung auf Schiene. Am 29.9.1938 neuerlicher Repositionsversuch. Da auch diese Einrichtung nicht gelang, Einlieferung in das Unfallkrankenhaus.

Der rechte Unterschenkel war um halbe Knorrenbreite nach außen und um fast volle Gelenksbreite nach hinten verrenkt. Kniescheibe nach außen verzogen (Abb. 35a u. b). Durchblutung und nervöse Versorgung des Beines in Ordnung.

Behandlung: Lagerung auf Braunscher Schiene. Am 3. 10. 1938 unblutiger Repositionsversuch, der nicht gelang. Operation: Die Kapsel mit dem inneren Seitenband an ihren Ansatz am inneren Oberschenkelknorren abgerissen und ins Kniegelenk so hineingeschlagen, daß der innere Meniscus und die Schienbeingelenksfläche verdeckt waren. Herausholen der interponierten Teile. Vordere Kreuzband erhalten, das hintere in der Mitte quer durchrissen. Menisci und Schienbeingelenksfläche unverletzt. Einrichtung, die leicht gelang. Hautnaht. Oberschenkelgipshülse für 132 Tage. 31 Tage stationäre und 219 Tage ambulante Behandlung.

Nachuntersuchung am 31. 1. 1959: Übt seinen alten Beruf aus. Zunehmende Beschwerden bei Wetterwechsel und bei langem Stehen. Die Beweglichkeit im Kniegelenk würde von Jahr zu Jahr schlechter werden. Operationsnarbe reaktionslos, Haut am Unterschenkel ekzematös verändert. Fußpulse nicht tastbar, während sie auf der Vergleichsseite vorhanden sind. Muskelschwund am Oberschenkel von 1,5 cm,

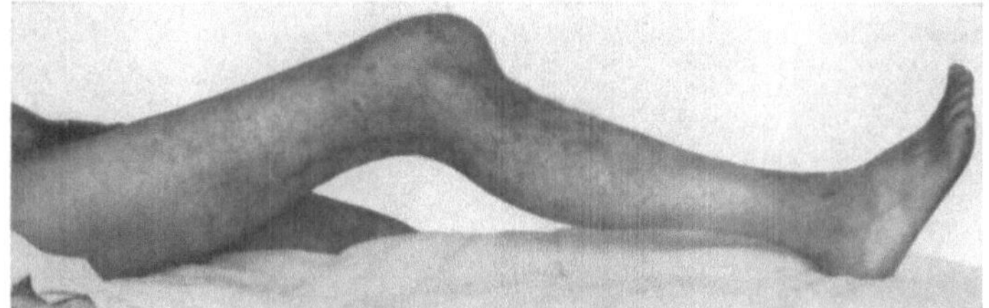

Abb. 35a vom 30. 9. 1938

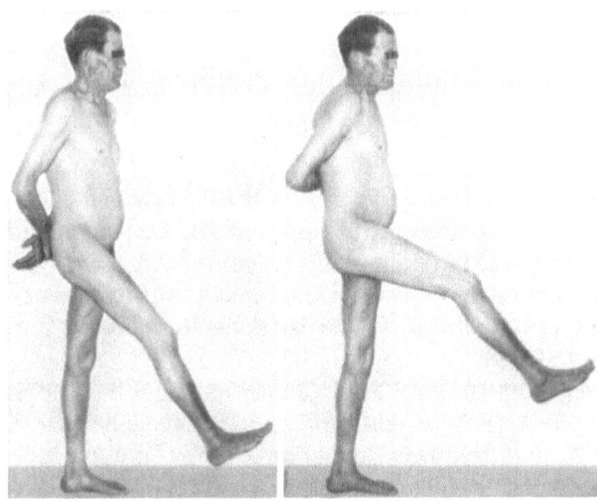

Abb. 35c vom 31. 1. 1959

Kniegelenksbeweglichkeit rechts 165°−150° : 175°−55° links (Abb. 35c). Seitenbänder fest. Kreuzbänder konnten wegen der Beugebehinderung nicht geprüft werden. Sehr starke Arthrose mit Verschmälerung des Gelenksspaltes. Starke Verknöcherungen im Kniegelenksbereich. An der Vergleichsseite keine Arthrose und keine Bandverknöcherungen (Abb. 35d).

Rente: Der Verletzte wurde mit einer 30%igen Dauerrente eingeschätzt.

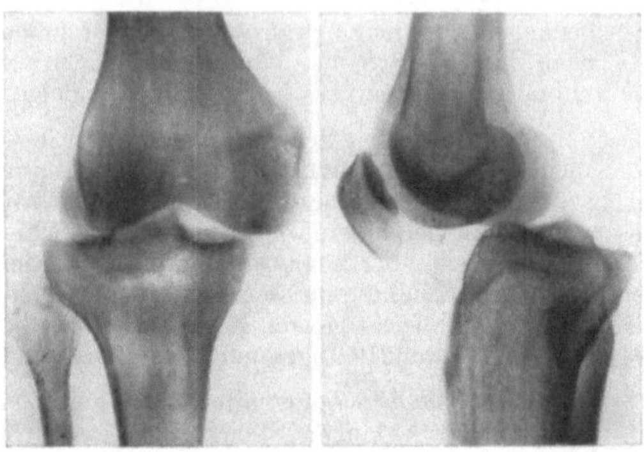

Abb. 35b vom 30. 9. 1938

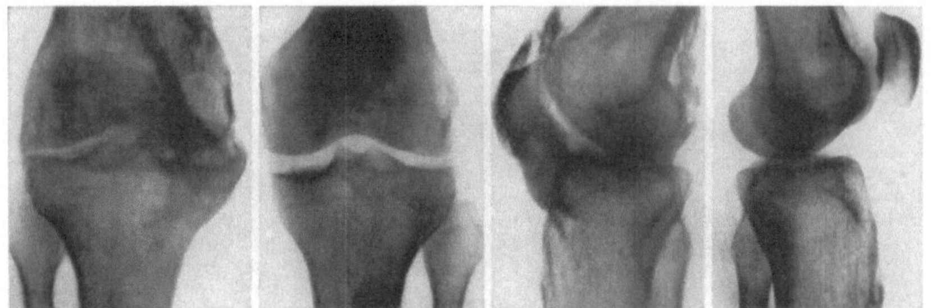

Abb. 35d vom 31. 1. 1959

Kniegelenksverrenkungen mit Zerreißung der A. poplitea
(4 Fälle)

Gobiet (1909) berichtet erstmalig über die Naht einer bei einer Kniegelenksverrenkung zerrissenen A. poplitea. Es kam jedoch am sechsten Tag im Bereich der Nahtstelle zur Thrombose, so daß im Oberschenkel amputiert werden mußte. Die erste erfolgreiche Gefäßnaht der A. poplitea führte Schmisch (1949) durch. Bisher ist noch ein weiterer Fall bekannt geworden: Roth (1949).

Jörg Böhler gelang 1957 die Transplantation einer homoioplastischen, kältekonservierten Arterie bei einer offenen Kniegelenksverrenkung mit Zerreißung der A. poplitea. Das Bein konnte erhalten werden. Das Transplantat war bei einer Beobachtungszeit von 2½ Jahren durchgängig, die Kniegelenksbeweglichkeit betrug 180° bis 90°.

Bisher sind in der Literatur 43 Fälle von Kniegelenksverrenkungen mit Zerreißung der A. poplitea beschrieben worden. Die Behandlungsergebnisse dieser Fälle zeigt Tabelle 15.

Tabelle 15

36 Fälle — Nur konservative Einrichtung der Kniegelenksverrenkung	36 Amputationen
2 Fälle — Ligatur der A. poplitea	2 Amputationen
4 Fälle — Naht der A. poplitea	2 Amputationen 2 Erhaltung des Beines mit gutem funktionellem Ergebnis
1 Fall — Transplantation einer konservierten Arterie	1 Erhaltung des Beines mit gutem funktionellem Ergebnis

Man sieht an Hand dieser Aufstellung, daß bei einer Zerreißung der A. poplitea das konservative Vorgehen oder die Ligatur der Arterie unweigerlich zur Gangrän des Unterschenkels und somit zur Amputation führt.

Es muß daher, wenn *nach dem Einrichten* der Kniegelenksverrenkung *kein Puls am Fußrücken und hinter dem inneren Knöchel zu tasten ist und der Fuß blaß und kalt bleibt, operativ vorgegangen werden.* Zuerst wird eine Arteriographie gemacht, um die Stelle der Verletzung der A. poplitea festzustellen. Dann werden in Allgemeinnarkose ohne Blutsperre die Gefäße in der Kniekehle dargestellt. *Risse der Arterie sind durch Nähte zu verschließen.* Ein Defekt bis zu 2 cm Länge kann durch direkte Naht verschlossen werden, da dies in der Regel noch ohne Spannung möglich ist. *Größere Defekte* müssen mit Hilfe eines *Transplantates* überbrückt werden.

Ist die A. poplitea nicht zerrissen, sondern nur durch einen Thrombus verschlossen, so muß dieser entfernt werden. Besteht auch eine Verletzung der V. poplitea, so ist diese zu unterbinden. Ist auch der Nerv zerrissen, so ist dieser zu nähen. Ist die Gefäßnaht ohne Erfolg, so muß mit der Amputation so lange gewartet werden, bis eine Demarkation eingetreten ist.

Bei drei Fällen bestanden noch *Nebenverletzungen* anderer Körperteile und bei drei Fällen auch Knochenbrüche im Kniegelenksbereich. Bei sämtlichen vier Fällen war die Verrenkung in einer Richtung eine vollständige.

Die durchschnittliche Dauer des stationären *Aufenthaltes* war 85 Tage und der ambulanten Behandlung 131,5 Tage, so daß sich eine Gesamtbehandlungszeit von 216,5 Tagen ergibt.

Fall 36 (1):

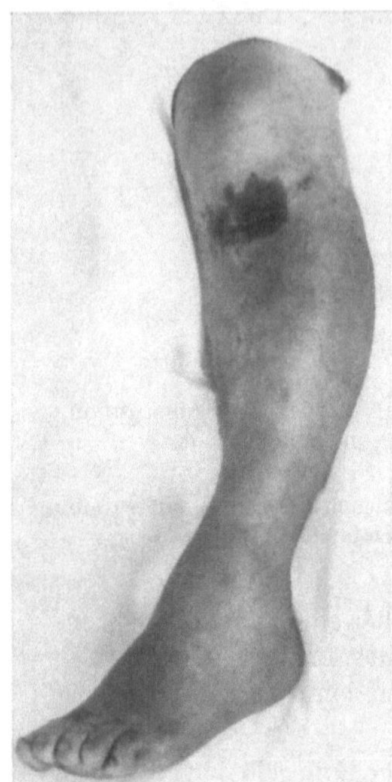
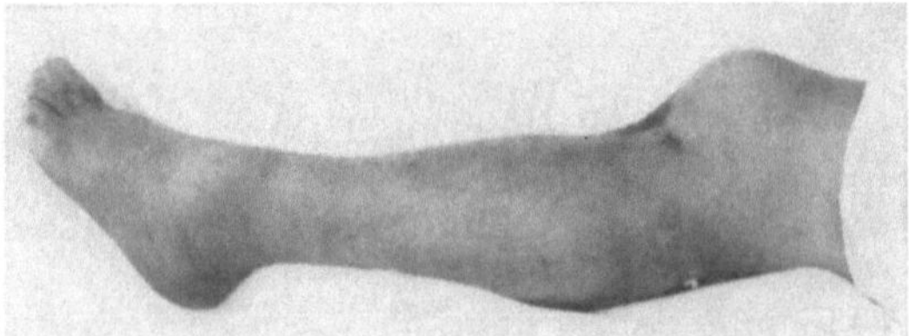

Abb. 36a vom 28. 7. 1934

28jähriger Automechaniker, am 28. 7. 1934 als Beiwagenfahrer bei einem Zusammenstoß mit einem Lkw verletzt worden. Sofortige Einlieferung: Der linke Unterschenkel war um volle Gelenkskörperbreite nach hinten und um halbe Knorrenbreite nach innen verrenkt. Das Massiv der Eminentia intercondyloidea mit einem Teil des vorderen Schienbeinrandes ausgerissen, nach hinten verschoben und so gekippt, daß die Bruchfläche nach hinten zeigt. Unterhalb der Kniescheibe eine 4 : 4 cm große Hautabschürfung. Das Bein war vom Kniegelenk abwärts kalt, die Zehen blau, unbeweglich und unempfindlich. Fußpulse nicht tastbar (Abb. 36a u. b). Nebenverletzung: Offene Verrenkung des rechten Sprungbeines.

Behandlung: Die Verrenkung wurde ohne Anaesthesie bei gebeugtem Kniegelenk eingerichtet. Das Massiv der Eminentia lag unverändert gekippt in der Kniekehle (Abb. 36c). Durchblutung nach wie vor gestört. Lagerung auf Braunscher Schiene. Am dritten Tag wurde, da sich die Durchblutung nicht gebessert hatte, in Narkose das Kniegelenk von vorne eröffnet und versucht, das Knochenstück zu reponieren, was nur teilweise gelang. Eine Revision der A. poplitea wurde nicht vorgenommen. Am vierten Tag septische Temperaturen, Amputation im Oberschenkel.

Am *Präparat* sah man, daß die Muskulatur, besonders die Mm. gastrocnemii zerrissen waren. A. u. V. poplitea in der Höhe des Gelenksspaltes abgerissen und beiderseits mit einem 5 mm langen Thrombus verschlossen. Zwischen den beiden Enden eine Diastase von 3 cm. Die Kniegelenkskapsel zeigte an der Hinterseite einen Riß. Das obere Tibiofibulargelenk und das innere Seitenband zum größten Teil zerrissen. Die beiden Menisci boten außer einem Abriß der Kapselansätze nichts auffälliges. Der Knorpel der Oberschenkelknorren wies Risse auf. Vom Schienbeinplateau nur die seitlichen Anteile erhalten, das Zwischenknorrenmassiv mit dem vorderen Schienbeinrand gekippt hinten in der Kniekehle. — 105 Tage stationäre und 137 Tage ambulante Behandlung.

Rente: Der Verletzte war nicht versichert.

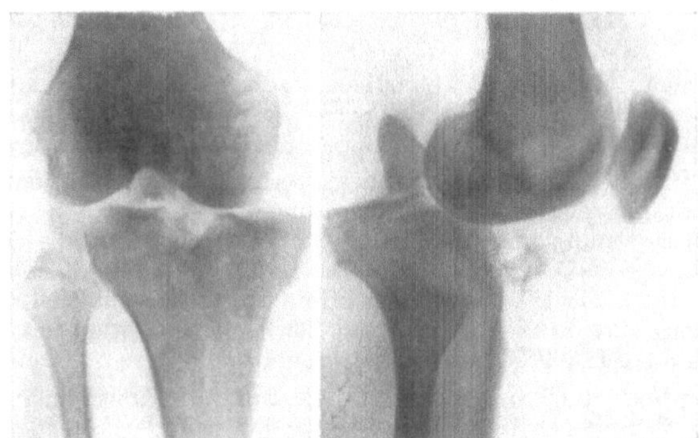

Abb. 36b vom 28. 7. 1934

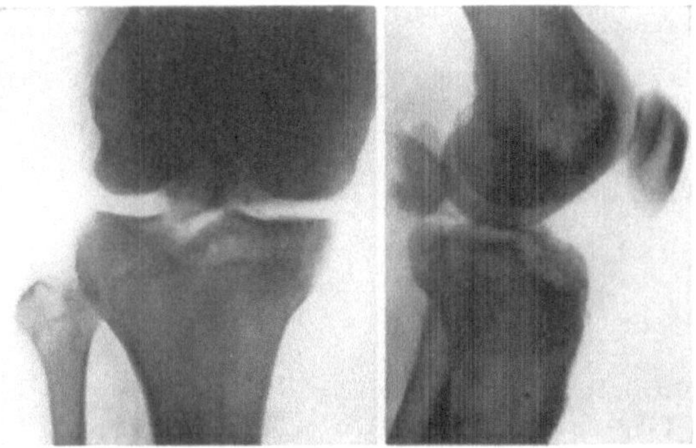

Abb. 36c vom 28. 7. 1934

Fall 37 (2):

45jähriger Wagner, am 25. 1. 1951 von einem Treibriemen erfaßt worden. Sofortige Einlieferung: Der linke Unterschenkel war um volle Gelenksbreite nach hinten und um 1 cm nach außen verrenkt. Verkürzung von 3 cm. Abbruch am Wadenbeinköpfchen. Fußpulse nicht tastbar, Hautsensibilität erhalten (Abb. 37). Nebenverletzungen: Bruch des linken inneren Knöchels mit Teilverrenkung des Sprungbeines nach außen, Hautabschürfungen über der ganzen Schienbeinkante.

Behandlung: In LA wurden die Kniegelenksverrenkung und die Teilverrenkung des Sprungbeines eingerichtet und ein gespaltener Oberschenkelgipsverband angelegt (über Durchblutung und Sensibilität nach der Einrichtung stehen in der Krankengeschichte keine Angaben). Am nächsten Tag waren die Zehen blau, kalt und konnten aktiv nicht bewegt werden. Hautsensibilität unterhalb des Kniegelenkes nur gering vorhanden. A, 29. 1. 1951 Zeichen einer trockenen Gangrän der Zehenkuppen. Am 30. 1. 1951 Oberschenkelamputation.

Bei der *Untersuchung des Präparates* zeigte sich, daß beide Kreuzbänder von ihrem Ansatz am Schienbein abgerissen waren. Die Menisci unverletzt. Leider liegt über den Zustand der Gefäße in der Kniekehle kein Befund vor.

In der Folgezeit Auftreten eines Stumpfabscesses und eines Lungeninfarktes. 153 Tage stationäre und 128 Tage ambulante Behandlung.

Rente: Der Verletzte bezog ein Jahr eine 70%ige Rente und wurde anschließend mit einer 65%ige Dauerrente eingeschätzt.

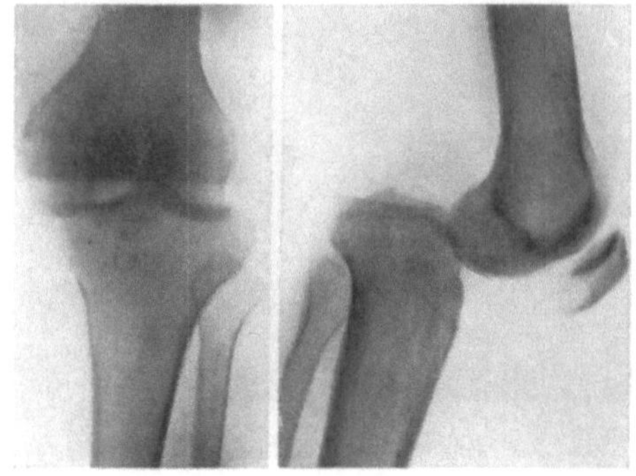

Abb. 37 vom 25. 1. 1951

Fall 38 (3):

27jähriger Vorarbeiter, am 10. 11. 1953 von Sandmassen verschüttet worden. Sofortige Einlieferung in ein auswärtiges Krankenhaus: Der linke Unterschenkel war um volle Gelenkskörperbreite nach innen und um 4 cm nach oben verrenkt. Die Kniescheibe nach innen verzogen und liegt der Schienbeingelenksfläche an (Abb. 38). In der Kniekehle eine 12 cm lange Rißquetschwunde. Nebenverletzung: Hüftgelenksverrenkung links.

Behandlung: In Narkose wurden die Kniewunde versorgt und beide Verrenkungen eingerichtet. Zwischen dem Unfall und der Einrichtung waren ungefähr drei Stunden vergangen. Nach Einrichtung der Kniegelenksverrenkung waren keine Fußpulse tastbar. Auch auf intraarterielle Gaben von Acetylcholin trat keine Besserung auf. Lagerung auf Braunscher Schiene.

Nach fünf Tagen Transferierung in das Unfallkrankenhaus: Das Bein unterhalb des Kniegelenkes blau, fleckig, kühl und pulslos. Am 17. 11. 1953 Oberschenkelamputation.

Am *Präparat* war in Höhe des Kniegelenksspaltes die A. poplitea auf 2 cm thrombosiert.
Das Lumen der V. poplitea war frei, der N. peroneus zeigte makroskopisch keine Veränderungen. Beide Kreuzbänder waren an ihre-
Ansatzstelle am Schienbein abgerissen. Das
äußere und innere Knieseitenband makroskopisch
pisch unverletzt,ebenso die Menisci, die an
richtiger Stelle lagen. Am inneren Oberschenkelknochen eine 1 : 1 cm große und 2 bis 3 mm
tiefe Knorpelschädigung. — 50 Tage stationäre und 89 Tage ambulante Behandlung.

Rente: Der Verletzte bezog ein Jahr eine
80%ige Rente, dann wurde die Dauerrente mit
$66^2/_3\%$ festgesetzt.

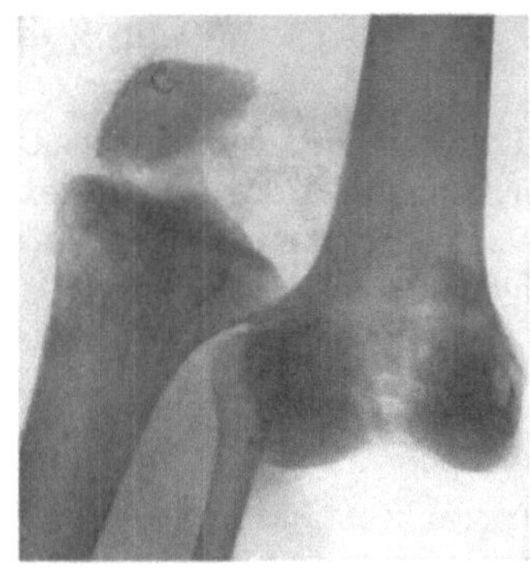

Abb. 38 vom 10. 11. 1953

Fall 39 (4):

39jähriger Hilfsarbeiter, am 21. 11. 1955 von einem umfallenden Asbeststoß ge-
streift worden. Sofortige Einlieferung in ein auswärtiges Krankenhaus: Der linke
Unterschenkel war um volle Gelenkskörperbreite nach hinten und um 1 cm nach
außen verrenkt. Verkürzung von 25 mm. Die Kniescheibe nach außen verzogen,
das Wadenbein 5 cm unterhalb des Köpfchens gebrochen. In der Kniekehle fand
sich eine 20 cm lange Rißquetschwunde, in deren Tiefe der Schienbeinkopf zu sehen
war (Abb. 39), Das Bein war vom Kniegelenk abwärts kalt, die Zehen blau, unempfindlich und unbeweglich.
Behandlung: In Narkose wurde die Wunde in der Kniekehle ausgeschnitten. Die
A. u. V. poplitea waren in Höhe des Gelenksspaltes zerrissen, der N. ischiadicus zum
Teil aufgefasert. Der innere Meniscus und das vordere Kreuzband zerrissen. Die

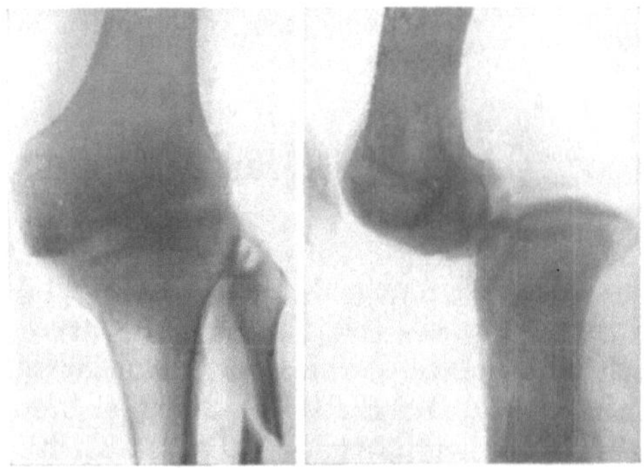

Abb. 39 vom 21. 11. 1955

Verrenkung wurde eingerichtet, die Venenstümpfe unterbunden und die A. poplitea
unter starker Spannung genäht. Der innere Meniscus wurde entfernt. Beckenbein-
gipsverband. Am 23. 11. 1955 waren Fuß und Unterschenkel warm und mäßig
durchblutet. Am 24. 11. 1955 kam es zur Blauverfärbung der Zehen und des Unterschenkels bis zum mittleren Drittel. Septische Temperatur. Am 26. 11. 1955 Oberschenkelamputation wegen Gangrän des Unterschenkels.
Am *Präparat* sah man, daß die Naht der A. poplitea dicht war, daß aber von der
Nahtstelle aus ein 4 cm langer, nach proximal reichender Thrombus zum Verschluß
des Gefäßes geführt hat. — 32 Tage stationäre und 172 Tage ambulante Behandlung.
Rente: Der Verletzte bekam für ein Jahr eine Rente von 80%. Anschließend
wurde die Dauerrente mit $66^2/_3\%$ festgesetzt.

Begutachtung der Kniegelenksverrenkung

Um einen einwandfreien Überblick vom Grad der Erwerbseinbuße durch die Verletzung zu bekommen, muß der Verletzte sowohl klinisch als auch röntgenologisch untersucht werden. Dabei ist besonders auf folgende Punkte zu achten:

Klinisch

1. Art des Berufes des Verletzten; 2. Subjektive Beschwerden; 3. Form des Knies; 4. Muskelschwund am Oberschenkel; 5. Bewegungseinschränkung; 6. Zustand der Seiten- und Kreuzbänder.

Röntgenologisch

1. Das Ausmaß der Schädigung der Seiten- und Kreuzbänder wird durch gehaltene Röntgenaufnahmen (X- und O-Vermehrung, vordere und hintere Schublade) festgestellt. Selbstverständlich sind dabei auch die entsprechenden Aufnahmen von der nicht verletzten Seite zu machen, um eine Vergleichsmöglichkeit zu haben; 2. Bandverknöcherungen im Kniegelenksbereich; 3. Arthrose im Kniegelenk.

Mayr bringt in seiner „Praxis der Begutachtung" folgende Rentenrichtsätze:

Beweglichkeit im Kniegelenk zwischen 170° bis 120° 25%
Beweglichkeit im Kniegelenk zwischen 180° bis 90° 10%
Kniegelenk in Streckstellung fest, in leichter Beugestellung deutlich aufklappbar sowie Schublade 20%
Schlottergelenk, bei dem das Tragen eines Stützapparates notwendig ist .. 50%
Oberschenkelamputation mit prothetisch gut zu versorgendem Stumpf ... $66^2/_3\%$

Schlußfolgerungen

Auf Grund unserer Ergebnisse kann man sagen, daß eine frische geschlossene Kniegelenksverrenkung, die konservativ eingerichtet wurde, in der Regel ein gutes Ergebnis zeigt. Die konservative Einrichtung gelang bei unseren 29 frischen geschlossenen Kniegelenksverrenkungen 26mal, das ist in fast 90% der Fälle. Bei 3 Fällen bestand eine Interposition, die operativ beseitigt wurde. Dabei ist wichtig, daß die *Einrichtung so bald als möglich* und *schonend* bei gebeugtem und nicht bei gestrecktem Kniegelenk erfolgt.

Je später eine Kniegelenksverrenkung eingerichtet wird, um so schlechter sind die Ergebnisse. Es kommt zu ausgedehnten Bandverknöcherungen, zu einer starken Bewegungseinschränkung und zu Arthrosen.

Für ein gutes Ergebnis ist auch die *ununterbrochene Ruhigstellung im Gipsverband durch 16 Wochen* von Bedeutung. Die Nachuntersuchungsergebnisse zeigen, daß, wenn zu kurz ruhiggestellt wurde, nicht nur die Kniegelenke nicht seitenfest waren, sondern, daß es auch zur Ausbildung von Arthrosen kam. Durch die entsprechend lange Ruhigstellung kommt es weder zu einer dauernden Einschränkung der Beweglichkeit, noch zu einem dauernden Muskelschwund am Oberschenkel.

Die *irreponiblen Kniegelenksverrenkungen* — wobei es sich meistens um Teilverrenkungen nach außen oder nach außen und hinten handelt — müssen, wenn der Versuch der konservativen Einrichtung nicht gelingt, *sofort operativ* eingerichtet werden. Auch hier sind, wie bei den konservativ eingerichteten Verrenkungen, die Ergebnisse um so besser, je früher eingerichtet wurde.

Bei *Zerreißung der A. poplitea* ist die Verpflanzung einer kältekonservierten Arterie das beste Verfahren, weil die direkte Naht nur selten gelingt.

Literatur

ALBERT, E.: Wien. med. Presse **13**, 654 (1872).
AMNIJEV, A.: Sovrem. Chir. **6**, 457 (1931). Ref. in: Zentr.-Org. ges. Chir. **57**, 511 (1932).
ANDERSON, R.: Virginia med. Monthly **58**, 120 (1931).
ANGELELLI, O.: Chir. Organi Mov. **11**, 435 (1927).
ANNADALE: Zit. nach REERINK.
ARRIGHI, N.: Contribution à l'étude des luxations traumatiques du genou es dehors Thèse, Paris 1913.
ARONHEIM, S.: Mschr. Unfallheilk. **11**, 37 (1904).
BABIC, B.: Ortop. i travmat. **9**, 82 (1935). Ref. in: Zentr.-Org. ges. Chir. **76**, 61 (1936).
BÄHR, H.: Zbl. Chir. **26**, 12 (1899).
BARNABO, V.: Riv. veneta sc. med. **58**, 193 (1913).
BATTLE: Zit. nach RUPPANER.
BAUER, H.: Wien. med. Presse **29**, 795 (1888).
BAUMGART, R.: Zbl. Chir. **82**, 1454 (1957).
BENCZE, B.: Zbl. Chir. **84**, 1123 (1959).
BENELLI, C.: Chir. Organi Mov. **14**, 436 (1930).
BERGMANN, K.: Mschr. Unfallheilk. **9**, 16 (1902).
BÖHLER, J.: Langenbecks Arch. klin. Chir. **287**, 323 (1957).
— Technik der Knochenbruchbehandlung, 12. u. 13. Aufl. Wien: Maudrich 1957.
BRAUN, H.: Dtsch. med. Wschr. **8**, 291 (1882).
BRÜNING: Münch. med. Wschr. **49**, 1573 (1902).
BRUNNER, C.: Dtsch. Z. Chir. **25**, 99 (1887).
CERC: Bull. Soc. Chir. Paris **29**, 189 (1901).
CHEATTLE, G.: Practitioner **92**, 351 (1914).
CONWELL, H.: Surgery **64**, 94 (1937).
— J. Amer. med. Ass. **106**, 1252 (1936).
— J. Amer. Surg. **43**, 492 (1939).
COOK, C.: Wis. med. J. **30**, 120 (1931).
COUVELAIRE, R.: Rev. Orthop. **25**, 565 (1938).
CRAMER, J.: Kasuistik der traumatischen Luxationen des Kniegelenkes mit Ausnahme der von Malgaigne gesammelten Fälle. Diss. Würzburg 1894.
CRILLOVICH, R.: Arch. orthop. Unfall-Chir. **25**, 94 (1927).
DANEGGER: Diss. Zürich 1880. Zit. nach REERINK.
DELBET: Rev. Orthop. **24**, 385 (1908).
DRESCHER, K.: Arch. klin. Chir. **184**, 361 (1936).
DUCUING, J.: Mém. Acad. Chir. **64**, 794 (1938).
EAMES, E.: Brit. med. J. **34**, 324 (1900).
EHLERT, H.: Arch. orthop. Unfall-Chir. **39**, 646 (1939).
EHRHARDT, O.: Beitr. klin. Chir. **16**, 721 (1896).

Ferguson, R.: J. Amer. med. Ass. **70**, 1213 (1918).
—, J. Bone Jt. Surg. **21**, 1012 (1939).
Fichmann, A.: J. Amer. med. Ass. **105**, 1111 (1935).
Fiebach, R.: Arch. orthop. Unfall-Chir. **18**, 442 (1920).
Filippi, G.: Chir. Organi Mov. **19**, 529 (1935).
Fischer, F.: Dtsch. Z. Chir. **66**, 594 (1903).
Fowler, R.: J. Amer. med. Ass. **57**, 2124 (1911).
Frankhauser: Über die traumatischen Verrenkungen des Kniegelenkes. Diss.
    Bern 1896. Zit. bei Ruppaner.
Frei, M.: Dtsch. Z. Chir. **125**, 175 (1913).
Gelder, C.: Ned. T. Geneesk. 38 (1935). Ref. in: Zentr.-Org. ges. Chir. 71, 78
    (1935).
Gérard-Marchant, P.: J. Chir. (Paris) **43**, 188 (1934).
Giron, A.: Bull. Soc. Chir. Paris **29**, 905 (1904).
Gissane, W.: J. Bone Jt. Surg. **36 B**, 147 (1954).
Gobiet, J.: Wien. klin. Wschr. **22**, 1433 (1909).
Göschel, N.: Mschr. Unfallheilk. **3**, 214 (1896).
Graff, H.: Beitr. klin. Chir. **21**, 619 (1898).
Gross, F.: Chir. **13**, 545 (1941).
Griswold, A.: J. Bone Jt. Surg. **33 A**. 787 (1951).
Guedj, P.: Rev. Chir. (Paris) **50**, 98 (1931).
—, Rev. Orthop. **18**, 29 (1931).
Guillemin, A.: Bull. Soc. Chir. Paris **55**, 608 (1929).
Gutsch, L.: Zbl. Chir. **38**, 1503 (1911).
Hardouin, P.: Rev. Chir. (Paris) **33**, 847 (1913).
— Bull. Soc. Chir. Paris **39**, 806 (1913).
Helferich, W.: Frakturen und Luxationen, 5. Aufl. München: Lehmann 1901.
Hering, W.: Bruns Beitr. klin. Chir. **83**, 352 (1913).
Heymann: Zur Kasuistik der traumatischen Luxation des Kniegelenkes. Diss.
    Leipzig 1910.
Honigschmied, J.: Dtsch. Z. Chir. **36**, 587 (1893).
Huber, H.: Radiology **7**, 431 (1926).
Iselin: Dtsch. med. Wschr. **33**, 831 (1907).
Joachimsthal, G.: Z. orthop. Chir. **23**, 498 (1909).
Jerinic, R.: Acta chir. jugosl. **3**, 391 (1956).
Jonasch, E.: Arch. orthop. Unfall-Chir. **50**, 461 (1959).
—, Mschr. Unfallheilk. **59**, 276 (1956).
Karewski: Arch. klin. Chir. **33**, 525 (1886).
Kienböck, R.: Röntgenpraxis **7**, 670 (1935).
Kjar: Zbl. Chir. **24**, 1191 (1897).
Klinefelter, M.: Transact. Sect. Orthop. Surg. Amer. Med. Ass. 83 (1924).
Köhler, O.: Zur Kasuistik der seitlichen Kniegelenksluxation. Diss. Kiel 1904.
Konik, A.: Nov. Chir. Arh. **46**, 108 (1940). Ref. in: Zentr.-Org. ges. Chir. **100**, 667
    (1941).
Korsch: Dtsch. med. Wschr. **29**, 11 (1895).
Kreuscher, P.: Amer. J. Surg. **80**, 69 (1924).
Krömer, K.: Ergebn. Chir. Orthop. **29**, 583 (1936).
— Röntgenpraxis 8, 690 (1936).
— Zbl. Chir. **62**, 793 (1935).
Lange, M.: Zbl. Chir. **66**, 2399 (1939).
—, Röntgenpraxis 8, 323 (1936).
Langhof, J.: Zbl. Chir. **79**, 1883 (1954).
Lederer, H.: Wien. klin. Wschr. **63**, 829 (1951).
Leriche, R.: J. Chir. (Paris) **54**, 593 (1939).
— Mém. Acad. Méd. (Paris) **66**, 181 (1940).
— Rev. Chir. **50**, 678 (1931).
Lissauer, L.: Mschr. Unfallheilk. **6**, 430 (1899).
Longway, A.: Lancet **51**, 120 (1931).
Lorenz, A.: Dtsch. mil. ärztl. Zschr. **17**, 206 (1899).
Lowman, C.: J. Bone Jt. Surg. **6**, 827 (1924).

MAGNUS, G.: Zbl. Chir. **55**, 1197 (1928).
MAIOTTI, A.: Ortop. app. motore **24**, 537 (1956).
MALGAIGNE: Knochenbrüche und Verrenkungen. Deutsch von Burger, Stuttgart 1856.
MALLET-GUY, P.: Lyon Chir. **38**, 92 (1943).
MARCONI, S.: Chir. Organi Mov. **9**, 320 (1925).
MARGOLIN, M.: Vrač. gaz. Leningrad **13**, 1015 (1927). Ref. in: Zentr.Org. ges. Chir. **41**, 64 (1928).
MARINOVIC, I.: Acta chir. iugosl. **2**, 163 (1956).
MARTIN: Arch. Méd. Pharm. milit. 1909. Ref. in: Zbl. Chir. **37**, 565 (1910).
MEADOWS, L.: Northw. Med. (Seattle) **21**, 213 (1922).
MICHAELSON, E.: Acta chir. scand. **41**, 574 (1927).
MITCHELL, J.: J. Bone Jt. Surg. **12**, 640 (1930).
MOST: Zbl. Chir. **8**, 1663 (1911).
NIKOFOROV, M.: Ortop. i Travmat. **4**, 44 (1930). Ref. in: Zentr.-Org. ges. Chir. **56**, 525 (1932).
OSIPOVSKIJ, W.: Chirugija (Mosk.) **7**, 135 (1937). Ref. in: Zentr.-Org. ges. Chir. **88**, 61 (1938).
OTTO, K.: Ein Beitrag zu den traumatischen Kniegelenksluxationen. Diss. Berlin 1907.
OTTOLENGHI, C.: Rev. Ortop. **4**, 107 (1934). Ref. in: Zentr.-Org. ges. Chir. **70**, 478 (1935).
PAAS, H.: Zbl. Chir. **65**, 2359 (1938).
PADOVANI, P.: Gaz. Hôp. (Paris) **78** (1934).
PAGENSTECHER, E.: Beitr. klin. Chir. **14**, 698 (1895).
PLATT, H.: Brit. J. Surg. **8**, 190 (1920).
PIERRA, C.: Mém. Acad. Med. (Paris) **79**, 104 (1953),
POPOVIC, B.: Srpski Arhiv celok. Lek. **36**, 552 (1934).
PREISS, G.: In Schinz: Lehrbuch der Röntgendiagnostik, S. 1277. Stuttgart: Thieme 1952.
QUINLAN, G.: J. Bone Jt. Surg. **37B**, 352 (1955).

REERINK, H.: Beitr. klin. Chir. **15**, 433 (1896).
REINITZ, F.: Dtsch. Z. Chir. **70**, 204 (1903).
RITTER, H.: J. Bone Jt. Surg. **14**, 391 (1932).
RONINEAU: Bull. Soc. Chir. Paris **55**, 637 (1929).
ROCHOLL: Arch. orthop. Unfall-Chir. **24**, 589 (1927).
ROTH, H.: Z. Unfallmed. Berufskr. **42**, 278 (1949).
RUPANNER, E.: Dtsch. Z. Chir. **83**, 554 (1906).
ROSSI, A.: Arch. Ortop. (Milano) **20**, 57 (1903).
SALOMONE, G.: Minerva Ortop. (Torino) **9**, 2 (1958).
SCHLANGE, H.: Dtsch. med. Wschr. **18**, 326 (1892).
SCHMID, M.: Mschr. Unfallheilk. **58**, 33 (1955).
SCHMISCH, W.: Dtsch. Z. Chir. **243**, 621 (1934).
SCHULZ, J.: Mschr. Unfallheilk. **5**, 278 (1898).
— Aerztl. Sachverst. Ztg. Berlin 147 (1899).
SCHUM, H.: Beitr. klin. Chir. **114**, 507 (1919).
SCHWENK: Zbl. Chir. **36**, 730 (1909).
SIERRA, C.: Bol. Soc. Cir. Chile **5**, 8 (1927).
SIMON, J.: Čas. lék. česk. **66**, 414 (1927).
SIMONS, B.: Zbl. Chir. **65**, 981 (1938).
SMILIE, I.: Injuries of the knee joint. 2. Aufl. Edinburgh: Livingstone 1951.
SPEK, J.: Ned. T. GEENESK. **2**, 6225 (1930). Ref. in: Zentr.-Org. ges. Chir. **53**, 270 (1931).
SPENCE: Zit. nach REERINK.
STEENBERG, E.: Uskr. Laeger, K'hvn. **89**, 136 (1927). Ref. in: Zbl. Chir. **55**, 1500 (1928).
STELLHORN, C.: Amer. J. Surg. **26**, 332 (1934).
TRAUSNER, H.: Med. Klin. **19**, 830 (1923).
UNRUH, H.: Dtsch. med. Wschr. **6**, 321 (1880).
VAST: Bull. Soc. Chir. Paris **2**, 29 (1877).
VERTH: Dtsch. Z. Chir. **102**, 584 (1909).

Vormann: Dtsch. mil. ärztl. Zschr. 1908. Ref. in: Dtsch. med. Wschr. **34**, 2324
   (1908).
Walther, H.: Luxation des Kniegelenks nach hinten mit Zerreißung der Popliteal-
   gefäße. Diss. München 1913.
Weigel, E.: Amer. J. Surg. **9**, 140 (1930).
Werwath, K.: Zbl. Chir. **54**, 850 (1927).
Wette: Arch. orthop. Unfall-Chir. **25**, 3 (1927).
—, Arch. orthop. Unfall-Chir. **27**, 1 (1929).
Wilson, M.: Amer. J. Surg. **52**, 77 (1941).
Wissner: Über Luxationen im Kniegelenk mit Verletzung der A. poplitea. Diss.
   Leipzig 1910.

Während der Drucklegung erschienene Arbeiten

Gandolfi, M.: Minerva Ortop. (Torino) **11**, 427—431 (1960).
Gherman, E.: Zbl. Chir. **86**, 664—680 (1961).
Nikolai, N.: Langenbecks Arch. Klein Chir. **294**, 150—172 (1960).

Literatur zur Geschichte der Kniegelenksverrenkung

Fuchs, R.: Hippokrates sämtliche Werke. München: Verlag Lüneburg 1895.
Frieboes, W.: Aulus Cornelius Celsus: Über die Arzneiwissenschaft, in 8 Büchern.
   Braunschweig: Viehweg 1906.
Gurlt, E.: Geschichte der Chirurgie. Berlin: Hirschwald 1898.
Heister, L.: Chirurgie. Nürnberg: Johann Hoffmann 1731.
Laignel-Lavastine: Histoire Générale de la Medicine. Paris: Albin Michel 1936.
Richter, A.: Lehre von den Brüchen und Verrenkungen der Knochen. Berlin:
   Christ 1828.
Scultetus, J.: Armamentarium chirurgicum. Verlag Jordanum Luchtmans 1693.

Aus dem Arbeitsunfallkrankenhaus Wien XX (Leiter: Prof. Dr. L. Böhler) und
Wien XII der AUVA (Leiter: Prim. Dr. O. Russe)

Behandlung und Behandlungsergebnisse von 36 Brüchen des Dens epistropheus

Davon 18 mit Verschiebung des Atlas

Von

Dr. H. Jahna

Mit 49 Abbildungen in 108 Einzelbildern

Ein 18jähriges Mädchen wirbelt im übermütigen Tanz mit ihrer Schwester durchs Zimmer. Sie stolpert, stürzt wie vom Blitz getroffen an allen vier Extremitäten gelähmt zu Boden und stirbt kurze Zeit darauf. Die Obduktion ergibt als Todesursache Abquetschung des Rückenmarkes durch sekundäre Verschiebung des ersten Halswirbels bei einer nicht geheilten Densfraktur. Die Vorgeschichte berichtet von einem elf Jahre zurückliegenden Rodelsturz mit ganz flüchtigen Lähmungserscheinungen. Keine Therapie, keine wesentlichen Beschwerden in der Zwischenzeit.

Wir verdanken die Schilderung dieses Falles Dürck, der uns die ganze dramatische Problematik dieser Verletzungsart zeigt. Es kann ohne entsprechende Therapie noch nach Jahren und Jahrzehnten zu schweren Lähmungen und zum Tod kommen.

Die Densfraktur ist nicht allzu selten. Osgood und Lund sprechen von 1% aller Wirbelfrakturen, die Veröffentlichungen berichten aber doch meist nur von Einzelfällen. Da wir im Unfallkrankenhaus Wien XX von 1926 bis Ende 1958 und im Unfallkrankenhaus Wien XII von 1956 bis Ende 1958 unter insgesamt 2779 Wirbelfrakturen 36 Densbrüche, davon 18 mit Verschiebung des ersten Halswirbels, zur Beobachtung und Behandlung bekamen, glauben wir, mit dieser Arbeit einen Beitrag zur Therapie und Prognose dieser eigenartigen Wirbelverletzung geben zu können.

A. Allgemeiner Teil

I. Anatomie

Die von den anderen abweichende Form der ersten beiden Halswirbel kommt dadurch zustande, daß ein Knochenkern, der dem Atlas lagemäßig zugehört, nicht mit dem ersten Halswirbel verschmilzt, sondern sich mit dem Körper des 2. Halswirbels vereinigt. Er bildet dort den Dens epistropheus, der nun im körperlosen 1. Halswirbel im Bereich des vorderen Bogens mit der Fovea dentis artikuliert und um den der 1. Halswirbel bei den Kopfdrehbewegungen gleitet. Nach hinten begrenzt den Zahn das ungemein straffe, platte Ligamentum transversum und bildet so mit der Fovea dentis die Ringpfanne des Zahnes. Diese gelenkige Verbindung gehört dem unteren Kopfgelenk an. Weiter steht der Drehzahn unter Umgehung des ersten Halswirbels durch die Ligamenta alaria und das Ligamentum apicis dentis direkt mit dem Hinterhauptbein in Verbindung. Für die Entstehung der Densfraktur sind zwei der angeführten Tatsachen wichtig:

a) Die Verschmelzungsstelle des Knochenkernes des ersten Halswirbels mit dem zweiten, die der Basis des Dens entspricht, stellt ein Punctum minoris resistentiae dar; b) Das straffe Ligamentum transversum und der Bogen des ersten Halswirbels sind widerstandsfähiger als der Dens. Es zerreißt das Band bzw. zerbricht der Bogen fast nie, so daß reine Verrenkungen des ersten Halswirbels, die dann durch Durchschlüpfen des Zahnes unter dem Band bzw. unter dem Bogen entstehen müßten, selten sind. Der Dens bricht an seiner Basis schon vorher ab, bleibt dann entweder an Ort und Stelle, mit dem Dens oder der erste Halswirbel verschiebt sich nach vorne, nach hinten oder zur Seite. Wir müssen demnach unterscheiden:

1. Densfrakturen ohne Verschiebung

Dabei handelt es sich meist um Abbrüche an der Basis des Dreherzahnes. Es kann die Bruchfläche auch leicht bogig in den Körper des zweiten Halswirbels hineinreichen. Häufig findet man nur eine quere Fissur, manchmal besteht aber auch durch Einschlagen von Periost oder durch Verzahnung eine Diastase von mehreren Millimetern (Abb. 16a—18b). Die Bruchflächen können in der Sagittalebene entweder rein quer, von kranial hinten nach caudal vorne, oder auch umgekehrt verlaufen. Manchmal kann auch eine Denskippung vorhanden sein (Abb. 1a—3b).

2. Densfrakturen mit Verschiebung

Kienböck hat sich in einer grundlegenden Arbeit mit den Formen der Luxationsfrakturen des Dens epistropheus beschäftigt. Er nennt sie die transdentale Luxation des Kopfes im unteren Kopfgelenk. Von praktischer Wichtigkeit ist die Einteilung der Luxationsfrakturen nach der Richtung des 1. Halswirbels bzw. des Kopfes, wie sie auch schon bei Wagner und Stolperer zu finden ist.

a) Densfrakturen mit Luxation nach hinten (Abb. 4a—c); b) Densfrakturen mit Luxation nach vorne (Abb. 5a—c); c) Densfrakturen mit Luxation zur Seite (Abb. 6a—c); d) [Densfrakturen mit Rotation].

Sehr häufig handelt es sich um Kombinationen der angegebenen Formen, wobei für die Benennung immer die Hauptrichtung der Verschiebung entscheidend ist. Reine Rotationsfrakturen kommen nie vor, so daß wir es für zweckmäßig halten, sie nicht als eigene Gruppe an-

---

Abb. 1a u. b. Bruchspalt ap und seitlich sichtbar. Röntgen der oberen Halswirbelsäule einer 22jährigen Angestellten, die als Autobeifahrerin mit dem Kopf gegen die Windschutzscheibe geschleudert wurde. Der Bruch verläuft ap quer an der Basis, seitlich von *hinten kranial* nach *vorne caudal*. Angedeutete Denskippung nach vorne. Es ist dies die Vorstufe einer Luxationsfraktur nach vorne

Abb. 2a u. b. Bruchspalt nur seitlich sichtbar. Röntgen der oberen Halswirbelsäule eines 52jährigen Landwirtes, der 2,5 m von einer Holzfuhre stürzte. Im ap-Bild ist der Bruch *nicht* zu erkennen. Seitlich sieht man die Bruchfläche *quer* verlaufen

Abb. 3a u. b. Densbruch hauptsächlich an der Kippung nach hinten zu erkennen. Röntgen der oberen Halswirbelsäule eines 44jährigen Bauern, der vom Leiterwagen auf die Tenne stürzte. Im ap-Bild ist die Fraktur nicht zu sehen. Seitlich erkennt man einen Einbruch an der Densvorderfläche knapp caudal des Bogens des 1. Halswirbels. Der Dens ist um 10 Grad nach hinten gekippt. Es ist dies eine Vorstufe einer Luxationsfraktur nach hinten

Beispiele für Densbrüche ohne Verschiebung

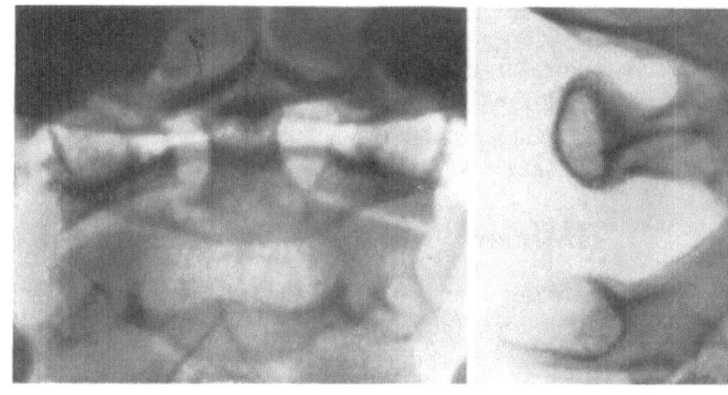
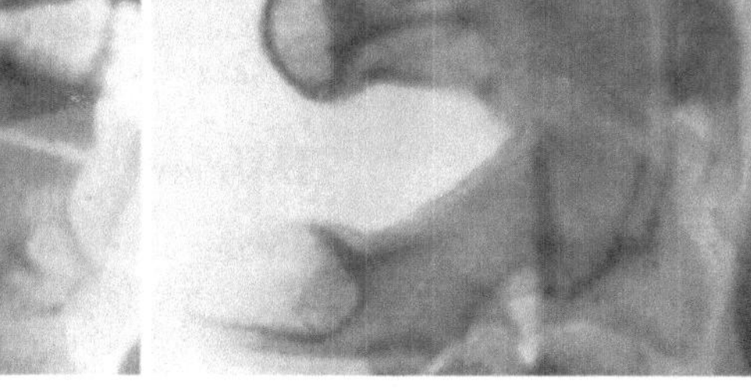

Abb. 1a   Abb. 1b

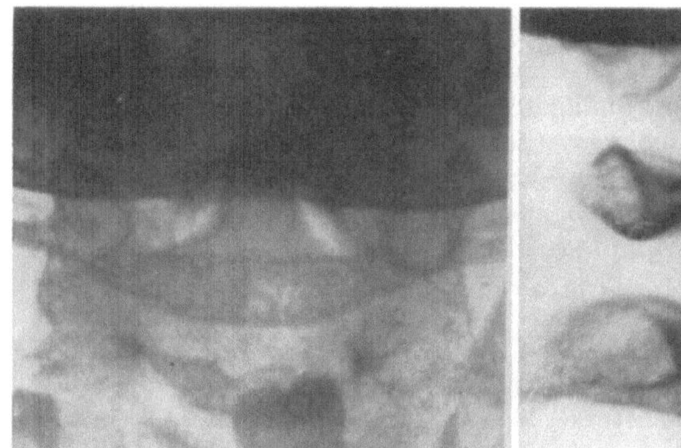
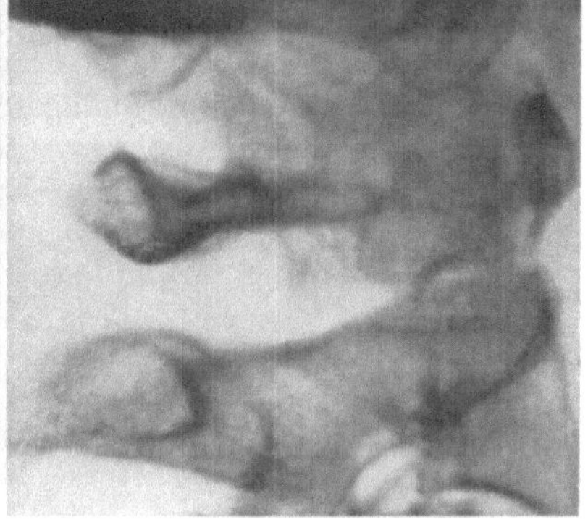

Abb. 2a   Abb. 2b

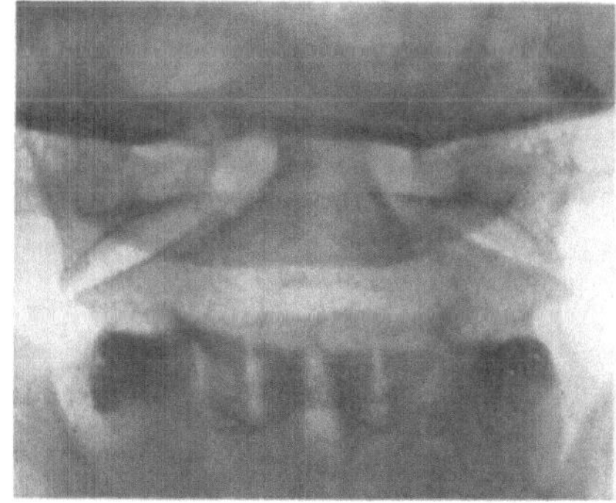
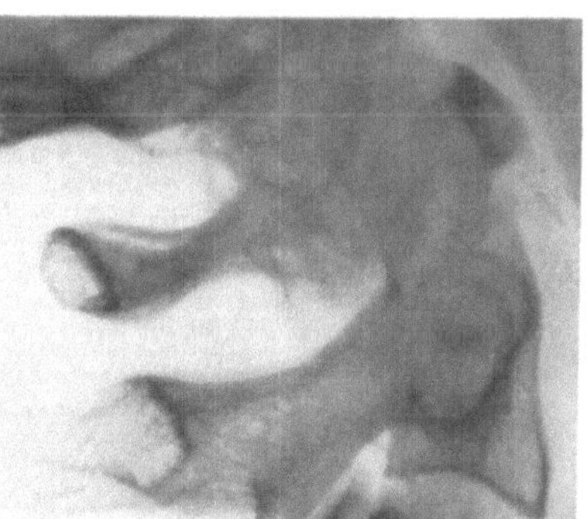

Abb. 3a   Abb. 3b

zugeben und sie deshalb in Klammer angeführt haben. Hingegen ist ein zusätzliches Rotationsmoment bei jeder der drei Gruppen möglich, am meisten nach unserer Erfahrung bei den Verschiebungen des 1. Halswirbels nach vorne und zur Seite. Dies erklären wir uns damit, daß bei den Verschiebungen nach vorne und zur Seite sich der luxierte Wirbel wesentlich leichter verdrehen kann, da er keinen Halt findet, als bei der Verschiebung nach hinten, bei der doch eine gewisse Schienung durch den Bogen bzw. den Dornfortsatz des 2. Halswirbels wirksam wird.

II. Unfallhergang

Meistens sind es Stürze aus der Höhe, die zu Densfrakturen mit und ohne Verschiebung führen können (Heuwagen, Leiter, Gerüst usw.). Je nach dem aber wie der Verletzte aufschlägt, ob mit der Stirn oder mit dem Hinterhaupt kommt die Halswirbelsäule in Überstreckung oder in Beugestellung. Es kommt dann dadurch im ersten Fall zu einer Densfraktur mit Verschiebung des ersten Halswirbels bzw. des Kopfes im unteren Kopfgelenk nach hinten bei starker Beugung hingegen nach, vorne.

Die Größe der Verschiebung ist dabei nicht nur von der Höhe des Sturzes, sondern sicher auch vom Spannungszustand der Halsmuskulatur im Augenblick des Unfalls abhängig.

Es kann aber, wenn auch wesentlich seltener, durch Sturz in ebenem Gelände, durch Schlag auf den Kopf, Anrennen gegen ein Hindernis oder bei einem Verkehrsunfall zu einem Densverrenkungsbruch kommen.

Seltenheitswert hat ein Fall, den uns Hamperl und Maller beschreiben, wo durch eine Prostata-Carcinom-Metastase im Dens eine Luxationsfraktur nach vorne entstand.

III. Klinisches Bild

1. Schmerzen

Der Verletzte klagt über Schmerzen im Hinterkopf und im Nacken. Recht typisch sind neuralgieform ausstrahlende Beschwerden im Bereich des Nervus occipitalis, die manchmal als quälendes Ohrenstechen geschildert werden. Auch Schluckbeschwerden kommen vereinzelt vor.

Abb. 4a—c. Densbruch mit Verschiebung des 1. Halswirbels nach hinten. — a) Seitliches Röntgenbild der oberen Halswirbelsäule eines 32jährigen Landwirtes, der von der Strohfuhre stürzte. Der Dens quer an der Basis gebrochen und mit dem 1. Halswirbel um volle Breite nach hinten verschoben und um 15 Grad nach hinten gekippt. — b) zeigt diese Luxationsfraktur in einem Sagittalschnitt-Modell des Skelets. Der 2. Halswirbel und der abgebrochene Dens schwarz gefärbt; — c) die dazugehörige Skizze

Abb. 5a—e. Densbruch mit Verschiebung des 1. Halswirbels nach vorne. — a) Seitliches Röntgenbild der oberen Halswirbelsäule eines 32jährigen Chauffeurs, der sich mit dem Auto überschlug. Der Dens an der Basis gebrochen, um volle Breite nach vorne verschoben und um ungefähr 25 Grad nach vorne gekippt; — b) zeigt diese Luxationsfraktur in einem Sagittalschnittmodell des Skelets. Der 2. Halswirbel und der abgebrochene Dens schwarz gefärbt; — e) die dazugehörige Skizze

Abb. 6a—c. Densbruch mit Verschiebung des 1. Halswirbels zur Seite und Rotation. — a) ap-Röntgenbild der oberen Halswirbelsäule eines 31jährigen Maurers, der 4 m vom Dachboden stürzte. Die Densfraktur reicht 2 bis 3 mm in der Körper des 2. Halswirbels. Der 1. Halswirbel ist mit dem abgebrochenen Dreherzahn um volle Breite nach links verschoben. Es besteht außerdem eine Verdrehung, die man daran erkennen kann, daß sich die rechten Gelenksflächen des 1. und 2. Halswirbels um 5 bis 6 mm überschneiden; — b) zeigt diese Luxationsfraktur in einem Frontalschnittmodell des Skelets. Der 2. Halswirbel und der abgebrochene Dens schwarz gefärbt; — c) die dazugehörige Skizze

Die typischen Verschiebungen des 1. Halswirbels bei der Densfraktur

Abb. 4

Abb. 5

Abb. 6

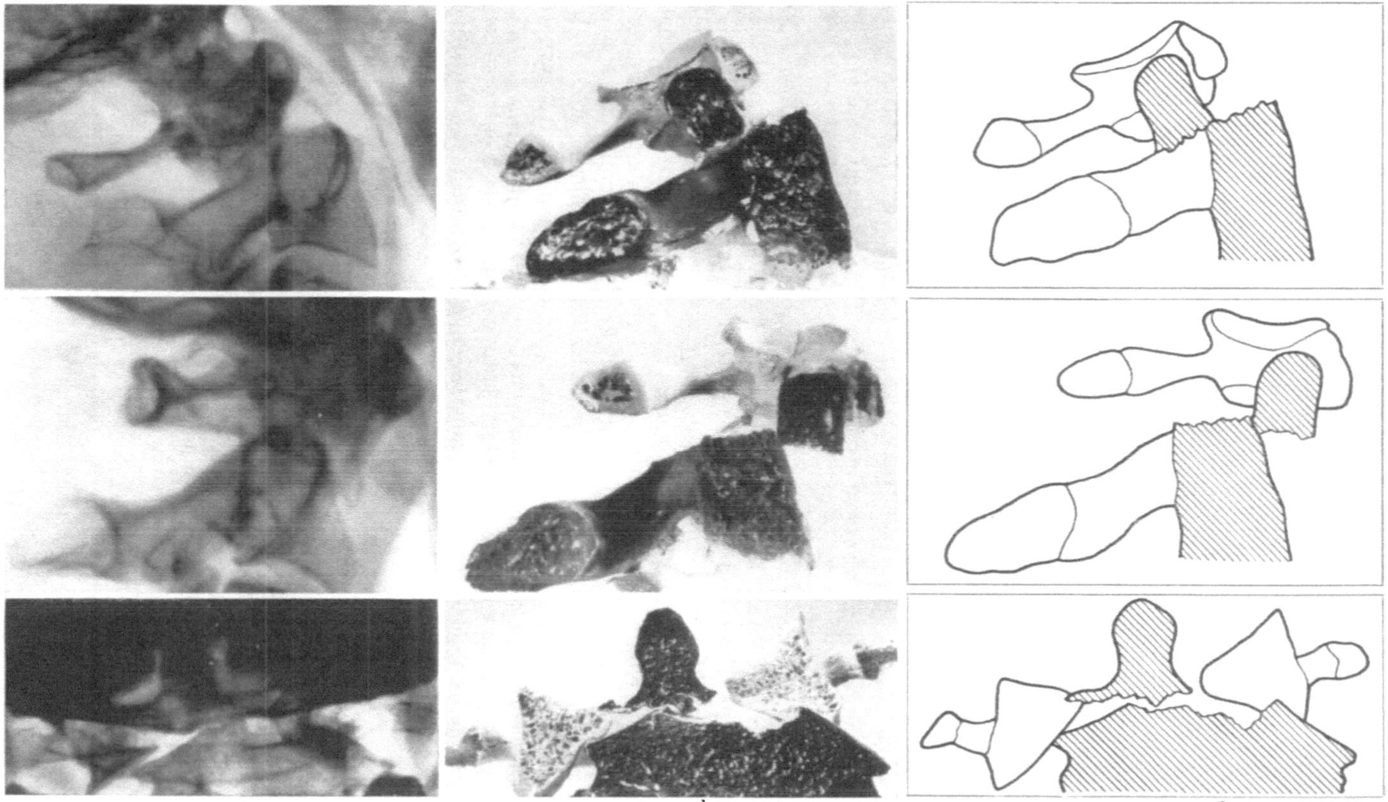

a

b

c

2. Haltung des Kopfes und der Halswirbelsäule

Kienböck beschreibt sie sehr treffend als ein Aufheben der Sicherheit in der Kopfhaltung. Er unterscheidet drei Grade, die uns aber schon teilweise von den Meistern der klinischen Beobachtung in der vorröntgenologischen Ära geschildert werden.

a) Schwerster Grad. „Der Kopf hat jeden Halt verloren und fällt schlaff herab wie bei einem Guillautinierten" (Ehrlich, Huber, Spangenberg); b) Mittlerer Grad. Der Kopf wird beim Gehen und Stehen in einer bestimmten Haltung vorsichtig steif mit den Händen unterstützt vor jeder Erschütterung bewahrt; c) Leichtester Grad. Der Kopf hat zwar seinen Halt nicht eingebüßt, wird aber steif gehalten und meist hoch getragen. „Die Verletzten wandeln mit statuenhaft steif gehaltenem Kopf umher" (Wagner und Stolperer).

Es kann aber diese schwere Verletzung auch sehr symptomarm verlaufen. Es sind uns Fälle beschrieben, wo trotz einer Densfraktur mit Verschiebung des ersten Halswirbels nicht einmal die Arbeit unterbrochen wurde (Vulliet). Bei einer entsprechenden Anamnese sollen daher immer Spezialröntgenaufnahmen des Dens gemacht werden.

An der Kopfhaltung kann weiter auffällig sein:

a) Eine Winkelstellung, d. h. eine Neigung des Kopfes nach vorne oder rückwärts. Sie wird aber häufig vor allem bei den nicht frischen Fällen durch eine Gegenkrümmung in der mittleren oder unteren Halswirbelsäule „maskiert"; b) Eine Drehung des Kopfes, wenn bei der Luxation eine Rotationskomponente vorhanden ist; c) Eine Horizontalverschiebung des Kopfes. Es kann bei starker Verschiebung der Kopf in der Sagittalebene nach vorne oder hinten rücken. Dabei kommt es zu einer verstärkten Einbuchtung zwischen Hinterhauptsschuppe und Halswirbelsäule bei der Luxation nach hinten und zu einem Verstreichen des Grübchens an dieser Stelle bei der Luxation nach vorne.

Wittek zeigt uns schon 1906 ein Photo, wo man dieses Kopfvorrücken über die frontale Thoraxbegrenzung bei einer Densfraktur mit Luxation des 1. Halswirbels nach vorne gut erkennen kann.

3. Kopfbeweglichkeit

Von der aktiven Beweglichkeit kann das Vor- und Rückneigen, welches hauptsächlich im oberen Kopfgelenk zwischen Hinterhaupt und Atlas stattfindet, noch möglich sein. Hingegen sind die Drehbewegungen des Kopfes, die im unteren Kopfgelenk zwischen Atlas und Epistropheus durchgeführt werden, fast immer aufgehoben. Passive Bewegungsversuche sind meist äußerst schmerzhaft und sollen auf keinen Fall erzwungen werden.

Schließlich sei noch auf die Möglichkeit der palpatorischen Feststellung eines Densverrenkungsbruches durch den Mund hingewiesen, wobei manchmal an der hinteren Rachenwand das starke Vorspringen des 1. Halswirbels zu ertasten ist (Huber diagnostiziert so einen Fall schon 1846).

In einer Übersicht soll nun nochmals das klinische Bild zusammengefaßt werden, wobei die wichtigsten Symptome kursiv gesetzt sind:

Das klinische Bild der Densfraktur

Unfallhergang	Schmerz	Kopfhaltung
Sturz aus der Höhe	*Occipitalis-Neuralgien*	*Steifhalten des Kopfes*
Sturz beim Gehen	(Ohrenschmerzen)	(„statuenhaftes Wandeln")
Verkehrsunfälle	Hinterhaupt	Kopf hat keinen Halt
	Nacken	(Guillautinierter)
		Hände unterstützen den
		Kopf

Wirbelsäulenhaltung	Aktive Kopfbeweglichkeit
Verdrehung des Kopfes	*Drehbewegungen aufgehoben oder stark*
(nur bei Rotationssubluxation)	*behindert*
Vor- oder Rückneigung	Vor- und Rückneigung noch
(häufig durch die Gegenkrümmung maskiert)	möglich
Vor- und Rückverschiebung des Kopfes	
(Nackengrube schwächer oder stärker	
ausgeprägt)	

IV. Primäre Lähmung

(BERNDT, BJERRE, BRILL, BRÜHL, HUN, VULLIET, WURNIG u. a.)

Schon 1846 berichtet uns HUBER einleitend Folgendes von einer Densfraktur:

„Ich veröffentliche diesen Fall, weil er mir Gelegenheit verschaffet, die ziemlich allgemeine Ansicht, als würden bei den Brüchen der Wirbelbeine alle unter der Bruchstelle befindlichen Organteile gelähmt, meine längst genährten Zweifel laut werden zu lassen."

Es ist auffallend, daß die primären Lähmungen bei der Densfraktur auch bei Fällen mit Verschiebung des 1. Halswirbels relativ selten sind. So kam es in dem schon einmal zitierten Fall von HAMPERL und MALLER mit Zerstörung des Dens durch eine Prostata-Carcinom-Metastase zwar zu einem Decubitus an Kinn und Brust durch die maximale Verschiebung und Beugung des Kopfes nach vorne, aber trotzdem zu keiner Lähmung. Wir müssen den Grund dafür einmal in dem großen Lumen des Wirbelkanales im Bereich des 1. und 2. Halswirbels suchen, zum andern kommt der Densfraktur bei der Verschiebung des 1. Halswirbels nach vorne geradezu lebensrettende Bedeutung zu. Denn so hat das Rückenmark noch etwas Platz, nach vorne auszuweichen und sich S-förmig gekrümmt dem neu entstandenen Wirbelkanal anzupassen. Im gegenteiligen Falle aber würde der stehengebliebene Dreherzahn wie ein Stempel das Halsmark abquetschen.

Welche neurologischen Frühsymptome können wir erwarten? Gleich nach dem Sturz wird häufig ein commotioartiges Syndrom beobachtet (Bewußtlosigkeit, retrograde Amnesie, Brechreiz und Erbrechen). Es ist sicher, daß bei Stürzen auf den Kopf auch eine Gehirnerschütterung als Nebenbefund möglich ist, doch kann man sich ebenso gut vorstellen, daß bei einer maximalen Beugung oder Streckung der Halswirbelsäule mit nachfolgender Verschiebung des 1. Halswirbels die Vertebralarterien komprimiert werden und eine vorübergehende Anämie des Gehirnes ähnliche Erscheinungen hervorrufen könnte. Weiter können *Teil- oder komplette Lähmungen einer oder beider oberen Extremitäten* auftreten, wie sie uns von Dürk für eine Densfraktur ohne Verschiebung, von Ciminato bei einem Zahnbruch mit Verschiebung nach vorne, von Brill, Vulliet und Wurnig bei einer solchen nach hinten und schließlich z. B. von Hun bei einer Luxationsfraktur des Dens zur Seite beschrieben wurden.

Schilderungen von *primären Halbseitenlähmungen* nach Densfrakturen verdanken wir Brühl bei einem Fall einer Densluxationsfraktur zur Seite und Berndt bei einer Subluxationsfraktur nach hinten.

Es ist aber auch möglich, daß alle *vier Extremitäten* gleich nach dem Unfall *teilgelähmt* sind, z. B. Pierre Densluxationsfraktur nach hinten, Wüsthof Luxationsfraktur nach vorne. Auch *Tetraplegien* sind uns z. B. von Osnato in einem Fall mit Verschiebung des ersten Halswirbels nach hinten beschrieben worden.

Im allgemeinen haben alle diese Lähmungen bei entsprechender Behandlung eine gute Prognose. Sie bilden sich, wenn es gelingt, den Densbruch in reponierter Stellung zur Heilung zu bringen, in der Regel zurück und kehren nicht wieder.

Anders und oft sehr dramatisch kann sich der Lähmungsverlauf aber gestalten, wenn man entweder die Schwere der Verletzung nicht erkennt oder die knöcherne Heilung des Bruches nicht eintritt.

V. Spätlähmung

(Breitner, Ciminata, Elliott und Sachs, Hogenauer,
Naegeli, Wüsthoff, Wurnig u. a.)

Über diese Komplikation wird häufig berichtet. Sie kann dadurch entstehen, daß bei einem pseudarthrotisch geheilten Densbruch ohne Verschiebung sekundär eine Dislokation auftritt. Es besteht aber auch die Möglichkeit, daß das Halsmark schon durch eine nicht reponierte Luxationsfraktur S-förmig verzogen, aber gerade noch unbeschädigt durch eine weitere leichte Verschiebung verletzt wird. Dabei braucht kein neues Unfallereignis stattfinden. Schon durch plötzliche Drehbewegungen des Kopfes kann eine sekundäre Verengung des Wirbelkanals und damit Schädigung des Rückenmarkes eintreten. Dasselbe Ereignis kann verständlicherweise auch durch leichte oder schwerere spätere Traumen ausgelöst werden. Es können zwischen dem primären Unfall und der Lähmung Tage, Wochen, Jahre, ja sogar Jahrzehnte vergehen. Die Nervenstörung kann manchmal durch eine entsprechende Therapie — Reposition im Dauerzug und Ruhigstellung — reversibel sein, wenn es aber nicht gelingt, eine dauerhafte Stabilisierung zu erreichen, können jederzeit erneut Paresen auftreten. Die Prognose ist somit bei der Spätlähmung bedeutend ernster zu stellen, und nicht selten kommt es zum Tod des Verletzten.

So beschreibt uns Elliott und Sachs den Fall einer Densfraktur mit Luxation nach vorne, bei der dreimal in Abständen von 1 bis 7 Jahren immer wieder Lähmungen auftraten und zum Rückgang gebracht werden konnten, bis schließlich bei einer vierten Lähmung der Tod eintrat.

VI. Tod

(Angelseco und Buzoianu, Berndt, Bernstein, v. Coste, Dürk, Ellermann, Eve, Gibson, Hun, Jahna, Kienböck, Kolisko, Osgood, Puppe, Wurnig u. a.)

Es ist nach den beiden Abschnitten über die Früh- und Spätlähmung verständlich, daß der Tod bei dieser Verletzungsart entweder unmittelbar nach dem Unfall oder beim Ausbleiben der Heilung jederzeit durch sekundäre Halswirbelverschiebung auftreten kann. Das Halsmark wird dabei entweder über die scharfe Kante des zentralen Bruchfragmentes gedrückt, oder der Dens epistropheus preßt sich durch Kippung wie ein Stempel gegen das Medullar-Rohr. Man kann sich aber auch vorstellen, daß durch Blutungen im Halsmark der Tod eintreten kann.

Kienböck berichtet 1928 in einer Sammelstatistik bei 53 Densfrakturen über 24 Todesfälle.

Brühl verdanken wir folgende Zusammenstellung aus dem Jahre 1935 (Sammelstatistik).

Bei 22 Densfrakturen ohne Verschiebung .... 12 Todesfälle
Bei 38 Densfrakturen mit Verschiebung von C 1 nach vorne .... 11 Todesfälle
Bei 19 Densfrakturen mit Verschiebung von C 1 nach hinten ...... 5 Todesfälle
Bei 7 Densfrakturen mit Rotation von C 1 .... 2 Todesfälle
Bei 3 Densfrakturen mit Verschiebung von C 1 zur Seite .... 1 Todesfall

Bei 89 Densfrakturen .... 31 Todesfälle

Zur Illustration seien noch einige Einzelfälle aus der Literatur angeführt.

Angelseco und Buzoianu: Densfraktur primär ohne Verschiebung bei einer 45jährigen Frau. Keine Fixation, Tod am Tage nach dem Unfall beim Aufsetzen im Bett.

Eve: Densfraktur mit Luxation nach vorne bei einem 40jährigen Mann. Exitus 2½ Stunden nach dem Unfall, Tetraplegie.

Ellermann: Densfraktur primär ohne Verschiebung bei einem 41jährigen Mann. Keine Fixation, plötzlicher Tod nach sechs Wochen beim Aufsetzen im Bett.

Bernstein: Densfraktur mit Rotationssubluxation bei einem 18jährigen Mann, primär keine Lähmung, zunehmende Paresen vom 72. Tag an, Exitus 101 Tage nach dem Unfall.

Dürk: (Siehe Fall des 18jährigen Mädchens in der Einleitung.)

Puppe: 37jähriger Mann stürzt vom Gerüst. Es wird nur ein Bruch des 2. Lendenwirbels erkannt, die Densfraktur übersehen. *25 Jahre* später wird bei einer Wirtshausrauferei dem Verletzten leicht der Kopf verdreht, plötzlicher Tod. Die Obduktion ergibt, daß Hinterhauptsschuppe, Atlas, der verschobene Dens und der dritte Halswirbel so miteinander verwachsen sind, daß der Wirbelkanal auf ein Drittel seiner ursprünglichen Weite verengt ist. Durch Kopfdrehung nach links kommt es dabei zu einer noch stärkeren Verengung, die eine Abquetschung des Rückenmarkes bewirkte.

VII. Röntgen

Es war zwar die Densfraktur schon in der Vor-Röntgenära bekannt, doch handelt es sich dabei praktisch immer um Densluxationsfrakturen. Densfrakturen ohne Verschiebung bzw. Pseudarthrosen ohne Verschiebung wurden nur bei der Obduktion gesehen und beschrieben.

Erst das Röntgen und eine entsprechende Aufnahmetechnik brachten hier einen Wandel.

Holzknecht hat schon im Jahre 1904 die auch heute meist geübte Technik angegeben, und wir fanden im Jahre 1906 bei Wittek ein schönes ap-Bild einer Rotations-Subluxation nach vorne durch den geöffneten Mund dargestellt.

Fritsche führt 1913 einen kleinen Film in den kokainisierten Nasenrachenraum ein und schießt dann die Aufnahme von dorsal nach ventral. Wir bedienen uns zur ap-Aufnahme der auch sonst gebräuchlichen Technik (Abb. 7a—9b):

Unter den Kopf des liegenden Verletzten wird eine 13/18-Platte so geschoben, daß der obere Kassettenrand unter die Protuberantia occipitalis zu liegen kommt und der seitliche Kassettenrand rechts und links gleich weit von der Haut entfernt ist. Der Kopf ist in Mittelstellung, der Mund des Verletzten soll maximal geöffnet und in dieser Stellung mit einem Holzspatel fixiert sein. Dabei soll der Rand der oberen Schneidezähne senkrecht über der Hinterhauptsschuppe liegen. Der Zentralstrahl der Röntgenröhre zeigt in der Medianebene am caudalen Rand der Schneidezähne vorbei, senkrecht auf die Kassette (Abb. 7a u. b). War das Kinn zu stark angezogen, so verdecken die Zähne den Dens (Abb. 8a u. b), war der Kopf hingegen zu stark nach hinten geneigt, tut dies die Hinterhauptsschuppe (Abb. 9a u. b). Man kann den störenden Zahn bzw. Kieferschatten auch wegbekommen, wenn man den Kopf des Verletzten gut fixiert und während der Expositionszeit den Mund immer wieder rasch öffnen und halb schließen läßt. Es wird der Unterkieferschatten dadurch auseinandergezogen („verwischt"). Der erste und zweite Wirbel können sich dadurch gut durchzeichnen (Ottonello). Wir haben allerdings diese Technik nur selten verwendet.

Abb. 7a. Richtige Einstellung der ap-Aufnahme des Dens epistropheus. Unter den Kopf des liegenden Verletzten eine 13/18 Platte. Oberer Kassettenrand protuberantia occipotalis Kopf in *Mittelstellung*, maximal geöffneter Mund mit einem Holzspatel fixiert. Der Rand der oberen Scheidezähne senkrecht über der Hinterhauptsschuppe. Der Zentralstrahl zeigt an den oberen Schneidezähnen senkrecht zur Kassette

Abb. 7b. ap-Röntgenbild des 1. und 2. Halswirbels bei der obigen richtigen Einstellung. Der Dens epistropheus kommt dabei völlig frei zur Ansicht und kann genau beurteilt werden

Abb. 8a. Falsche Einstellung der ap-Aufnahme des Dens epistropheus. Der Verletzte hat das Kinn zu weit an die Brust gezogen, der Kopf ist somit *nicht in Mittelstellung*. Der Zentralstrahl trifft auf die oberen Schneidezähne, die sich so auf den Dens projizieren

Abb. 8b. ap-Röntgenbild des 1. und 2. Halswirbels bei der obigen falschen Einstellung. Der Dens ist durch die Schneidezähne verdeckt und dadurch schlecht zu beurteilen

Abb. 9a. Falsche Einstellung der ap-Aufnahme des Dens epistropheus. Der Kopf ist zu weit nach hinten geneigt, daher nicht in Mittelstellung. Der Zentralstrahl zeigt in den geöffneten Mund, statt an den oberen Schneidezähnen vorbei. Der Dens projiziert sich daher in die Hinterhauptsschuppe

Abb. 9b. ap-Röntgenbild des 1. und 2. Halswirbels bei der obigen falschen Einstellung. Der Dens projiziert sich in die Hinterhauptsschuppe und kann deshalb schwerer beurteilt werden

Zur Technik der Einstellung der Densröntgenaufnahme im ap-Bild

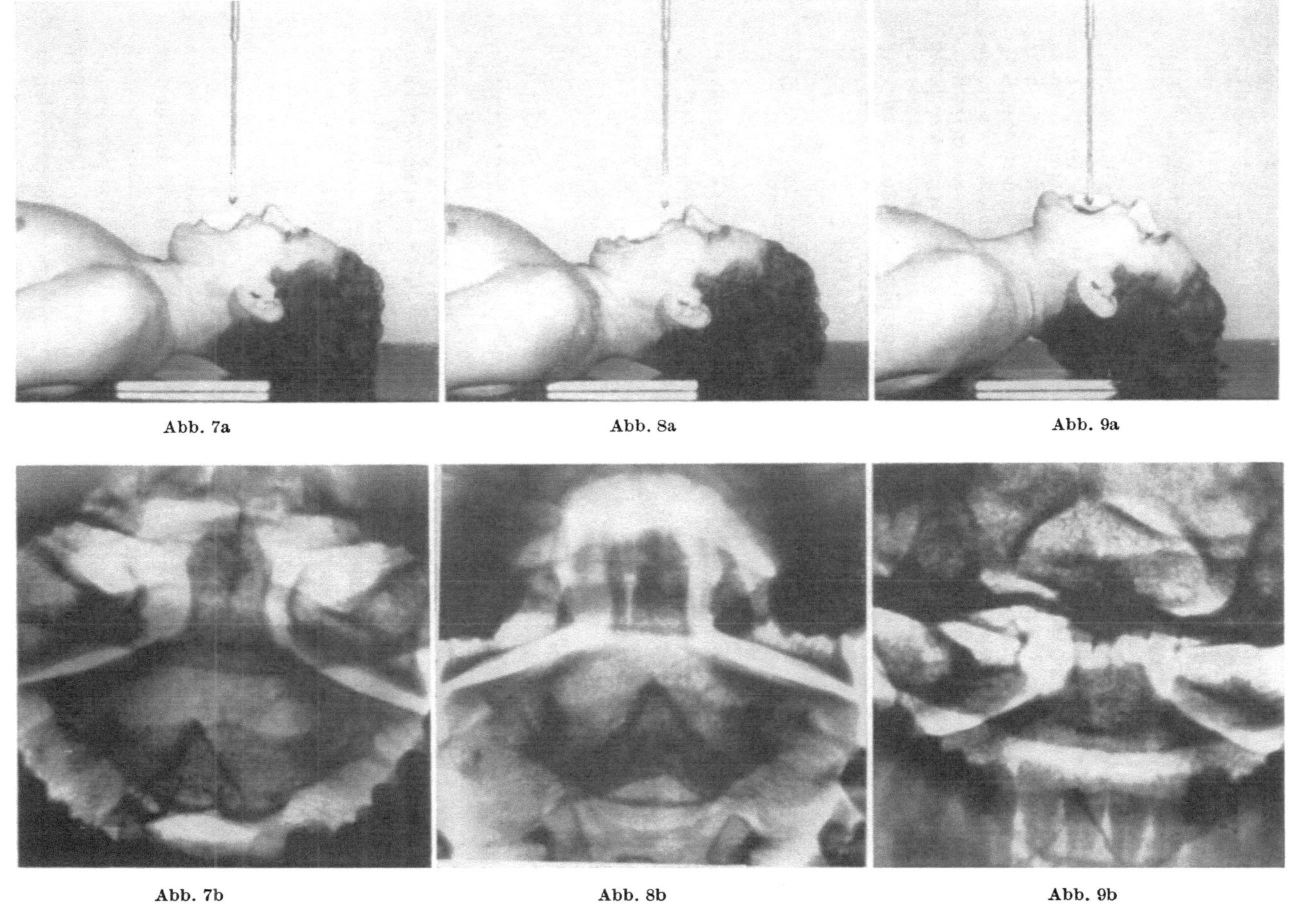

Abb. 7a Abb. 8a Abb. 9a

Abb. 7b Abb. 8b Abb. 9b

Zur Seitenaufnahme wird am liegenden Patienten ein 13/18-Film in Querformat direkt an die Halswirbelsäule angelegt. Der Zentralstrahl muß genau senkrecht zum zweiten Halswirbel und zur Platte eingestellt werden, da Neigungen und Verdrehungen vor allem im Gipsverband, wenn der Wirbel nicht ganz scharf abgebildet wird, Subluxationen oder Luxationen vortäuschen und zu falschen therapeutischen Maßnahmen verleiten können. Dazu ein Beispiel (Abb. 10—13):

Ein 68jähriger Weinbauer wird mit einer Densfraktur und Subluxation des ersten Halswirbels um halbe Densbreite nach hinten eingeliefert (Abb. 10). Nach der Reposition mit der Glissonschlinge ist die Teilverrenkung einwandfrei behoben (Abb. 11). Eine Röntgenkontrolle nach vier Tagen im Gips zeigt aber anscheinend eine neuerliche Subluxation des ersten Halswirbels um 6 mm nach hinten (Abb. 12a). In Wirklichkeit handelt es sich aber um ein verdrehtes bzw. schlecht eingeneigtes Bild. Dadurch springt die Massa lateralis des zweiten Halswirbels mit der Gelenksfläche weiter nach ventral vor. Die richtigen Verhältnisse zeigen ein genau seitliches Bild und die seitliche Tomographie (Abb. 12b u. c). Wie diese Täuschung zustande kam, kann man an einer Schrägaufnahme der oberen Halswirbelsäule sehen. Hier springt die Gelenksfläche des zweiten Halswirbels um 10 mm vor, so daß der Dens um volle Breite nach hinten verschoben erscheint (Abb. 13).

Tomographie

Sie stellt eine wertvolle Bereicherung und Ergänzung der Normalaufnahme dar und hat sich uns vor allem auch bei der schwierigen Beurteilung des Repositionsergebnisses im Gipsverband bewährt (Ap-Aufnahme). Zu diesem Zweck schießen wir ap und wenn notwendig auch seitlich bei der ersten Gipskontrolle einige Aufnahmen in 5-mm-Abständen und merken uns dann diejenige Schichttiefe vor, bei der sich der Dreherzahn am schönsten abbildet. Bei den weiteren Gipskontrollen braucht man dann immer nur eine tomographische Aufnahme zu machen.

Auch die einwandfreie Beurteilung der Festigkeit einer Densfraktur nach Gipsabnahme erlaubt die Tomographie. Es kann die caudale Begrenzung der Massa lateralis des 1. Halswirbels einen Pseudarthrosenspalt vortäuschen (Abb. 14a—14c). Anderseits ist es aber z. B. auch möglich, daß die Bruchfläche einer Pseudarthrose, wenn sie leicht konkav in den Denskörper reicht oder der Dens etwas gekippt ist, im Seitenbild nicht zur Darstellung kommt (Abb. 15a—c).

VIII. Behandlung

Bei seltenen Verletzungen dauert es oft Jahrzehnte, bis sich eine Behandlungsform bewährt hat und auch durchsetzen kann. Es sind ja meist nur Einzelfälle, die zur Beobachtung kommen, und so ist die persönliche Erfahrung der verschiedenen Chirurgen und Autoren nur gering. Wir fanden z. B. — Sammelstatistiken ausgenommen — bei 68 verschiedenen Autoren der Weltliteratur nur über 119 Fälle von Densfrakturen berichtet.

Als 1846 der Militärarzt Huber, der mit großer klinischer Beobachtungsgabe eine Densfraktur mit Luxation diagnostiziert, einen Wund-

Falsche Röntgeneinstellung kann bei der Densfraktur eine Subluxation vortäuschen

Abb. 10. 22. 10. 1959. Seitliches Röntgenbild der oberen Halswirbelsäule eines 68jährigen Bauern, der von der Strohfuhre stürzte. Der Dens an der Basis gebrochen, die Bruchfläche verläuft leicht nach hinten abfallend. Der Dreherzahn mit dem 1. Halswirbel um halbe Densbreite nach hinten verschoben

Abb. 11. 22. 10. 1959. Röntgenkontrolle nach der Reposition mit der Glissonschlinge zeigt ideale Stellung

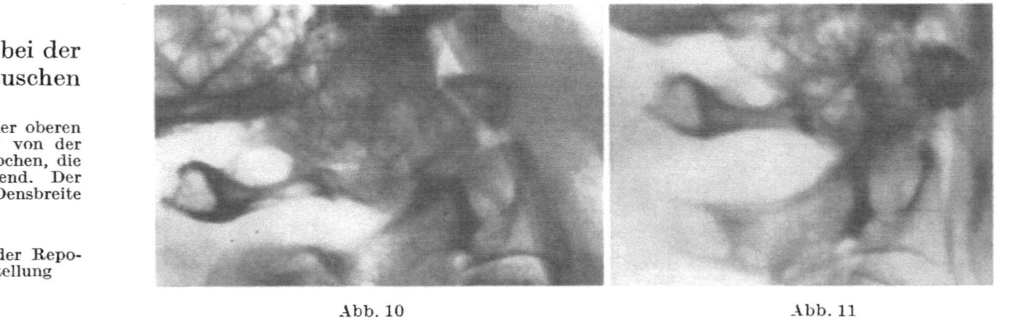

Abb. 10

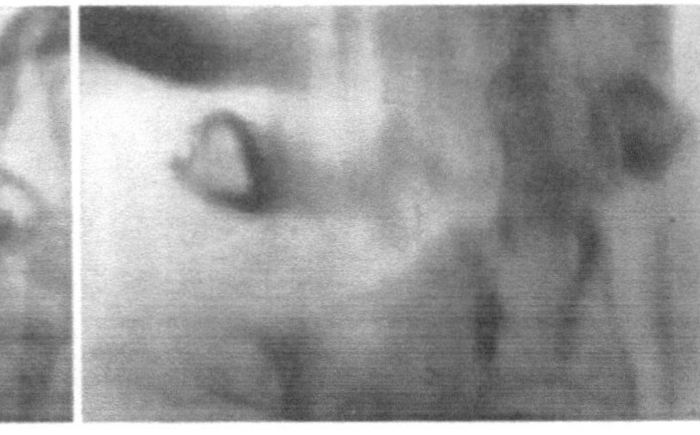

Abb. 11

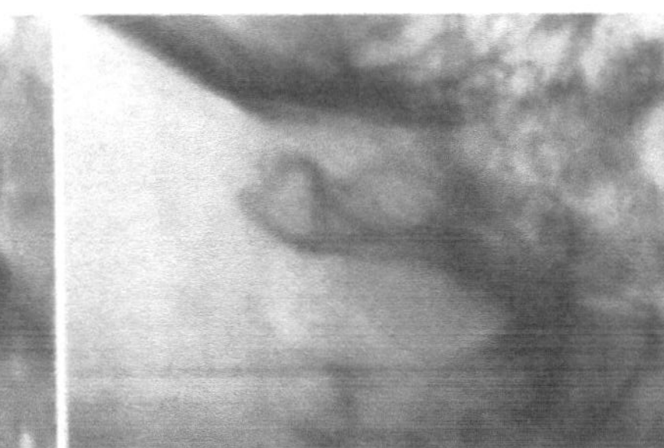

Abb. 12a

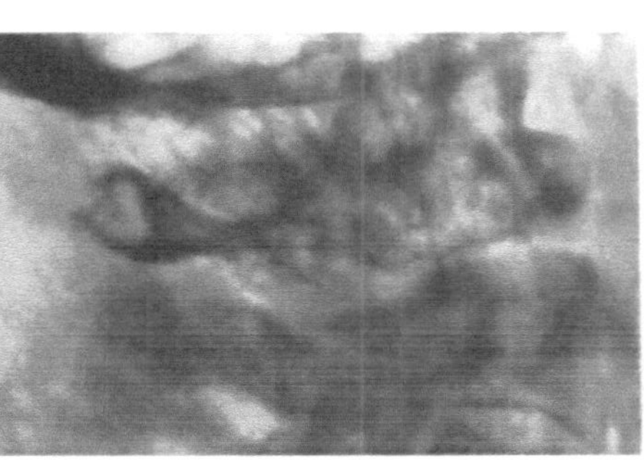

Abb. 12b

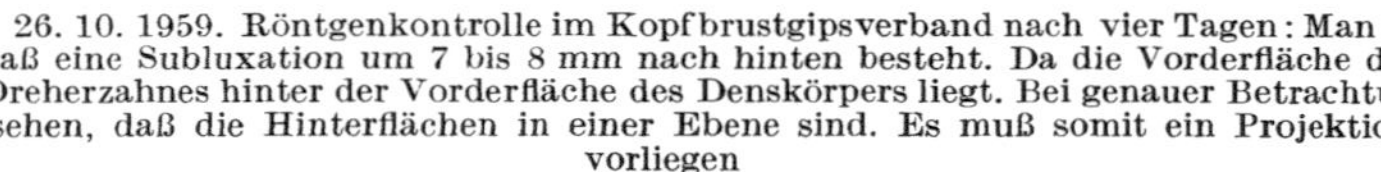
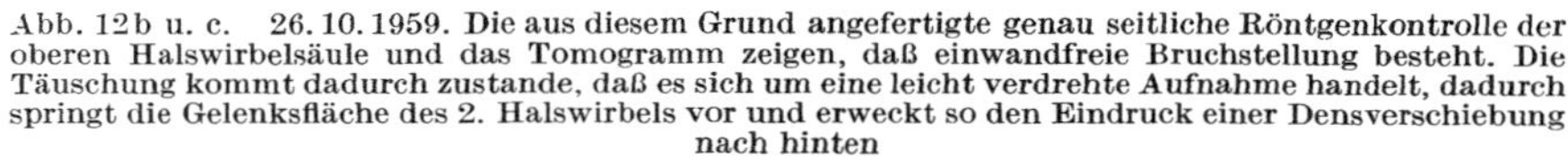

Abb. 12c

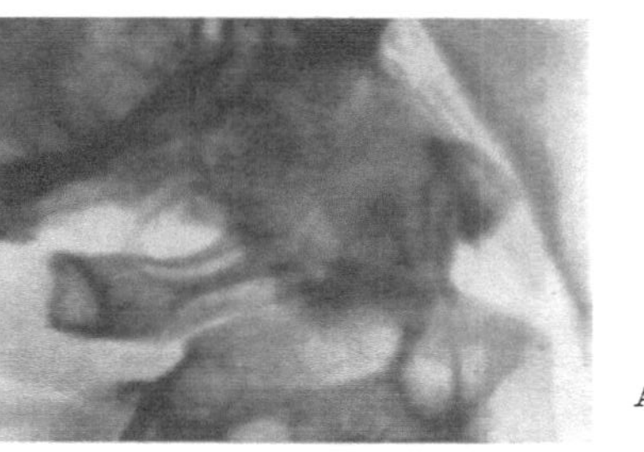

Abb. 13

Abb. 12a. 26. 10. 1959. Röntgenkontrolle im Kopfbrustgipsverband nach vier Tagen: Man hat den Eindruck, daß eine Subluxation um 7 bis 8 mm nach hinten besteht. Da die Vorderfläche des abgebrochenen Dreherzahnes hinter der Vorderfläche des Denskörpers liegt. Bei genauer Betrachtung aber kann man sehen, daß die Hinterflächen in einer Ebene sind. Es muß somit ein Projektionseffekt vorliegen

Abb. 12b u. c. 26. 10. 1959. Die aus diesem Grund angefertigte genau seitliche Röntgenkontrolle der oberen Halswirbelsäule und das Tomogramm zeigen, daß einwandfreie Bruchstellung besteht. Die Täuschung kommt dadurch zustande, daß es sich um eine leicht verdrehte Aufnahme handelt, dadurch springt die Gelenksfläche des 2. Halswirbels vor und erweckt so den Eindruck einer Densverschiebung nach hinten

Abb. 13. Drehaufnahme einer normalen Halswirbelsäule. Hier sieht man die Gelenksfläche des zweiten Halswirbels in ganzer Ausdehnung vorspringen. Man kann sich vorstellen, daß bei einer Densfraktur in diesem Fall vor allem, wenn es sich um eine Aufnahme im Gips handelt, eine Verschiebung um volle Breite vorgetäuscht werden kann

arzt zum Konzilium ruft, schlägt dieser unbefangen einen Repositionsversuch durch Zug am Kopf vor. Huber verweist ihm aber dies „an-
maßend Beginnen", und der Patient stirbt an fortschreitender Lähmung.

Noch 1928 kommen Osgood und Lunt auf Grund einer Sammelstatistik über 56 Fälle der Literatur mit 50% Mortalität zur Ansicht, daß
es ausgeschlossen sei, die Densfraktur zur Heilung zu bringen und Ruge
ist 1930 der Meinung, daß Heilung nur sehr selten eintrete. Es ist so
begreiflich, daß viele Chirurgen, wenn sie einmal einen Fall zur Behandlung bekamen, vor allem, wenn keine Lähmung vorhanden war, gerade
zu einem therapeutischen Nihilismus gedrängt wurden. Erst wenn Spätlähmungen auftreten, wird ein ruhigstellender Verband versucht oder
eine Glissonschlinge zur Dauerzugbehandlung angelegt. Manchmal gelingt es damit, die Lähmung zum Rückgang zu bringen, aber da eine
knöcherne Heilung der Fraktur nicht mehr erreicht werden kann, bleibt
nur zu häufig ein Dauererfolg versagt.

Die Beschwerdefreiheit der Denspseudarthrose verleitet zu einem un-
gerechtfertigten Optimismus in der Beurteilung von Behandlungs-
ergebnissen und Kienböck, der 53 Fälle der Literatur sichtet und dabei

24 Todesfälle findet, schlüsselt vorsichtig seine weiteren Fälle wie folgt auf:
  5 Densfrakturen, primär Lähmungen, reponiert, zu kurze Beobachtungsdauer;
10 Densfrakturen ohne Lähmung, zu kurze Beobachtungsdauer;
14 Densfrakturen ohne Lähmung, mit relativ langer Beobachtungsdauer
(8 Monate bis 13 Jahre).

Überlegen wir nun die therapeutischen Möglichkeiten und nehmen
kritisch dazu Stellung.

Konservative Therapie

1. Densfrakturen ohne Verschiebung

a) Keine Ruhigstellung. Es ist sicher möglich, daß in vereinzelten
Fällen Densfissuren auch spontan ausheilen können. So beschreibt z. B.
Ziegler 1958 einen Fall, der mit Schiefstellung des Dens ohne Behandlung ohne wesentliche Beschwerden ausheilte. Aber es ist sicher sehr ge-
wagt, sich darauf zu verlassen. Vor allem, wenn eine leichte Diastase
zwischen den Bruchstücken sichtbar ist, kann mit einer Spontanheilung

---

Abb. 14a. Seitliches Röntgenbild der oberen Halswirbelsäule eines 58jährigen Hilfsarbeiters, der vor
2 Jahren wegen einer Densfraktur ohne Verschiebung 6 Wochen eine Schanzkrawatte trug. Man hat
den Eindruck, daß der Bruchspalt an der Basis des Dens noch nicht durchgebaut ist

Abb. 14b zeigt eine seitliche Tomographie desselben Falles, Schicht 14. Dabei sieht man, daß die
obere Begrenzung des scheinbaren Bruchspaltes durch die Massa lateralls des 1. Halswirbels und die
caudale Begrenzung durch die Gelenksfläche des 2. Halswirbels gebildet wird

Abb. 14c. Seitliche Tomographie, Schicht 12,5 cm, die den Dens genau trifft, läßt einwandfreie Heilung
erkennen

Abb. 15a. Seitliche Röntgenkontrolle der oberen Halswirbelsäule eines 53jährigen Holzhändlers, der
vor 10 Jahren eine Densfraktur ohne Verschiebung hatte und nur mit Schanzkrawatte ruhiggestellt
wurde. Man erkennt zwar den Bruchspalt noch angedeutet, hat aber den Eindruck einer callösen
Überbrückung

Abb. 15b—c. Tomographie desselben Falles, Schicht 17 und 19, zeigen einwandfrei, daß eine Pseudarthrose vorliegt. Die Täuschung im Normalröntgen kommt dadurch zustande, daß die Bruchflächen
wallartige Ränder haben und dadurch den Pseudarthrosenspalt überdecken

Täuschungsmöglichkeiten des Normalröntgen, die Heilung der Densfraktur betreffend, und Klärung durch die Tomographie

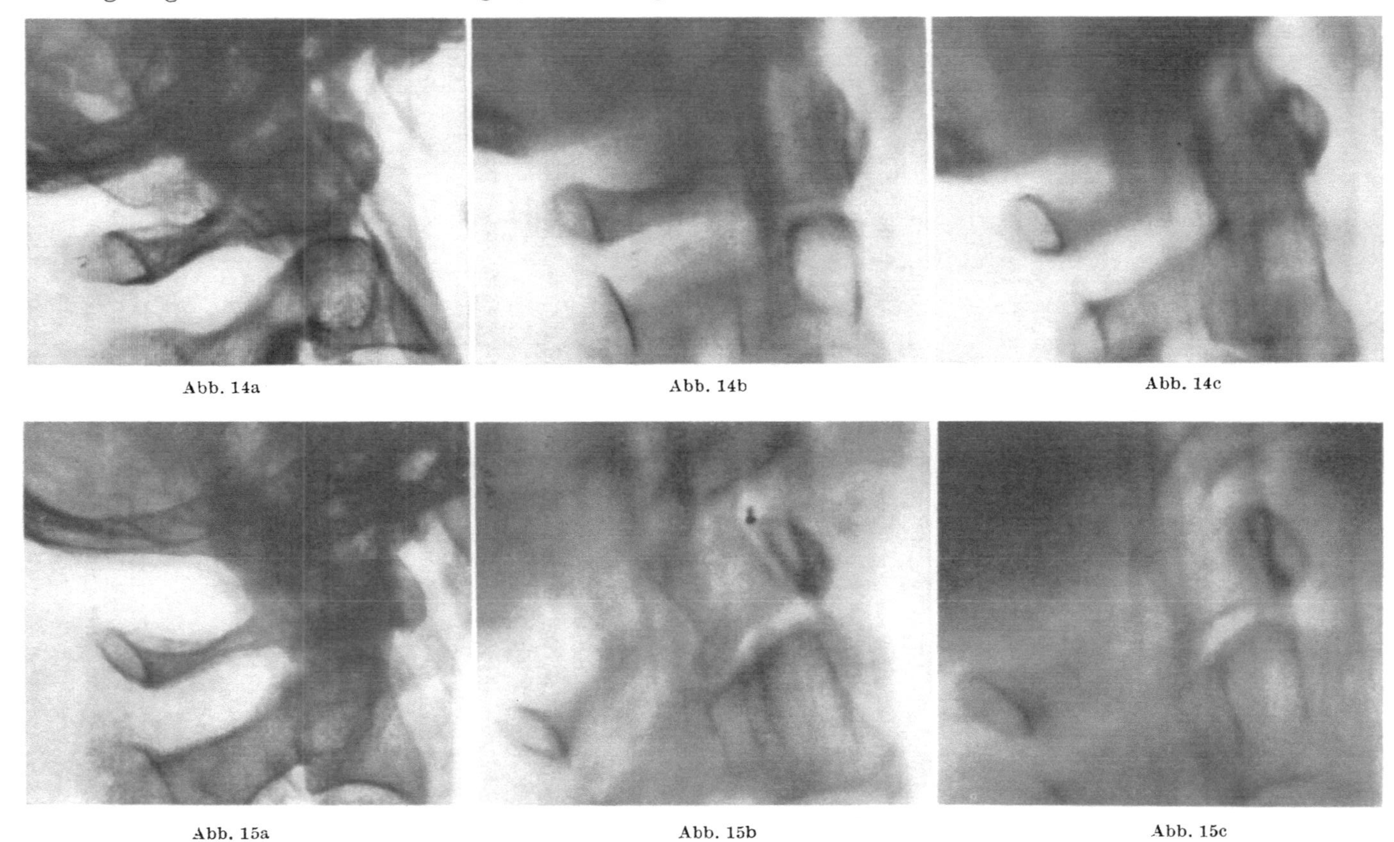

Abb. 14a Abb. 14b Abb. 14c

Abb. 15a Abb. 15b Abb. 15c

niemals gerechnet werden. Die Behandlung einer erkannten Densfraktur mit Massage und passiven Bewegungen dürfte wohl heute nicht mehr durchgeführt werden. Es sei hier auf den Fall verwiesen, den uns Wagner und Stolperer beschreibt, und der auch im Lehrbuch der Knochenbruchbehandlung von Böhler genau zitiert ist, wo ein Verletzter ohne Lähmung acht Tage nach einer Densfraktur während der Massagebehandlung der Halswirbelsäule gelähmt wird und stirbt.

Es wäre aber immerhin noch denkbar, daß unter der Annahme einer einfachen Halswirbeldistorsion passive Bewegungen des Kopfes durchgeführt werden. Bei klinischer Verdachtsdiagnose sei nochmals auf die unbedingte Notwendigkeit von guten Spezialröntgenbildern der oberen Halswirbelsäule hingewiesen.

b) Ruhigstellung mit Schanzkrawatte. Sie stellt bei den meisten Autoren für die nicht verschobenen Brüche die Methode der Wahl dar. Man muß sich aber darüber im klaren sein, daß durch die Schanzkrawatte die Drehbewegungen des Kopfes nicht verhindert werden können. Da aber gerade diese Drehbewegungen im unteren Kopfgelenk somit um den Dreherzahn ausgeführt werden, ist in vielen Fällen die Schanzkrawatte als Ruhigstellung ungenügend. Besonders Densfrakturen mit primärer Diastase sind mit Schanzkrawatte allein nicht zur Heilung zu bringen (Abb. 16a—18b).

c) Fixation mit Kopfbrustgipsverband. Mit dieser Fixationsart wird man am sichersten Heilung erzielen können, denn hier werden oberes, unteres Kopfgelenk und die Halswirbelsäule ruhiggestellt.

d) Fixation mit abnehmbaren Lederkorsetten mit Halsstützen. Sie stellen, wenn sie gut angefertigt sind, eine ausreichende Ruhigstellung dar. Das Tragen hängt aber von der Einsicht des Verletzten ab und kann nur schwer kontrolliert werden. Da sich sehr häufig bald nach der Verletzung Beschwerdefreiheit einstellt, besteht die Gefahr, daß der Stützverband zu früh abgelegt wird.

e) Dauerzug mit Glissonschlinge oder Crutchfieldzange. Für die Densfraktur ohne Verschiebung ist eine Einrichtung nicht notwendig. Durch Zug können die Fragmente nur gelockert werden, es ist diese Behandlungsmethode daher in der Regel nicht zweckmäßig.

Empfehlenswerte Behandlung der nicht verschobenen Densfraktur

Für zarte Fissuren, vor allem, wenn sie nur in einer Ebene zu erkennen sind, kann die Schanzkrawatte noch zweckmäßig sein. Ist aber nach 4 bis 6 Wochen der Bruch im Röntgen zu erkennen, wird man auch bei diesen Fällen im Kopfbrustgipsverband fixieren.

Für nicht verschobene Densfrakturen mit Diastase ist aber nach unserer jetzigen Erfahrung unbedingt der Kopfbrustgipsverband zu empfehlen. Eine Einschränkung müssen wir allerdings machen. Der Kopfbrustgipsverband stellt doch eine ziemliche Belastung für den Verletzten dar. Wir müssen somit sehr alte Patienten und solche im schlechten Allgemeinzustand von dieser Behandlung ausschließen.

Beispiel einer Densfraktur ohne Verschiebung, aber mit Diastase, die mit einer Pseudarthrose ausheilte

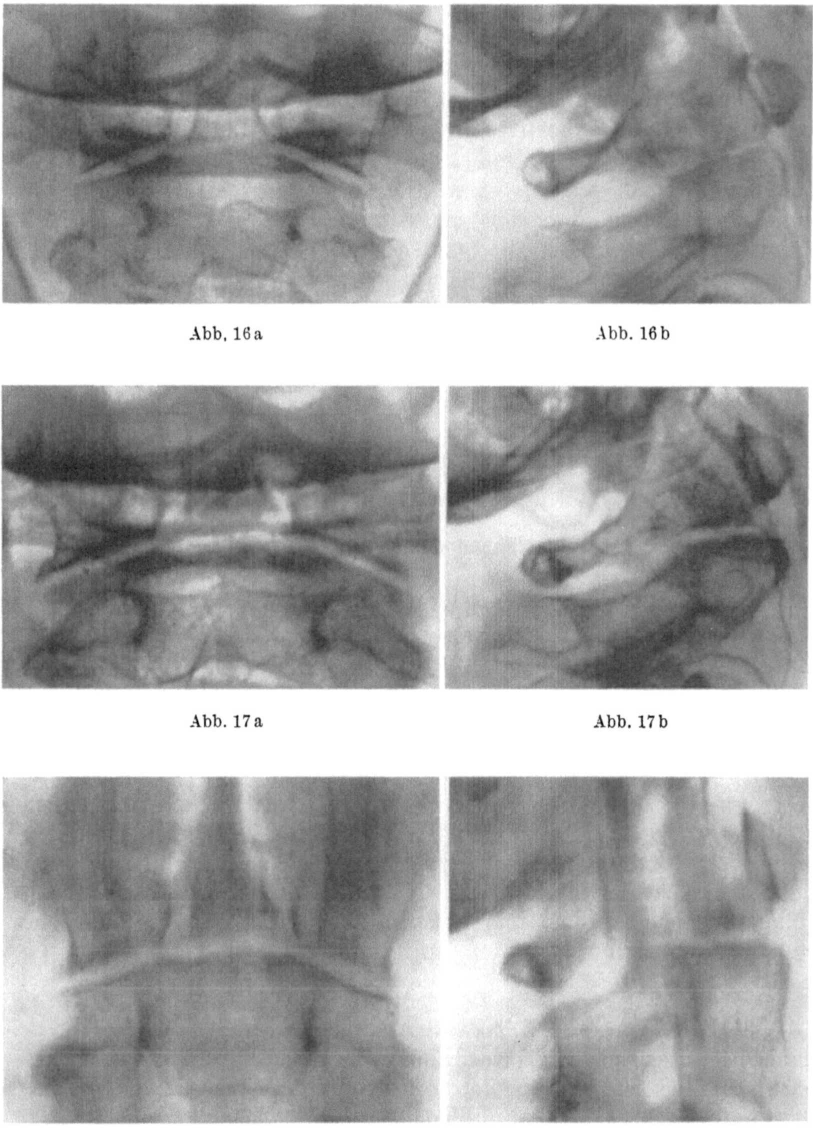

Abb. 16a   Abb. 16b

Abb. 17a   Abb. 17b

Abb. 18a   Abb. 18b

Abb. 16a u. b. 30. 11. 1957. Röntgen der oberen Halswirbelsäule einer 79jährigen Landwirtin, die vom Heuboden stürzte. Der Dens an der Basis quer gebrochen, Diastase von 2 mm. Ruhigstellung nur mit Schanzkrawatte für 51 Tage. Gesamtbehandlungszeit 68 Tage, davon 4 Tage stationär

Abb. 17a u. b. 11. 7. 1959. Nachuntersuchungs-Röntgenkontrolle der oberen Halswirbelsäule zeigt eine Pseudarthrose. Die Verletzte hat keine Schmerzen, spürt beim Kopfbewegen aber ein Knacken in der Halswirbelsäule. Die Drehung nach links ist $\frac{1}{3}$ behindert, sonst ist die Kopfbewegung frei

Abb. 18a u. b. 11. 7. 1959. Tomogramm ap Schicht 11 und seitlich Schicht 16 zeigt die Pseudarthrose noch deutlicher

Zeitpunkt der Anlegung des Gipsverbandes, Dauer der Ruhigstellung,
Röntgenkontrollen

Es sind Fälle beschrieben (z. B. Angelesco und Buzoianu), wo schon am Tag nach der Verletzung bei einer Densfraktur ohne Verschiebung und Lähmung durch Aufsetzen im Bett plötzlich der Tod eintrat. Somit muß unbedingt das sofortige Anlegen eines ruhigstellenden Verbandes gefordert werden. Ist der Allgemeinzustand durch die Verletzung schlecht, kann man primär sich mit einer Schanzkrawatte begnügen, die wohl kaum eine Belastung darstellt, und erst nach Erholung einen Kopfbrustgipsverband anlegen. Der Gips muß bis zur einwandfreien Heilung getragen werden, mindestens aber 6 bis 8 Wochen. Es ist wichtig zu wissen, daß Densfrakturen ohne Verschiebung mit Diastase 8 bis 10 Monate und manchmal auch länger bis zur Konsolidierung brauchen können. Röntgenkontrollen nach Anlegen des Gipsverbandes und weitere alle 2 bis 3 Wochen sind angezeigt, da Verschiebungen eintreten können. Bei der Gipsabnahme wird man wenn möglich zur genauen Beurteilung der Festigkeit eine Denstomographie machen.

2. Densfrakturen mit Verschiebung

a) Keine Reposition, keine Ruhigstellung. Hier sind die Gefahren verständlicherweise noch größer als bei den Brüchen ohne Verschiebung. Die von Berndt, Bernstein und Ellermann beschriebenen Todesfälle gehören in diese Gruppe.

b) Keine Reposition, nur Fixation mit Schanzkrawatte oder Kopfbrustgipsverband. Wenn keine Lähmung vorhanden ist, warnen manche Autoren z. B. Leni vor einer Reposition oder halten sie nicht für notwendig (Breitner). Es ist aber leicht verständlich, daß eine Heilung in verschobener Stellung noch wesentlich schwerer erfolgen kann, als wenn die Bruchstücke gut aufeinander stehen. Die Konsolidierung in Fehlstellung macht außerdem eine Verengung des Wirbelkanals, und kleine Traumen können zu sekundären Lähmungen und auch zum Tod führen (s. Fall Puppe S. 107).

c) Manuelle Reposition, Reposition im *Dauerzug, Kopfbrustgipsverband.* Manche Autoren warnen vor der Dauerzugbehandlung, z. B. Pierre, der einen geheilten manuell reponierten und durch 6 Monate in Liegeschale und dann durch ein Jahr mit Korsett behandelten und geheilten Fall veröffentlicht. Andere Autoren lehnen wieder die manuelle Reposition ab. Auch bei den verschobenen Fällen wird manchmal die Schanzkrawatte zur Fixation vorgeschlagen, doch wird hier der Kopfbrustgipsverband schon häufiger empfohlen.

Wir sind der Meinung, daß man zwar prinzipiell die *primäre Reposition anstreben* und *gleich im Kopfbrustgipsverband fixieren* soll, empfehlen aber für den Einzelfall folgendes Vorgehen:

Empfehlenswerte Behandlung bei Densfrakturen mit Verschiebung

a) Primäre manuelle Reposition, Kopfbrustgipsverband. Für diese Behandlungsmethode sind vor allem die frischen Fälle geeignet, die nicht um volle Breite verschoben sind und auch Brüche mit Verschiebung des 1. Halswirbels zur Seite, wenn keine stärkere Rotation vorhanden ist. Es wird dabei der Verletzte bei Verschiebung des 1. Halswirbels nach vorne in Rücklage, bei Verschiebung des 1. Halswirbels nach hinten in Bauchlage gebracht und der Kopf unter leichtem manuellen Zug nach rückwärts bzw. vorwärts geneigt. Man kann diesen Vorgang noch unterstützen, indem man bei der Lagerung auf den Rücken ein Polster unter die Schulter und bei Lagerung auf den Bauch unter die Brust legt. Bei gelungener Reposition legt man dann im Liegen sofort einen Kopfbrustverband an. Es ist wichtig, daß man bei *Verschiebung nach vorne den Kopf in einer leichten Überstreckung*, bei *Verschiebung nach hinten in einer leichten Beugestellung* eingipst.

b) Primäre Reposition mit der Glissonschlinge oder der Crutchfieldzange, Kopfbrustgipsverband. Dieses Vorgehen empfiehlt sich für alle frischen Fälle, bei denen der erste Halswirbel mit dem abgebrochenen Dens um volle Breite verschoben ist oder wenn bei geringerer Verschiebung die manuelle Reposition nicht gelingt. Die Crutchfieldzange wird bei Verschiebung des 1. Halswirbels nach hinten etwas hinter dem Ohr und bei Verschiebung nach vorne vor dem Ohr angelegt und der Längszug etwas gehoben bzw. gesenkt. Gegenzug an den Füßen mit Laschen ist erforderlich. Es ist manchmal ein Längszug von 30 bis 40 kg notwendig.

Wir haben die Reposition bei unseren Fällen von Densluxationsfrakturen alle nur in Allgemeindämpfung (meist mit Trial) durchgeführt und nicht in Vollnarkose. Da wir aber nach einem Vorschlag von Bürkle de la Camp auf der 76. Tagung für Chirurgie in München 1959 mit gutem Erfolg einige andere Halswirbelluxationen in Allgemeinnarkose und Lystenonentspannung einrichten konnten, wobei die Reposition leichter war und schonender erscheint, werden wir in Zukunft auch die Densluxationsfrakturen so einrichten.

Nach der Reposition wird der Zug nachgelassen, das Kopfende des Tisches abgeklappt und ein Kopfbrustgipsverband angelegt, wobei bei den *Überstreckungsbrüchen* der Kopf in einer *leichten Beugestellung* bei *Beugungsbrüchen* in einer leichten *Überstreckung* fixiert werden soll.

Die Crutchfieldzange hat den Vorteil, daß man kräftiger ziehen kann. Es ist außerdem möglich, die Zugrichtung genauer einzuhalten und beim Anlegen des Verbandes noch einen ganz leichten Zug auszuüben und dadurch eine neue Verschiebung zu verhindern. Theoretisch wäre das Anlegen des Kopfbrustgipsverbandes im Sitzen vorteilhafter, da man in dieser Weise den Gips besser anmodellieren kann, doch verbietet meistens der Allgemeinzustand und die gerade bei den Densfrakturen bestehende Kollapsneigung dieses Vorgehen.

c) Reposition im Dauerzug mit der Crutchfieldzange, Kopfbrustgipsverband später. Liegt der Unfall länger als eine Woche zurück, so empfiehlt sich diese Behandlungsart. Es ist dabei besonders wichtig, die

Crutchfieldzange richtig anzulegen, d. h. bei Verschiebung des 1. Halswirbels nach hinten, hinter der Ohrebene und bei Verschiebung nach vorne vor dem Ohr und den Zug etwas zu heben bzw. zu senken. Der Dauerzug wird mit 5 bis 7 kg ausgeübt und das Kopfende dabei 50 cm hoch gestellt. Die Einrichtung gelingt in dieser Weise meist schon nach wenigen Tagen. Man soll dann in der Regel mit dem Anlegen des Kopfbrustgipsverbandes nicht zu lange warten, da Infektion der Klammeranlegestelle und Ausreißen der Crutchfieldzange doch ein gewisses Gefahrenmoment darstellen.

Dauer der Ruhigstellung, Röntgenkontrollen

Der Kopfbrustgipsverband muß mindestens 12 bis 14 Wochen ab Unfall belassen werden. Röntgenkontrollen sollen alle 14 Tage gemacht werden. Bei Gipsabnahme empfiehlt sich eine tomographische Röntgenuntersuchung, um einwandfrei über den Ausheilungszustand informiert zu sein.

Operative Behandlung

Wir haben mit der Operation keine eigene Erfahrung. In der Literatur wird auf Grund von Einzelfällen manchmal die Operation empfohlen. So veröffentlicht Bonnet und Tarvernier einen frischen und einen 8 Monate alten Fall, bei denen sie eine Spanversteifung durchgeführt hatten. Guillaume, Lubin und Sayons führen die Stabilisierung mit einer Drahtschlinge durch, die sie durch Hinterhauptschuppe und den Atlasbogen legen. Für alle frischen Fälle halten wir den operativen Eingriff für nicht angezeigt. Nur im Falle einer Denspseudarthrose würden wir uns, wenn Lähmungen auftreten, dazu entschließen, zuerst im Dauerzug mit der Crutchfieldzange die Verschiebung auszugleichen und die Lähmung zum Rückgang zu bringen und dann eine Stabilisierung im reponierten Zustand durch Spanverpflanzung zu erreichen.

Besteht eine nicht geheilte, veraltete Densfraktur bzw. eine Denspseudarthrose und außerdem eine Verschiebung des ersten Halswirbels, aber keine Lähmung, so könnte man an eine Versteifungsoperation in verschobenem Zustand denken.

Im folgenden sei noch einmal zusammenfassend die von uns empfohlene Behandlung der Densfrakturen angegeben.

Empfehlenswerte Behandlung der Densfrakturen und Luxationsfrakturen

Frische Densfrakturen

Ohne Verschiebung	Mit Verschiebung des 1. Halswirbels
Fissur:	*Halbe bis ¾ Densbreite:*
Schanzkrawatte	Manuelle Rep.
	Sofort Kopfbrustgipsverband
Mit Diastase:	*Volle Densbreite:*
Kopfbrustgipsverband	Reposition mit Glissonschlinge oder
	Crutchfieldzange
	Sofort Kopfbrustgipsverband

Nicht frische Densfrakturen

Ohne Verschiebung: Mit Verschiebung des 1. Halswirbels:
Kopfbrustgipsverband   Reposition im Dauerzug mit der Crutch-
                                      fieldzange
                                      Kopfbrustgipsverband später

Denspseudarthrosen

Ohne Verschiebung mit neurologischen Mit Verschiebung des 1. Halswirbels
Symptomen:
Spanversteifungs-Operation   *Ohne Lähmung:*
                                      Spanversteifungsoperation
                                      in verschobenem Zustand
                                      Mit Lähmung:
                                      Reposition im Dauerzug mit der Crutch-
                                      fieldzange nach Besserung oder Rückgang
                                      der Lähmung; Spanversteifungsoperation

B. Spezieller Teil

I. Behandlung und Behandlungsergebnisse

1. Zahl und Aufteilung der Fälle

Im Unfallkrankenhaus Wien.XX kamen 1926 bis Ende 1958 und im
Unfallkrankenhaus Wien XII von 1956 bis Ende 1958 insgesamt 928779
Verletzte zur Behandlung. Davon hatten 2779 eine Wirbelfraktur. Von
diesen 36 einen Bruch des Dens epistropheus, das sind 1,2% aller Wirbel-
brüche.

Tabelle 1.

36 Densfrakturen und Zeitpunkt der Einlieferung

	Anzahl	Frisch	nicht frisch (behandelt)	alt (nicht behandelt)
18 Densfrakturen ohne Verschiebung	18	12	6	—
Densfrakturen mit Verschiebung des 1. Halswirbels	18	11	6	1
	36	23	12	1

Es kamen von den 18 Densfrakturen ohne Verschiebung 12 am Tage
der Verletzung in Behandlung, 6 hingegen später, und zwar 3., 4., 5., 7.,
8. und 20. Tag nach dem Unfall. Bei den 18 Dreherzahnbrüchen mit Ver
schiebung des ersten Halswirbels 11 sofort nach dem Unfall und auch hier
6 verspätet, und zwar am 5., 7., 10., 24., 25. und 240. Tag nach dem Unfall
in unser Krankenhaus.

Ein Fall hingegen wurde erst fünf Jahre nach der Verletzung schon in
geheiltem Zustand begutachtet.

2. Alter der Verletzten

Das durchschnittliche Lebensalter der 36 Fälle zur Zeit des Unfalles betrug 50 Jahre, wobei zwischen den verschobenen und den nicht verschobenen Brüchen kein wesentlicher Unterschied war. Der jüngste Verletzte war 9 Jahre, der älteste Verletzte 85 Jahre alt.

3. Unfallhergang

Wir haben beim Unfallhergang vier Gruppen gebildet, und zwar a) Stürze aus der Höhe: 21 Fälle; b) Stürze beim Gehen oder Laufen: 6 Fälle; c) Verkehrsunfälle: 5 Fälle; d) Verschiedene Unfallhergänge: 4 Fälle.

Die genauere Aufgliederung ist aus der folgenden Tabelle ersichtlich:

Tabelle 2. *Unfallhergang*

	Densfraktur ohne Versch.	Densfraktur mit Versch.	insgesamt
a) Sturz aus der Höhe (21 Fälle)			
1. Sturz vom Fuhrwerk (Heuwagen, Getreidewagen usw.)	5	7	12
2. Sturz von der Leiter, Baum, Stiege	4	2	6
3. Kopfsprung ins Wasser	1	1	2
4. Sturz vom Sessel	—	1	1
	10	11	21
b) Sturz auf ebener Erde (6 Fälle)			
1. Beim Gehen, Kopf schlägt auf den Boden....................	2	—	2
2. Beim Gehen, Kopf schlägt gegen ein Hindernis (Kasten, Holzstoß, Wand)	1	3	4
	3	3	6
c) Verkehrsunfälle (5 Fälle)			
1. Mit dem Auto überschlagen oder gegen ein Hindernis gefahren	3	1	4
2. Fahrradsturz über Böschung	—	1	1
	3	2	5
d) Sonderfälle (4 Fälle)			
1. Von Mine in die Luft geschleudert	—	1	1
2. Von Transmissionsriemen zur Seite geschleudert	1	—	1
3. Skisturz	—	1	1
4. Purzelbaum	1	—	1
	2	2	4

4. Primäre Nervenlähmungen

Es hatten von den 18 Densfrakturen ohne Verschiebung 3 primär eine Teillähmung, von den 18 mit Verschiebung hingegen 6 primär eine Nervenstörung. Es besteht also ein deutlicher Unterschied zwischen den verschobenen und nicht verschobenen Fällen. Hingegen ergab sich bei unseren Fällen keine Abhängigkeit der Nervenlähmung vom Zeitpunkt der Einlieferung.

Von den 9 Teillähmungen waren 3 Paresen beider oberer Extremitäten, 4 Paresen einer oberen Extremität, eine Teillähmung der oberen und unteren Extremität und weiterhin noch ein Fall, der starke Parästhesien in allen vier Extremitäten hatte. Insgesamt zeigte nur ein Viertel (9 von 36) aller Fälle primär Lähmungen, und diese waren meist nur leichter Art.

Tabelle 3.

Primäre Nervenlähmungen bei 36 Densfrakturen[1]

	Keine Lähmung	Nervenlähmung
18 Densfrakturen ohne Verschiebung (6)	15 (4)	3 (2)
18 Densfrakturen mit Verschiebung (6) und (1 veralteter Fall)	12 (6)	6 (1)
36 (12) u. (1 veralt. Fall)	27 (10)	9 (3)

[1] Die Zahlen in Klammer geben die nicht frischen Fälle an.

5. Spätlähmungen

Wir bekamen auch einen Fall einer Spätlähmung zur Behandlung:

58jähriger Bauer stürzte im Juni 1949 vom Sessel. Primär keine Lähmung. Auswärts wird eine Densfraktur nicht diagnostiziert. Erst 4 Monate nach dem Unfall zunehmende Lähmung vom Braun-Sequardschen Typ. Einlieferung in unser Krankenhaus 8 Monate nach der Verletzung mit einer Densfraktur und Rotationssubluxation nach vorne. Anlegen einer Crutchfieldzangen-Dauerextension bringt leichte Besserung der Lähmungen, am 18. Tag reißt die Crutchfieldzange aus und, der Verletzte stirbt nach weiteren 48 Stunden durch Abquetschung des Rückenmarkes.

6. Nebenverletzungen

Wir fanden bei den 36 Densfrakturen bei 17 Patienten Nebenverletzungen, und zwar 5 Gehirnerschütterungen, wobei sich allerdings nicht entscheiden läßt, ob es sich dabei um eine echte Commotio oder nur um ein commotioartiges Syndrom durch die Halswirbelverletzung handelt, einen Nasenbeinbruch, 4 typische Speichenbrüche, 2 Rippenbrüche, einen Kompressionsbruch des 12. Brustwirbels und bei 4 Verletzten Rißquetschwunden im Schädelbereich.

7. Aussehen des Bruchspaltes bei 18 nicht verschobenen Fällen im primären Röntgen

Von den 18 nicht verschobenen Densbrüchen zeigten 11 im primären Röntgen unseres Krankenhauses nur eine feine Fissur, 7 hingegen eine Diastase von 2 bis 3 mm. Diese Unterscheidung scheint uns deshalb

wichtig, da bei den Fissuren, die manchmal nur in einer Ebene zu erkennen sind, die Schanzkrawatte zur Fixation in der Regel genügt. Sieht
man aber schon im primären Röntgen eine Diastase, so ist nach unseren
jetzigen Erfahrungen das Anlegen eines Kopfbrustgipsverbandes angezeigt, da sich nur damit eine richtige Ruhigstellung erzielen läßt.

Recht interessant ist der folgende Vergleich zwischen nicht frischen
und frischen Fällen bezüglich des Aussehens des Bruchspaltes in den in
unseren Krankenhäusern angefertigten primären Röntgenbildern.

Tabelle 4. *Aussehen des Bruchspaltes im primären Röntgen bei 18 nicht verschobenen
Densbrüchen*

	Anzahl	nur Fissur	1-3mm Diastase	insgesamt
Frische Fälle	12	10	2	12
Nicht frische Fälle	6	1	5	6
	18	11	7	18

Von den am ersten Tag eingewiesenen Brüchen hatte nur ein Fünftel
(2 von 10) eine Diastase. Von den 6 zwischen dem 3. und 20. Tag eingewiesenen Verletzten, die alle nicht vorfixiert waren, hingegen 5. Während
die röntgenologische Diastase bei den frischen Fällen entweder dadurch
entstehen kann, daß Bruchzacken aufeinanderstehen oder eine Interposition von Periost besteht, ist bei den nicht frischen Fällen dieses röntgenologische Zeichen auch durch sekundäre Resorption der Bruchenden
möglich.

8. Wohin und wie stark waren die 18 Densfrakturen mit Verschiebung des ersten Halswirbels disloziert?

Tabelle 5[1]

Richtung der Verschiebung des ersten Halswirbels	Anzahl	Größe der Verschiebung in Densbreite			
		¼	½	¾	1/1
Nach hinten	11	4	1	2	4 (1)
Nach vorne	4	2	—	—	2 (2)
Zur Seite	3	—	2	—	1 (1)
	18	6	3	2	7 (4)

[1] Die Zahlen in Klammer geben an, bei wie vielen davon auch eine Rotationskomponente bestand.

Außerdem bestand bei den 18 Fällen bei 6 Verletzten eine Denskippung
(je zweimal nach vorne, hinten und zur Seite).

Man sieht daraus, daß die Mehrzahl unserer Fälle eine Verschiebung
des 1. Halswirbels mit dem abgebrochenen Dreherzahn nach hinten
zeigte (11 von 18) und die Verschiebung zur Seite am seltensten war.
Es muß allerdings gesagt werden, daß häufig Verschiebungen in beiden
Ebenen vorhanden waren (z. B. zur Seite und nach vorne) wir aber, in

unserer Einteilung immer nur die Richtung der stärksten Verschiebung angegeben haben. Bei den kompletten Luxationen und nur bei diesen konnten wir auch häufig eine Rotationskomponente finden (4 von 7 Fällen). Dies scheint bei den Luxationen nach hinten seltener zu sein als bei den Verschiebungen zur Seite und nach vorne, denn bei der Verrenkung nach hinten wird der abgleitende 1. Halswirbel doch noch durch den Bogen und den Dornfortsatz des 2. Halswirbels etwas geschient und an der Drehung gehindert.

9. Behandlung

a) Densfrakturen ohne Verschiebung. Von den 18 Verletzten, die Densfrakturen ohne Verschiebung hatten, wurden 14 nur mit Schanzkrawatte fixiert, 3 bekamen einen Kopfbrustgipsverband.

Bei einem 69jährigen Landwirt, der 1944 mit einer 5 Tage alten Densfraktur und deutlicher Diastase bzw. Resorption und einer Teillähmung der rechten oberen Extremität zur Behandlung kam, wurde aus nicht geklärten Gründen — vielleicht weil man die Schwere der Verletzung nicht richtig einschätzte — keine Ruhigstellung durchgeführt. Die Lähmung bildete sich zwar etwas zurück, nach 4 Wochen zeigte das Röntgen aber noch unveränderte Verhältnisse. Eine Nachuntersuchung konnte nicht durchgeführt werden, da der Verletzte 1949 nach Angaben der Angehörigen an einem Herzleiden gestorben ist.

Die überwiegende Mehrzahl der nicht verschobenen Fälle wurde somit nur mit Schanzkrawatte ruhiggestellt.

Wir halten aber nach unseren jetzigen Erfahrungen diese Fixation für ungenügend, vor allem, wenn primär eine Diastase oder eine Resorption vorhanden ist. Es soll allerdings hier auch erwähnt werden, daß hohes Alter und schlechter Allgemeinzustand manchmal das Anlegen eines Kopfbrustgipsverbandes verbieten. Auch bei uns wurden einige Fälle deshalb nur mit Schanzkrawatte fixiert. Es empfiehlt sich aber dann doch zumindestens nicht die Originalschanzkrawatte, die nur aus Watte und Mullbinden gefertigt wird, zu verwenden, sondern zumindestens noch Gipstouren zur Verstärkung anzulegen und eine gute Abstützung gegen das Kinn und gegen die Schlüsselbeine zu machen.

Tabelle 6. *Repositionsart bei 18 Densfrakturen mit Verschiebung des 1. Halswirbels*[1]

1. Primäre Reposition sofort Kopfbrustgipsverband	manuell[2]	2 (0)
	Glissonschlinge[3]	1 (0)
	Crutchfieldzange	3 (1)
2. Primäre Reposition — Dauerzug Gips später		2 (0)
3. Reposition im Dauerzug Gips später		5 (2)
4. Keine Reposition Nur Gips		5 (5)

[1] Die Zahlen in Klammer geben die nicht frischen Fälle an.

[2] Ein Fall einer Luxationsfraktur zur Seite dieser Serie wurde von TROJAN veröffentlicht.

[3] Dieser Fall wurde von J. BÖHLER veröffentlicht.

b) Densfrakturen mit Verschiebung des 1. Halswirbels. In der Regel wird man nur die um halbe Densbreite und mehr verschobenen Fälle reponieren. Wir sind im Einzelfall vorgegangen wie Tabelle 6 zeigt.

Zu 1. Bei dieser Gruppe ist von den 6 Fällen nur eine nicht frische Densfraktur. Es ist diese Art der Behandlung der sofortigen Reposition und Fixation im Kopfbrustgipsverband auch die sicherste Behandlungsmethode, wobei sich die manuelle Reposition vor allem für die nicht um volle Densbreite verschobenen Brüche empfiehlt oder bei den Frakturen mit Dislokation zur Seite. Ist hingegen eine Verschiebung um volle Densbreite vorhanden, evtl. sogar eine Verkürzung oder Verdrehung, so empfiehlt sich die Einrichtung im Zug mit der Glissonschlinge oder Crutchfieldzange und das sofortige Anlegen eines Kopfbrustgipsverbandes. Dabei soll bei Verschiebung des 1. Halswirbels *nach hinten* nach der Reposition der *Kopf* in einer *leichten Flexionshaltung* und bei der Verschiebung *nach vorne* in einer *leichten Reklinationsstellung* eingegipst werden.

Zu 2. 2 frische Fälle wurden so behandelt. Diese Behandlungsart wird man dann anwenden, wenn der Verletzte stark schockiert ist und man deshalb nicht gleich einen Kopfbrustgipsverband anlegen will. Nach der Reposition wird ein Dauerzug im Bett weiter ausgeübt. Der Kopfbrustgipsverband wird, sobald es der Allgemeinzustand erlaubt, angelegt.

Zu 3. Von den 5 Fällen waren 2 nicht frisch, und wir wollen gleich vorwegnehmen, daß diese Behandlungsart nur für die nicht frischen Fälle empfehlenswert ist, da man dabei die Reposition schonend durchführen kann. Wir wollen aber auch die Gefahren der Dauerextension nicht verschweigen. Es kam einmal zum Ausreißen der Crutchfieldzange, der Fall wurde schon auf S. 121 bei den Spätlähmungen erwähnt. Dann kann es anscheinend bei Verletzungen im Bereich des oberen Halsmarkes in der Crutchfielddauerextension besonders leicht zu Verwirrungszuständen kommen. Wir sahen zwei solche Verletzte, wovon der eine tragisch durch Suicid endete. (Er wird bei den Todesfällen noch genau angeführt werden).

Schließlich sei noch die Infektionsgefahr der Klammeranlegestelle im Bereich des Schädeldaches erwähnt. Wir können aber bestätigen, daß die Reposition im Dauerzug gelingt. Dazu folgendes Beispiel:

61jährige Hausfrau stürzt über die Kellerstiege, wird am 24. Tag nach dem Unfall mit einem Densbruch und Verschiebung des ersten Halswirbels um volle Breite nach hinten eingewiesen. Reposition im Crutchfieldzangendauerzug gelingt nach 3 Tagen, Belassen des Zuges für 6 Wochen, dann Kopfbrustgipsverband für weitere 10 Wochen. Nachuntersuchung nach 3 Jahren: Die Verletzte ist beschwerdefrei, die Beweglichkeit des Kopfes nach allen Seiten frei, die Densfraktur in guter Stellung knöchern geheilt (Abb. 26a—33b).

Nach unseren heutigen Erfahrungen würden wir allerdings schon nach 8 bis 10 Tagen einen Kopfbrustgipsverband anlegen, da wir die Dauerextension für längere Zeit für zu gefährlich halten.

Zu 4. Von den 5 hier angeführten Fällen waren 4 nicht frische und ein veralteter Fall. 3 der nicht frischen Fälle waren nur um $\frac{1}{4}$ Densbreite verschoben, es erübrigte sich deshalb eine Reposition.

Bei einem 49jährigen Landwirt, der 10 Tage nach der Verletzung mit einem Densbruch mit Verschiebung um $\frac{3}{4}$ Densbreite nach hinten, einer Teillähmung der linken oberen Extremität eingewiesen wurde, wurde nur eine Ruhigstellung mit Schanzkrawatte ohne Reposition durchgeführt. In diesem Verband wurde er entlassen. Er ist leider aus der Behandlung ausgeblieben, und da er weit auswärts wohnt, auch nicht zur Nachuntersuchung erschienen.

Wir würden diesen Fall heute im Dauerzug reponieren und nach 8 bis 10 Tagen im Kopfbrustgipsverband fixieren. Es ist möglich, daß er nicht geheilt ist.

10. Fixationsart

Tabelle 7. *Fixationsart von 18 Densfrakturen mit Verschieben des 1. Halswirbels*[1]

Kopfbrustgipsverband	12 (3)
Schanzkrawatte	3 (3)
Nur Extension	2 (1)
Keine Fixation	1 (alt, schon geheilt)
	18

[1] Die Zahlen in Klammer geben die nicht frischen Fälle an.

Wie schon einige Male erwähnt, ist die empfehlenswerte Fixationsart, die auch in 12 Fällen angewandt wurde, der Kopfbrustgipsverband. Bei den 3 mit Schanzkrawatte fixierten Densfrakturen handelt es sich bei 2 Fällen um nicht frische am 7. und 10. Tag eingelieferte Subluxationsfrakturen, die nur um $\frac{1}{4}$ Breite verschoben waren und keine Diastase zeigten. Sie sind geheilt. Der dritte Fall ist der schon im vorigen Abschnitt auf S. 124 erwähnte 49jährige Landwirt.

Die 2 Fälle, die nur extendiert wurden, sind während dieser Behandlung gestorben und werden noch bei den Exitus-Fällen genau angeführt werden. Der nicht fixierte Fall war schon geheilt und kam nur zur Begutachtung.

11. Ausmaß der Verschiebung des ersten Halswirbels nach der Reposition

Nicht berücksichtigt in dieser Zusammenstellung wurden 5 Fälle, da sie nicht reponiert wurden (drei um je $\frac{1}{4}$ Densbreite verschobene, ein um $\frac{3}{4}$ Densbreite verschobener und ein schon geheilter Fall).

Es verbleiben zur Beurteilung somit 13 Fälle.

Tabelle 8. *Ausmaß der Subluxation des 1. Halswirbels vor und nach der Reposition bei 13 Fällen*

	Zahl der Fälle	
	vor Reposition	nach Reposition
Keine Verschiebung	—	8
Verschiebung um $\frac{1}{4}$ Densbreite	2	4
Verschiebung um $\frac{1}{2}$ Densbreite	3	1
Verschiebung um $\frac{3}{4}$ Densbreite	1	—
Verschiebung um volle Densbreite ...	7	—
	13	13

Wir glauben damit den Beweis erbracht zu haben, daß sich der Densbruch mit Verschiebung des 1. Halswirbels reponieren läßt, denn es hatten von 13 Fällen mit Verschiebung nach der Reposition 12 keine oder nur eine geringe Subluxation bis $\frac{1}{4}$ Densbreite. Nur bei einem Fall bestand noch eine Verschiebung um $\frac{1}{2}$ Breite.

12. Ausmaß der Verschiebung des ersten Halswirbels bei der Gipsabnahme

Nicht berücksichtigt wurden in dieser Aufstellung 5 Fälle, davon 3 Todesfälle, ein aus der Behandlung ausgebliebener und ein alter schon geheilter Fall.

Es verbleiben zur Beurteilung somit 13 Fälle.

Tabelle 9. *Ausmaß der Subluxation des 1. Halswirbels nach der Reposition und bei Gipsabnahme*

	Zahl der Fälle	
	nach Reposition	b. Gipsabnahme
Keine Verschiebung	8	7
Verschiebung um ¼ Densbreite	4	6
Verschiebung um ½ Densbreite	1	—
	13	13

Es hatten somit bei Behandlungsabschluß von 13 verwertbaren reponierten primär verschobenen Densbrüchen keiner eine stärkere Verschiebung als ¼ Densbreite. Es läßt sich die Densluxationsfraktur also nicht nur reponieren, sondern auch durch konservative Behandlung einwandfrei in reponierter Stellung halten. Wir sind deshalb der Meinung, daß eine primäre Operation, die den Sinn haben soll, eine weitere Verschiebung zu verhindern oder die reponierte Stellung zu erhalten, nicht notwendig ist.

13. Todesfälle

Während der Behandlung sind 3 Verletzte an den Folgen des Unfalles gestorben.

Fall 1: Ein 55jähriger Beamter stürzt beim Skifahren und wird mit einer Densfraktur mit Teilverrenkung des ersten Halswirbels um ¼ Breite nach hinten ziemlich schwer schockiert eingeliefert. Er wird in Crutchfielddauerextension gelegt. In einem in der dritten Nacht auftretenden Verwirrtheitszustand springt der Verletzte aus dem Fenster.

Fall 2: 58jähriger Bauer stürzt im Juni 1949 vom Sessel, primär keine Lähmung. Auswärts wird eine Densfraktur nicht diagnostiziert. Erst 4 Monate nach dem Unfall zunehmende Lähmung vom Braun-Sequardschen Typ. Einlieferung in unser Krankenhaus 8 Monate nach der Verletzung mit einer Densfraktur und Rotationssubluxation nach vorne. Anlegen einer Crutchfieldzangen-Dauerextension, vorübergehend leichte Besserung der Lähmungen. Am 18. Tag reißt die Crutchfieldzange aus, und der Verletzte stirbt nach weiteren 48 Stunden durch Abquetschung des Rückenmarkes. Der Fall wurde schon auf S. 121 bei der Spätlähmung angeführt.

Fall 3: Ein 85jähriger Holzhändler stürzt im Stiegenhaus, wird 5 Tage nach dem Unfall eingewiesen. Densfraktur ohne Verschiebung, schlechter Allgemeinzustand, schwere Arteriosklerose. Schanzkrawatte. Es kommt zu ausgedehnten Decubitalgeschwüren an Ferse und Sacrum, Pneumonie, der Verletzte stirbt am 91. Tag nach der Einlieferung.

Während des Spitalaufenthaltes starb noch ein Verletzter, aber nicht an den Verletzungsfolgen.

Fall 4: 76jähriger Altersrentner stürzt im Garten mit dem Kopf gegen einen Holzstoß, wird am 5. Tag nach der Verletzung mit einem Densbruch und Verschiebung des 1. Halswirbels um volle Breite nach hinten eingewiesen. Keine Lähmungen. Primäre Reposition mit der Crutchfieldzange, Kopfbrustgipsverband. Am 14. Tag Exitus an einer schweren Magenblutung, die Obduktion ergibt ein weit fortgeschrittenes Magencarcinom.

Überblicken wir die drei Todesfälle, so müssen wir beim ersten kritisch sagen, daß es zweckmäßiger gewesen wäre, keine Dauerextension, sondern wegen des Schockzustandes primär nur eine Schanzkrawatte und nach einigen Tagen einen Kopfbrustgipsverband anzulegen. Vielleicht wäre dann der Verwirrungszustand, der anscheinend bei Extensionsbehandlung von Verletzungen der oberen Halswirbelsäule besonders leicht auftritt, zu vermeiden gewesen.

Fall 2 (Verletzter, der mit einem 240 Tage alten Verrenkungsbruch eingewiesen wurde) mußte ohne Zweifel in Dauerextension genommen werden. Es muß aber die Crutchfieldzange täglich überprüft und evtl. auch nachgespannt werden. Das Ausreißen der Crutchfieldzange und die Infektion der Klammerstelle im Knochen stellt ein Gefahrenmoment der Dauerzugbehandlung dar.

Wenn wir uns erinnern, daß KIENBÖCK in seiner Sammelstatistik bei 53 Densfrakturen 24 Todesfälle und BRÜHL bei 89 Fällen 31 mit tödlichem Ausgang fand, so müssen unsere 3 Todesfälle bei 36 Densfrakturen noch als ein recht günstiger Prozentsatz bezeichnet werden.

14. Pseudarthrosen

Die Entscheidung, ob eine Densfraktur geheilt ist oder nicht, ist manchmal recht schwierig. Auf die Wichtigkeit der Tomographie bei der Gipsabnahme sei hier nochmals verwiesen (Abb. 14—15c und 19a—23c).

Bei der Beurteilung der Festigkeit mußten von den 18 Densfrakturen ohne Verschiebung 2 Fälle ausgeschieden werden, und zwar ein Exitus (Fall 3 der Exitusliste) und ein Verletzter, der zur Zeit noch einen Gipsverband trägt.

Es verbleiben somit zur Beurteilung 16 Densfrakturen ohne Verschiebung. Von den 18 Densfrakturen mit Verschiebung wurden 4 ausgeschieden, und zwar 3 Todesfälle (Fall 1, 2 und 4 der Exitusliste) und ein Fall, der aus der Behandlung ausgeblieben ist.

Es verbleiben somit zur Beurteilung der Festigkeit 14 Densfrakturen mit Verschiebung des 1. Halswirbels.

Tabelle 10. *Pseudarthrosen bei 30 Densfrakturen*[1]

	Anzahl	Geheilt	Pseudarthrosen
Densfrakturen ohne Verschiebung	16	12 (2)	4 (4)
Densfrakturen mit Verschiebung	14	12	2
	30	24	6

[1] Die Zahlen in Klammer geben an, wieviel Densfrakturen primär eine Diastase hatten.

Von den 16 Densfrakturen ohne Verschiebung sind 12 Fälle geheilt, 4 haben eine Pseudarthrose.

Fall 1: 69jähriger Landwirt, Heuwagensturz, 5 Tage nach dem Unfall eingeliefert, Schwäche des rechten Armes, *Diastase* zwischen den Bruchstücken von 3 bis 4 mm, *nicht fixiert.* Keine Nachuntersuchung, da der Verletzte 5 Jahre nach dem Unfall an einem nicht unfallbedingten Leiden gestorben ist. (Der Fall wurde schon auf S. 123 angeführt.)

Fall 2: 43jähriger Kutscher von einer Transmission zur Seite geschleudert, Densfraktur mit *Diastase, Schanzkrawatte* für *6 Wochen.* Bei der Nachuntersuchung nach 9 Jahren hat der Verletzte nur geringe Beschwerden, die Kopfdrehbewegung nach links ist halb behindert, sonst alle Bewegungen der Halswirbelsäule frei.

Fall 3: 72jährige Landwirtin stürzt, wird 20 Tage nach dem Unfall eingeliefert, *Diastase* bzw. *Resorption,* starke Kyphoskoliose, *Schanzkrawatte für 44 Tage.* Bei der Nachuntersuchung nach 3 Jahren ist die Verletzte beschwerdefrei, die Kopfbewegungen sind nach allen Seiten um $3/4$ des Umfanges behindert.

Fall 4: 79jährige Landwirtin stürzt vom Heuboden, Densbruch mit *Diastase, Schanzkrawatte für 51 Tage.* Bei der Nachuntersuchung nach 2 Jahren hat die Verletzte keine Schmerzen, sie hört und spürt beim Kopfdrehen aber ein „Knacken" in der Halswirbelsäule. Die Drehung nach links $1/3$ behindert, sonst sind die Kopfbewegungen frei (Abb. 16a—18b).

Zusammenfassend läßt sich über die 4 Pseudarthrosen sagen: Bei allen war primär im Röntgen eine Diastase bzw. eine Resorption vorhanden. Ein Fall wurde nicht fixiert. Die durchschnittliche Fixationszeit der übrigen Fälle betrug 44 Tage. Außerdem wurde immer nur mit Schanzkrawatte fixiert, die die Kopfdrehung nicht verhindern kann. Es war somit die Ruhigstellung zu kurz und auch ungenügend.

Wir haben schon erwähnt, daß Densfrakturen ohne Verschiebung, wenn eine Diastase vorhanden ist, manchmal 8 bis 10 Monate und länger bis zur Heilung fixiert werden müssen.

Von den 14 verwertbaren Densfrakturen mit Verschiebung des 1. Halswirbels heilten 12, und nur 2 hatten bei Behandlungsabschluß eine Pseudarthrose:

Fall 5: 68jährige Rentnerin stürzt von der Leiter, Einlieferung am Unfalltag, Densfraktur mit Verschiebung um halbe Breite nach rechts, keine Lähmung, manuelle Reposition, *Kopfbrustgipsverband für 14 Wochen.* Das Röntgen ergibt eine Pseudarthrose, wobei die Tomographie bei der Nachuntersuchung allerdings zeigt, daß eine spangenartige Verbindung zwischen dem Arcus des ersten Halswirbels und dem Körper des zweiten Halswirbels besteht, so daß hier die Gefahr einer sekundären Verschiebung wohl kaum gegeben ist. Bei der Nachuntersuchung nach einem Jahr klagt sie nur über leichte Wetterempfindlichkeit, die Kopf-Vor- und Rückbewegungen sind zu einem Drittel, die Seit- und Drehbewegungen halb behindert (Abb. 19a—23c).

Fall 6: 53jähriger Kutscher stürzt vom Wagen, Densfraktur mit Verschiebung um halbe Breite nach hinten, Reposition und Crutchfieldextension für 16 Tage, dann Kopfbrustgipsverband für 12 Wochen. Die Pseudarthrose erst bei der Nachuntersuchung in der Tomographie einwandfrei zu erkennen. Bei dieser Nachuntersuchung nach 6 Jahren klagt er über Schmerzen in der Halswirbelsäule beim Tragen schwerer Lasten. Kopfbewegungen sind nach allen Seiten frei (Abb. 15a—15c).

Beide Fälle waren zu kurz fixiert, wobei der Fall 6 außerdem durch mangelhafte Röntgentechnik die Pseudarthrose vorerst nicht zur Darstellung gebracht wurde.

Immerhin ist auffallend, daß bei den 16 nicht verschobenen Densbrüchen 4 Pseudarthrosen und bei den 14 Dreherzahnbrüchen mit Verschiebung des 1. Halswirbels nur 2 Pseudarthrosen beobachtet wurden, obwohl man doch eigentlich ein umgekehrtes Verhältnis erwarten müßte. Wir sehen die Ursache in der Ruhigstellung mit der Schanzkrawatte bei den nicht verschobenen Fällen und werden in Zukunft vor allem bei primärer Diastase im Kopfbrustgipsverband fixieren.

15. Fixationsdauer

Die durchschnittliche Fixationsdauer der 12 geheilten Densfrakturen ohne Verschiebung betrug 39 Tage, die 12 Densbrüche mit Verschiebung des 1. Halswirbels hingegen wurden im Durchschnitt 96 Tage im Gipsverband ruhiggestellt. Die kurze durchschnittliche Ruhigstellung von nur 39 Tagen bei den nicht verschobenen Brüchen ist allerdings insofern etwas täuschend, als dabei nur 2 Brüche eine Diastase hatten. Wir wissen heute, daß Dreherzahnbrüche ohne Verschiebung mit Diastase eine wesentlich längere Fixationszeit bis zur Heilung benötigen (manchmal 10 bis 12 Monate und länger).

16. Behandlungsdauer

Von den 18 Densfrakturen ohne Verschiebung wurden 4 Fälle ausgeschieden, und zwar 1 Exitus, 1 Verletzter, der aus der Behandlung ausgeblieben ist, 2 Verletzte, die noch in Behandlung stehen.

Es bleiben somit 14 verwertbare Fälle.

Von den 18 Densfrakturen mit Verschiebung des 1. Halswirbels wurden 5 Fälle ausgeschieden, und zwar 3 Todesfälle, 1 Verletzter, der ausgeblieben ist und ein Fall, der nur begutachtet wurde.

Es verbleiben somit bei den verschobenen Densfrakturen 13 verwertbare Fälle.

Tabelle 11. *Stationäre, ambulante und Gesamtbehandlungsdauer bei 14 Densfrakturen ohne und 13 Densfrakturen mit Verschiebung des 1. Halswirbels*

	Anzahl	Behandlungsdauer in Tagen		
		stationär	ambulant	gesamt
Densfrakturen ohne Verschiebung	14	12	54,6	64,6
Densfrakturen mit Verschiebung des 1. Halswirbels	13	41,3	102,7	144

Es ergibt sich daraus für die nicht verschobenen Densfrakturen eine durchschnittliche Gesamtbehandlungsdauer von 64,6 und für die verschobenen von 144 Tagen.

17. Verlauf der Nervenstörungen

Von den 9 primären Nervenlähmungen wurde ein Fall ausgeschieden, da er schon geheilt erst 5 Jahre nach der Verletzung zur Begutachtung kam.

Tomographische Klärung des Ausheilungszustandes nach einer Densluxationsfraktur

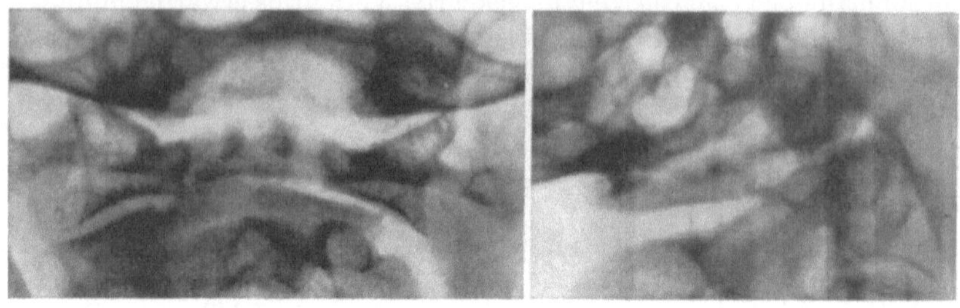

Abb. 19a   Abb. 19b

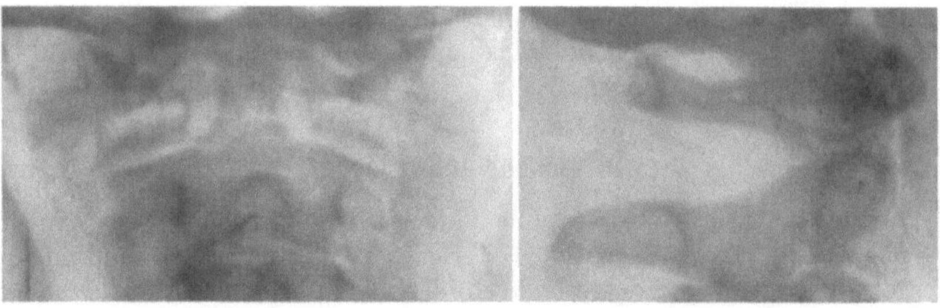

Abb. 20a   Abb. 20b

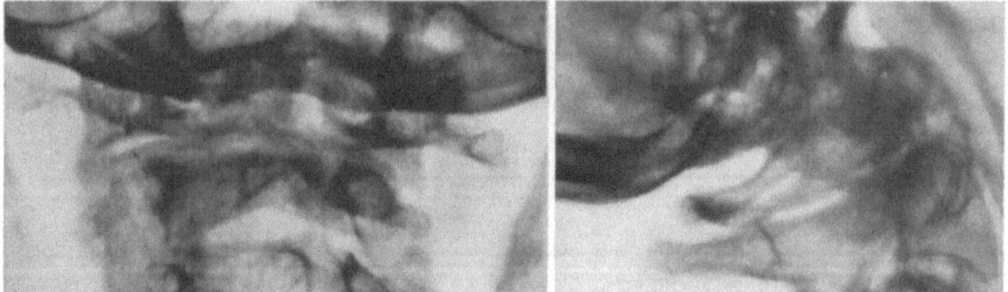

Abb. 21a   Abb. 21b

Abb. 19a u. b. 9. 6. 1958. Ap- und seitliches Röntgenbild der oberen Halswirbelsäule einer 68jährigen Altersrentnerin, die von der Leiter stürzte. Der Dens an seiner Basis abgebrochen, um mehr als halbe Breite nach rechts und um ¼ Densbreite nach hinten verschoben. Außerdem besteht eine Denskippung nach hinten von 20 Grad. Manuelle Reposition Kopfbrustgipsverband

Abb. 20a u. b. 16. 6. 1958. Röntgenkontrolle in Gips nach einer Woche zeigt die Verschiebung beseitigt. Der Kopfbrustgipsverband wurde für 96 Tage belassen, Gesamtbehandlungsdauer 161 Tage, davon 41 stationär

Abb. 21a u. b. 14. 2. 1959. Nachuntersuchungs-Röntgenkontrolle nach einem Dreivierteljahr. Der Dens an richtiger Stelle, etwas nach rechts und nach hinten gekippt. Wegen dieser Kippung ist nicht sicher beurteilbar, ob der Bruch fest ist. Es bestehen Beschwerden, die Kopfbeweglichkeit ist nach allen Seiten um ¾ des Umfanges eingeschränkt

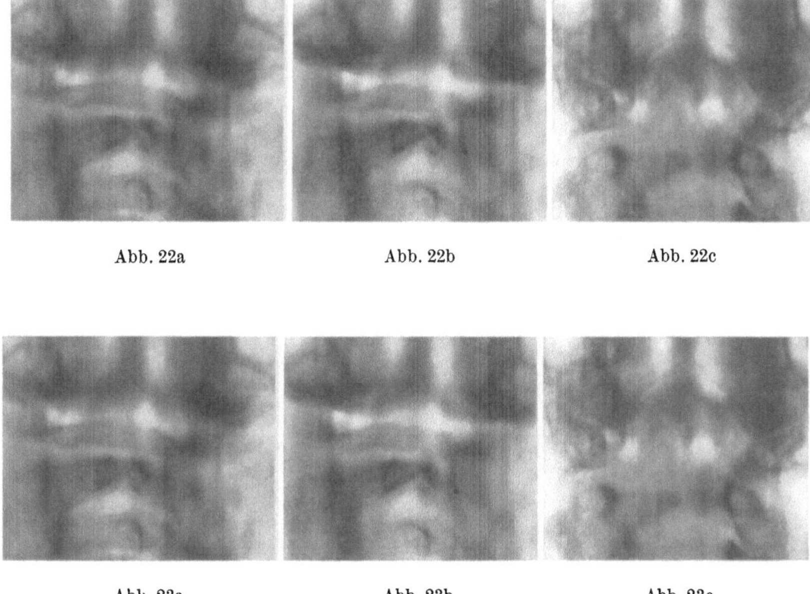

Abb. 22a   Abb. 22b   Abb. 22c

Abb. 23a   Abb. 23b   Abb. 23c

Abb. 22a u. b. 14. 2. 1959. Ap-Tomographie läßt in Schicht 9 und 9,5 cm, die die hinteren und mittleren Densabschnitte darstellen, einen Pseudarthrosenspalt erkennen, der nur wegen der Kippung nach hinten etwas weiter caudal zu liegen kommt

Abb. 22c. 14. 2. 1959. Ap-Tomographie Schicht 12,5, der die vordersten Abschnitte darstellt, zeigt Überbrückung

Abb. 23a—c. 14. 2. 1959. Seitliche Tomographie Schicht 17, 17,5 und 18 zeigt gut den Pseudarthrosenspalt, der von kranial vorne nach caudal hinten zieht. An der Vorderseite kann man aber eine spangenartige Verbindung sehen, die vom Bogen des 1. Halswirbels zum Körper des 2. Halswirbels reicht. Dadurch ist trotz der Pseudarthrose die Gefahr einer sekundären Verschiebung kaum gegeben

Es verbleiben somit 8 verwertbare Fälle mit primären Nervenstörungen nach Densfrakturen.

Tabelle 12. *Verlauf der primären Nervenstörungen bei 8 Densfrakturen*

	Anzahl	normal	gebessert
Teillähmungen bei Densfrakturen ohne Verschiebung	3	1	2
Teillähmungen bei Densfrakturen mit Verschiebung	5	5	0
	8	6	2

Von den 3 Teillähmungen bei Densfrakturen ohne Verschiebung war bei einem die Lähmung beim Abschluß der Behandlung schon zur Gänze zurückgegangen, 2 waren gebessert, von den 5 Teillähmungen bei Densfrakturen mit Verschiebung war der neurologische Befund beim Abschluß der Behandlung wieder völlig normal.

Man kann daraus ersehen, daß die Prognose der primären Lähmung bei entsprechender Behandlung günstig ist und daß die primäre Lähmung bei Densfrakturen in der Regel keine Indikation zu einem operativen Eingriff ist.

18. Zusammenfassende Behandlungsergebnisse

Eine zusammenfassende Aufstellung der Behandlungsergebnisse von 17 Densfrakturen ohne Verschiebung (ein Fall wurde ausgeschieden, da er noch fixiert ist) ergibt sich aus folgender Tabelle:

Tabelle 13. *Zusammenfassende Behandlungsergebnisse von 17 Densbrüchen ohne Verschiebung*

	frisch	nicht frisch	insgesamt
Geheilt	9	3	12
Todesfälle	—	1[1]	1
Pseudarthrosen .	2[2]	2[3]	4
	11	6	17

[1] Fall 3 der Exitusliste S. 126.
[2] Fall 2 und 4 der Pseudarthrosen S. 128.
[3] Fall 1 und 3 der Pseudarthrosen S. 128.

Wir haben auch die Behandlungsergebnisse der Densfrakturen mit Verschiebung des 1. Halswirbels aufgegliedert nach der Richtung der Verschiebung zusammenfassend wie folgt aufgestellt:

Tabelle 14. *Zusammenfassende Behandlungsergebnisse von 10 Densfrakturen mit Verschiebung des 1. Halswirbels nach hinten*

(1 Fall ist hier nicht berücksichtigt, da er aus der Behandlung ausgeblieben ist)

	frisch	nicht frisch	insgesamt
Geheilt	4	3	7
Todesfälle	1[1]	(1)[2]	1+(1)
Pseudarthrosen .	1[3]	—	1
	6	4	10

[1] Fall 1 der Exitusliste S. 126.
[2] Fall 4 der Exitusliste S. 127 steht in Klammer, da Tod an Magen-Ca.
[3] Fall 6 der Pseudarthrosenliste S. 128.

Beispiele der Behandlung einer frischen und einer nicht frischen Densfraktur mit Verschiebung des 1. Halswirbels um volle Breite nach hinten geben Abb. 24a—25b und 26a—33b.

Beispiel der Behandlung einer frischen Densfraktur mit Verschiebung des 1. Halswirbels nach vorne gibt Abb. 34—41b.

Beispiel für die Behandlung einer frischen Densfraktur mit Luxation des 1. Halswirbels nach hinten

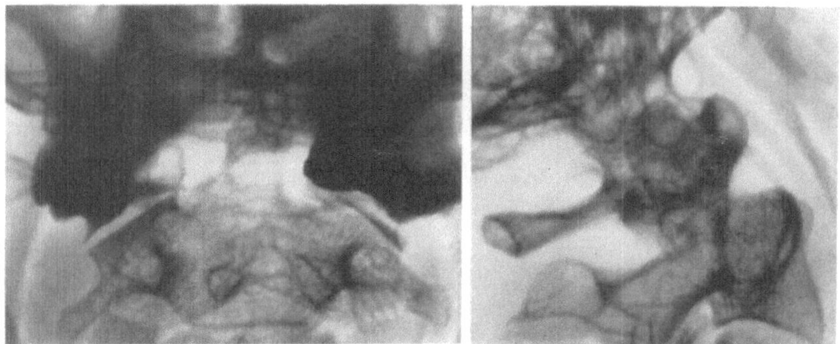

Abb. 24a   Abb. 24b

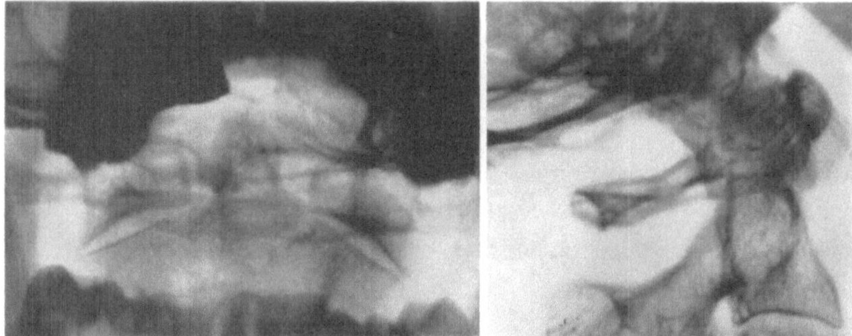

Abb. 25a   Abb. 25b

Abb. 24a u. b. 22. 1. 1959. Röntgen der oberen Halswirbelsäule eines 32jährigen Landwirtes, der von der Strohfuhre stürzte. Der Dens ist an seiner Basis gebrochen und mit dem 1. Halswirbel um volle Breite nach hinten verschoben. Es besteht eine geringe Rotation, die man daran erkennt, daß die Gelenksfortsätze des 1. und 2. Halswirbels sich im ap-Bild um 1 bis 2 mm überschneiden. Bei der Einlieferung Parästhesien in allen 4 Extremitäten. Reposition mit der Crutchfieldzange, Kopfbrustgipsverband für 172 Tage. Gesamtdauer des Krankenstandes 225 Tage, davon 48 stationär.

Abb. 25a u. b. 11. 6. 1959. Röntgenkontrolle 5 Monate nach dem Unfall. Die Densfraktur ist knöchern geheilt, keine Verschiebung. Der Verletzte klagt nur über leichte Wetterempfindlichkeit, Kopf-Vor- und -Rückbewegungen sind frei, die Dreh- und Seitbewegungen noch um ⅓ behindert

Tabelle 15. *Zusammenfassende Behandlungsergebnisse von 4 Densfrakturen mit Verschiebung des 1. Halswirbels nach vorne*

	frisch	nicht frisch behandelt	alt nicht behandelt	insgesamt
Geheilt	2	—	1	3
Todesfälle	—	1[1]	—	1
Pseudarthrosen	—	—	—	—
	2	1	1	4

[1] Fall 2 der Exitusliste S. 126

Beispiel für die Behandlung einer nicht frischen Densfraktur mit Luxation des 1. Halswirbels nach hinten

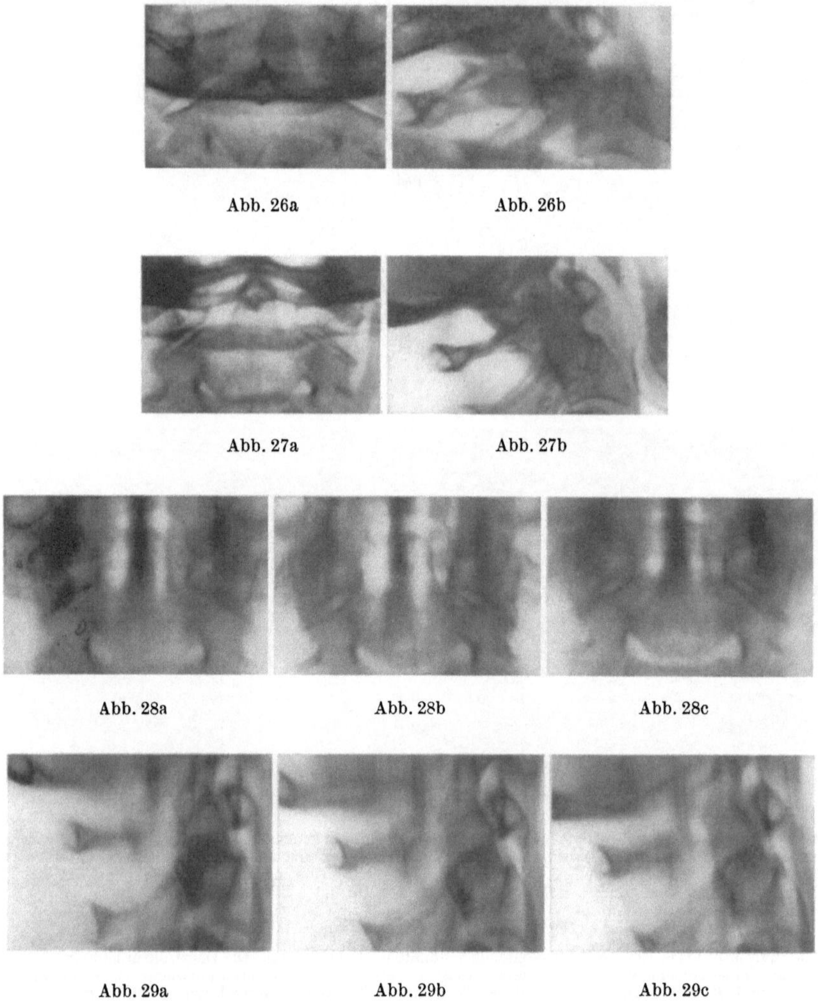

Abb. 26a   Abb. 26b

Abb. 27a   Abb. 27b

Abb. 28a   Abb. 28b   Abb. 28c

Abb. 29a   Abb. 29b   Abb. 29c

Abb. 26a u. b. 6. 6. 1956. Röntgen der oberen Halswirbelsäule einer 61jährigen Hausfrau, die über die Kellerstiege stürzte und 24 Tage nach dem Unfall eingewiesen wurde. Der Dens ist an seiner Basis quer gebrochen und mit dem 1. Halswirbel um volle Breite nach hinten verschoben. Keine neurologischen Ausfallserscheinungen. Reposition durch Dauerzug mit der Crutchfieldzange, die 6 Wochen belassen wird. Dann Kopfbrustgipsverband für weitere 10 Wochen. Gesamtbehandlungsdauer 170 Tage, davon 112 stationär

Abb. 27a u. b. 18. 2. 1959. Röntgenkontrolle bei der Nachuntersuchung nach 3 Jahren. Die Densfraktur ist geheilt, belanglose Verschiebung von 2 bis 3 mm nach hinten. Keine Beschwerden, die Kopfbeweglichkeit nach allen Seiten frei

Abb. 28a—29c. 18. 2. 1959. Ap-Tomographie, Schicht 8, 8,5 und 9 cm, und seitliche Tomographie, Schicht 14, 14,5 und 15 cm, zeigen einwandfreie knöcherne Heilung

Abb. 30a—33b. 18. 2. 1959. Funktionsbilder der Halswirbelsäule bei der Nachuntersuchung keine wesentliche Bewegungseinschränkung

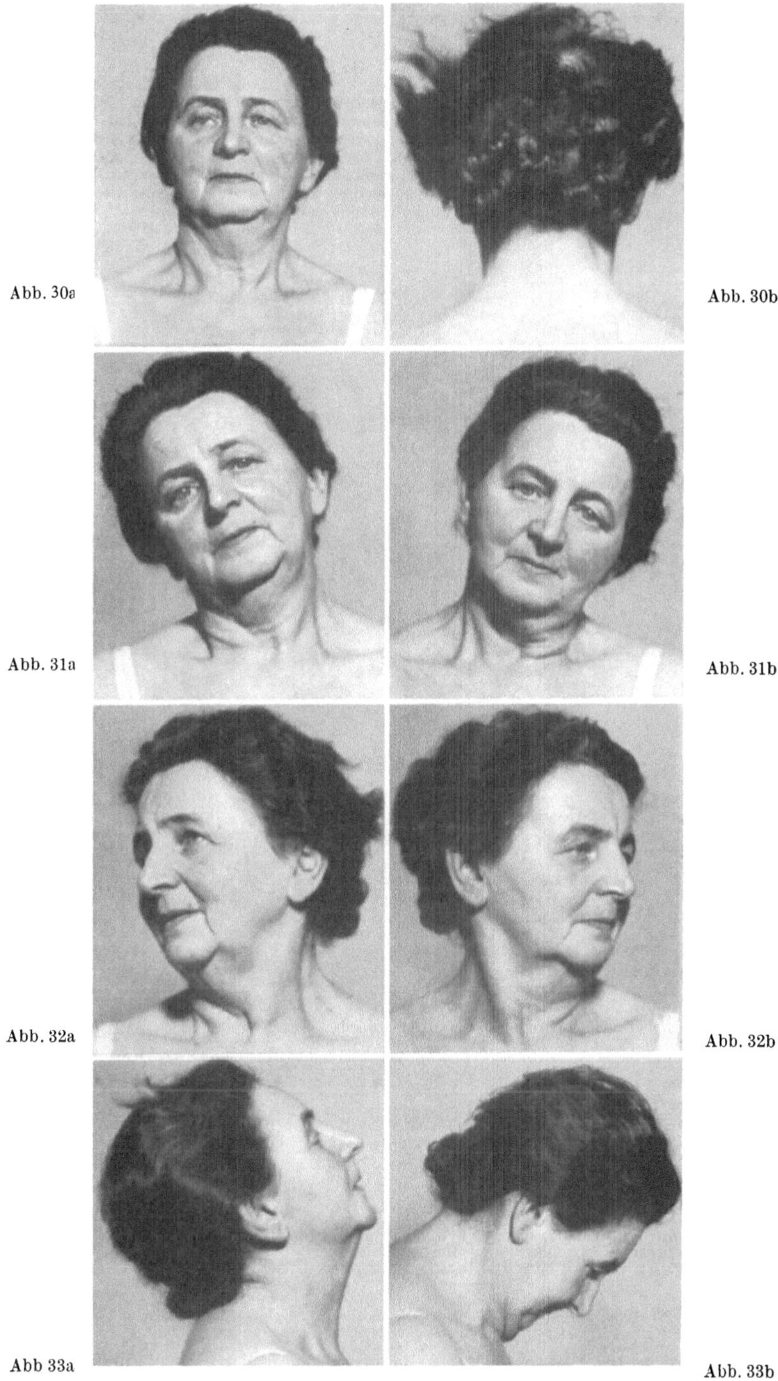

Abb. 30a
Abb. 30b
Abb. 31a
Abb. 31b
Abb. 32a
Abb. 32b
Abb 33a
Abb. 33b

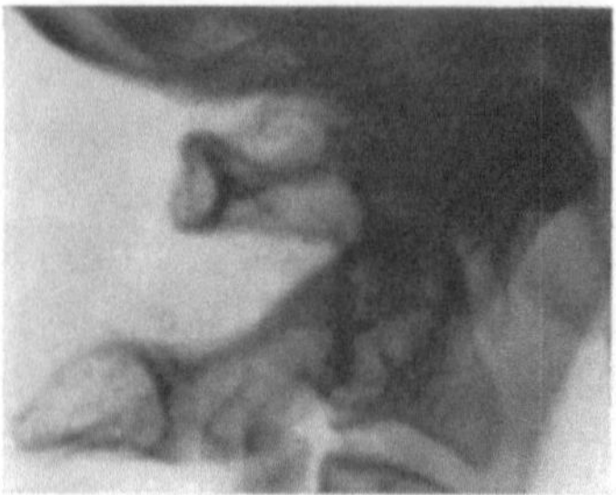

Beispiel für die Behandlung einer frischen Densfraktur mit Luxation des 1. Halswirbels nach vorne

Abb. 34. 6. 11. 1952. Seitliches Röntgenbild der oberen Halswirbelsäule eines 32jährigen Chauffeurs, der sich mit dem Auto überschlug. Der Dens ist an seiner Basis abgebrochen, um fast volle Breite nach vorne verschoben und auch um ungefähr fünf Grad nach vorne gekippt. Bei der Einlieferung Teillähmung der oberen linken Extremität. Reposition in der Crutchfieldzange, Kopfbrustgipsverband für 98 Tage, Gesamtdauer des Krankenstandes 220 Tage davon 20 stationär

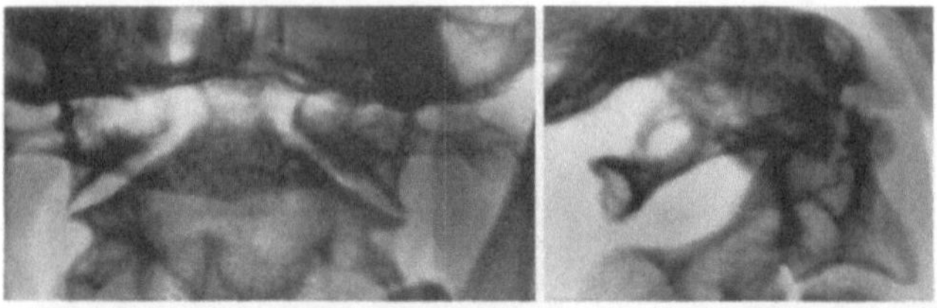

Abb. 34

Abb. 35a u. b

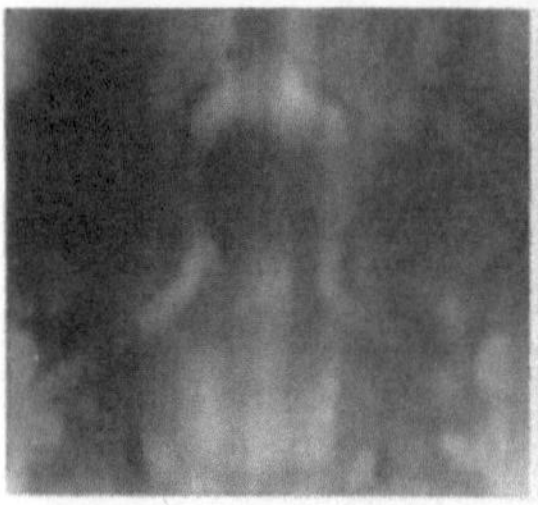

Abb. 36a 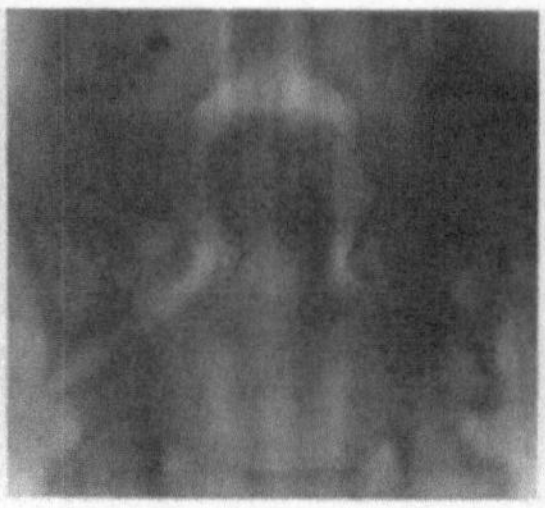   Abb. 36b 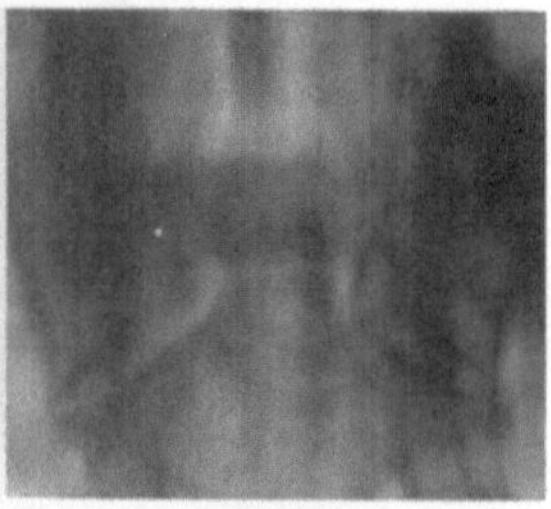   Abb. 36c

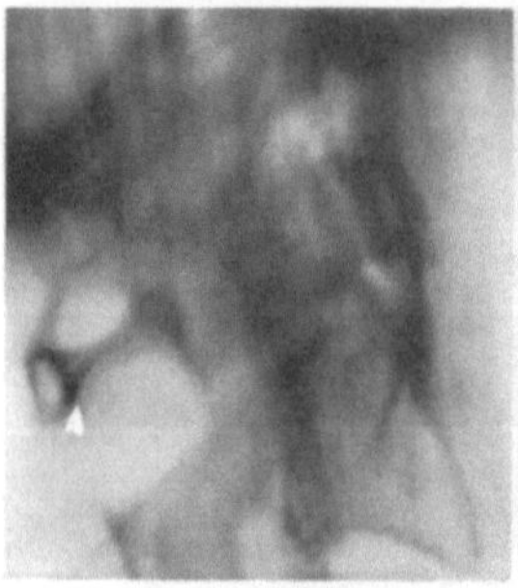

Abb. 37a 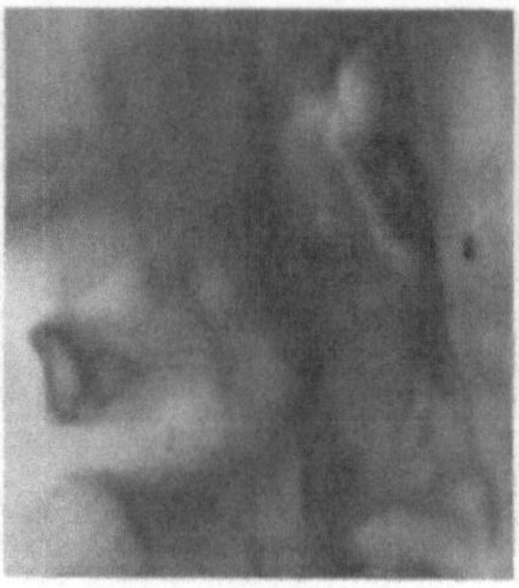   Abb. 37b 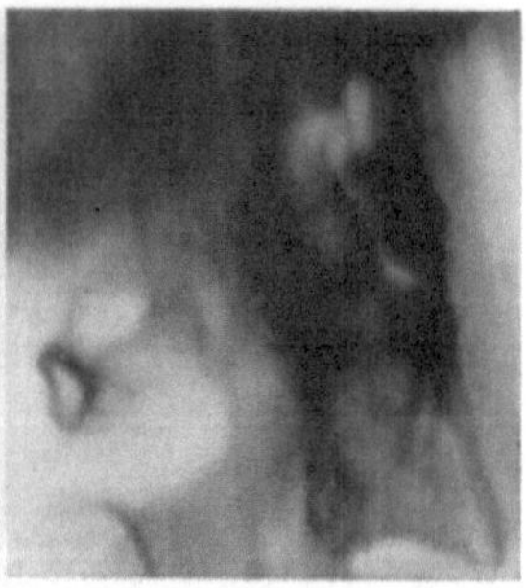   Abb. 37c

Abb. 35a—b. 7. 2. 1959. Röntgenkontrolle bei der Nachuntersuchung nach 7 Jahren. Der Densbruch ist knöchern geheilt, keine Verschiebung. Die Lähmung hat sich zurückgebildet. Es besteht eine starke Wetterempfindlichkeit und Schmerzen in der Halswirbelsäule bei schwerer Arbeit. Die Kopfbeweglichkeit ist bei Drehung nach links ⅓ behindert, sonst frei

Abb. 36a—37c. 7. 2. 1959. Ap-Tomographie, Schicht 9,5, 10 und 11 cm, und seitliche Tomographie, Schicht 17, 17,5 und 18 cm, zeigen den Bruch einwandfrei geheilt

Abb. 38a—41b. 7. 2. 1959. Funktionsbilder der Halswirbelsäule bei der Nachuntersuchung. Drehbewegung nach links ⅓ behindert, sonst frei

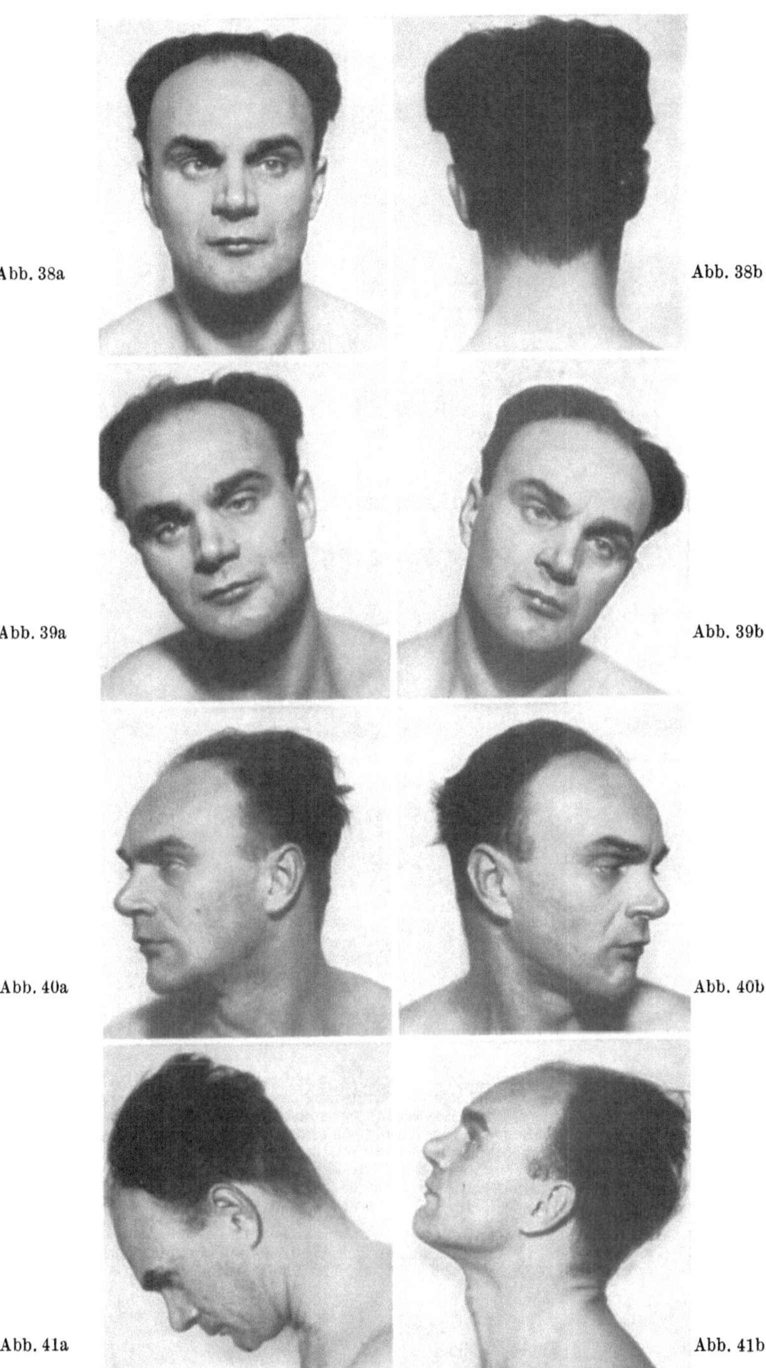

Abb. 38a Abb. 38b

Abb. 39a Abb. 39b

Abb. 40a Abb. 40b

Abb. 41a Abb. 41b

Beispiel für die Behandlung einer frischen Densfraktur mit Rotations-
luxation des 1. Halswirbels zur Seite

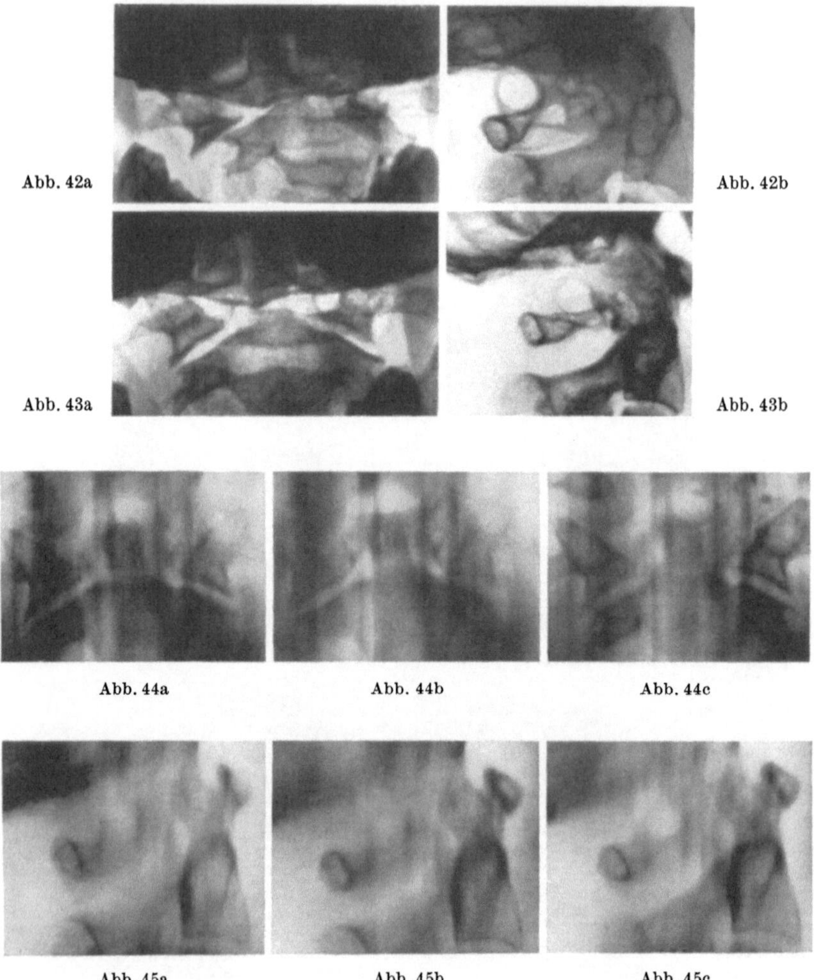

Abb. 42a   Abb. 42b

Abb. 43a   Abb. 43b

Abb. 44a   Abb. 44b   Abb. 44c

Abb. 45a   Abb. 45b   Abb. 45c

Abb. 42a u. b. 7. 11. 1959. Röntgenbild der oberen Halswirbelsäule bei einem 31jährigen Maurer, der 4 m vom Dach stürzte. Die Densfraktur reicht 2 bis 3 mm in den Körper des 2. Halswirbels, der 1. Halswirbel ist mit dem abgebrochenen Dreherzahn um volle Breite nach links verschoben. Außerdem besteht noch eine Verschiebung von 2 bis 3 mm nach hinten und um eine Kippung des Dens um 20 Grad nach hinten sowie eine Verdrehung des 1. Halswirbels gegenüber dem 2., die man daran erkennen kann, daß die Gelenksflächen dieser beiden Wirbel sich rechts um 5 bis 6 mm überschneiden. Die Luxationsfraktur wurde primär mit der Crutchfieldzange reponiert und im Kopfbrustgipsverband für 108 Tage rückgestellt. Gesamtbehandlungsdauer 130 Tage, davon 15 stationär

Abb. 43a u. b. 11. 7. 1959. Röntgenkontrolle bei der Nachuntersuchung 8 Monate nach dem Unfall, Der Densbruch ist mit Verschiebung um wenige mm nach links in leichter Kippung nach links knöchern. geheilt. Es besteht eine geringe Wetterempfindlichkeit, die Kopfbewegungen nach allen Seiten frei

Abb. 44a—45c. 11. 7. 1959. Ap-Tomographie, Schicht 9,5, 10,5 und 11 cm, und seitliche Tomographie, Schicht 15, 15,5 und 16 cm, zeigen einwandfrei knöcherne Heilung

Abb. 46a—49b. 11. 7. 1959. Funktionsbilder der Halswirbelsäule bei der Nachuntersuchung. Keine wesentliche Bewegungseinschränkung

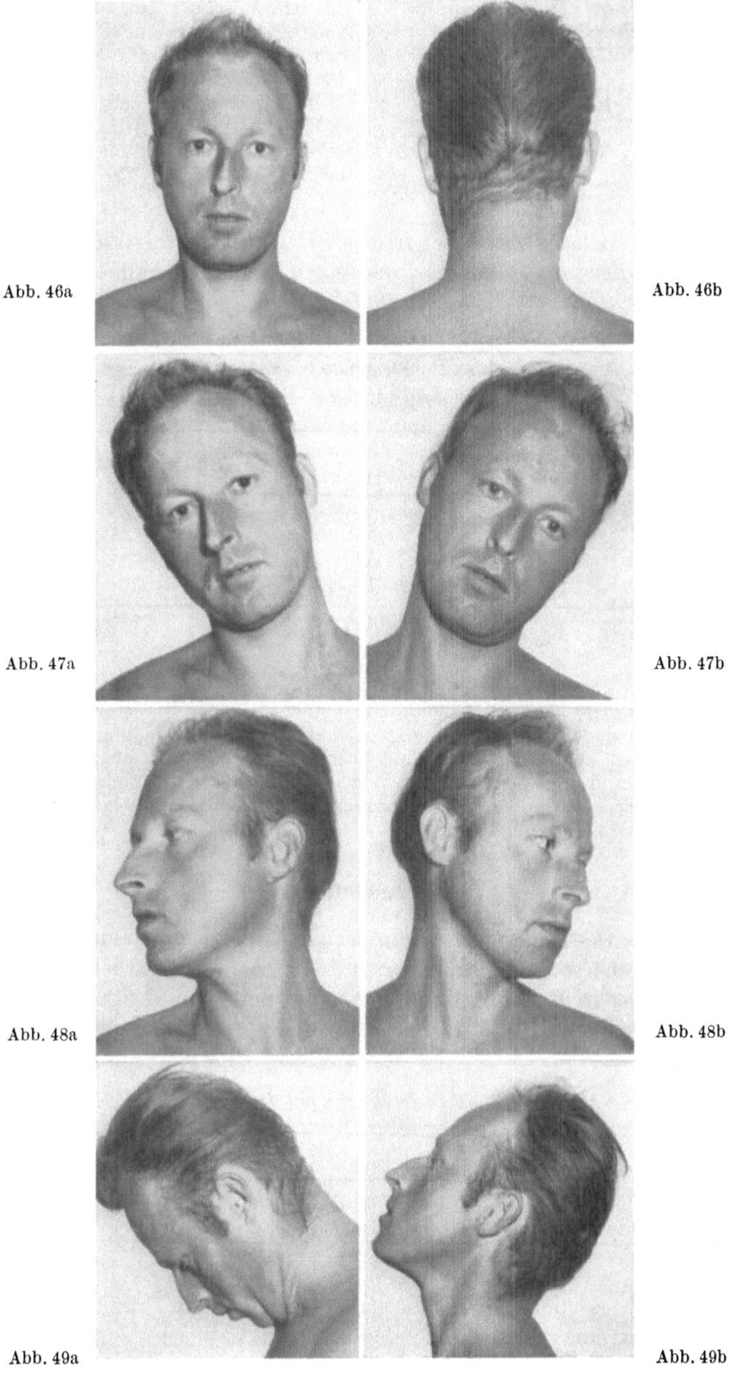

Abb. 46a Abb. 46b

Abb. 47a Abb. 47b

Abb. 48a Abb. 48b

Abb. 49a Abb. 49b

Tabelle 16. *Zusammenfassende Be-handlungsergebnisse von 3 Densfraktu-ren mit Verschiebung des 1. Halswirbels zur Seite*

	frisch
Geheilt	2
Todesfall.............	—
Pseudarthrose	(1)[1]
	3

[1] Fall 5 der Pseudarthrosenliste S. 128. Er steht in Klammer, da die tomographische Nachuntersuchung zeigte, daß zwar eine Pseudarthrose besteht, aber auch eine spangenartige Verbindung zwischen dem Bogen des 1. Halswirbels und dem Körper des 2. Halswirbels, so daß die Gefahr einer sekundären Verschiebung kaum gegeben ist. Abb. 19a bis 23c.

Beispiel der Behandlung einer frischen Densfraktur mit Verschiebung des 1. Halswirbels um volle Densbreite nach links gibt Abb. 42a—49b.

Tabelle 17. *Zusammenfassende Behandlungsergebnisse aller 34 Densfrakturen* (1 Fall ausgeschieden, da noch in Behandlung, 1 weiterer, da aus der Behandlung ausgeblieben)

	Ohne Verschiebung		Mit Verschiebung			insgesamt
	frisch	nicht frisch	frisch	nicht frisch	alt	
Geheilt........	9	3	8	3	1	24
Todesfälle	—	1	1	1+(1)[1]	—	3+(1)
Pseudarthrosen	2	2	1+(1)[2]			5+(1)
	11	6	11	5	1	34

[1] Fall 4 der Exitusliste steht in Klammer, da Tod an Magenblutung bei einem weit fortgeschrittenen Magencarcinom.

[2] Fall 5 der Pseudarthrosenliste, er steht in Klammer, da die tomographische Nachuntersuchung zeigt, daß zwar eine Pseudarthrose besteht, aber auch eine spangenartige Verbindung zwischen dem Bogen des 1. Halswirbels und dem Körper des 2. Halswirbels, so daß die Gefahr einer sekundären Verschiebung kaum gegeben ist. Abb. 19a bis 23c.

19. Renten

Von den 36 Densfrakturen waren 16 versicherte Arbeitsunfälle und 20 nicht versicherte Unfälle. Von den 16 versicherten Arbeitsunfällen steht noch einer in Behandlung und scheidet daher bei der Beurteilung der Rentenhöhe aus. Die 15 verwertbaren Fälle verteilen sich wie folgt:

Tabelle 18. *Renten bei 15 Verletzten mit Densfrakturen*

	Anzahl	keine Rente	temporäre Rente	Dauerrente
Densfrakturen ohne Verschiebung	8	5	2	1
Densfrakturen mit Verschiebung	7	2	4	1
	15	7	6	2

Von den 15 versicherten Arbeitsunfällen waren somit 7 immer renten-frei. 6 bezogen eine vorübergehende Rente und sind jetzt auch ohne Rentenbezug. Nur je ein Verletzter mit einer Densfraktur ohne und ein

Patient mit Verschiebung des ersten Halswirbels beziehen eine Dauerrente.

Fall 1: Eine 70jährige Landwirtin stürzt vom Wagen und wird 7 Tage nach dem
Unfall mit einem Densbruch ohne Verschiebung bei schwerer Halswirbelspondylose
eingewiesen. Es besteht eine Teillähmung beider oberer Extremitäten. Schanzkrawatte für 9 Wochen bringt knöcherne Heilung. Bei der Nachuntersuchung nach
3 Jahren klagt die jetzt 73jährige noch über Ameisenlaufen und Kältegefühl in den
Händen und Schmerzen beim Vorbücken in der Halswirbelsäule. Geringe Atrophie
der Handmuskulatur beiderseits, freie Beweglichkeit der peripheren Gelenke, beider
oberer Extremitäten, links mit etwas verminderter Kraft, die Schulter beiderseits
nur in den Endlagen behindert. Kopf-Vor- und Rückbewegungen halb eingeschränkt,
die Dreh- und Seitbewegungen ein Drittel. Die 80%ige Dauerrente, die die Verletzte
wegen des neurologischen Befundes bezieht, erscheint wohlwollend.

Fall 2: 32jähriger Chauffeur überschlägt sich mit dem Auto, wird am Unfalltag
mit einer Densfraktur und Verschiebung des ersten Halswirbels um fast volle Breite
nach vorne eingeliefert. Teillähmung der linken oberen Extremität. Primäre Reposition mit der Crutchfieldzange, Kopfbrustgipsverband für 90 Tage. Die Fraktur
knöchern geheilt, bei der Nachuntersuchung nach 7 Jahren klagt der jetzt 39jährige
über geringe Schmerzen in der Halswirbelsäule und starke Wetterempfindlichkeit.
Die Kopf-Vor- und Rückbewegungen sind frei, Dreh- und Seitenbewegungen nach
links ein Drittel behindert, die Lähmung hat sich ganz zurückgebildet. Er bezieht
eine Dauerrente von 20% (Abb. 34—37c).

II. Nachuntersuchungsergebnisse

1. Zahl der Nachuntersuchungen

Von den 36 Verletzten konnten 22, davon 11 ohne und 11 mit Verschiebung des 1. Halswirbels, im Durchschnitt 5,8 Jahre nach der Verletzung klinisch und röntgenologisch genau nachuntersucht werden. Dabei haben wir neben den normalen Aufnahmen der oberen Halswirbelsäule auch bei 21 Verletzten Tomogramme in der ap- und seitlichen
Richtung gemacht. Es konnten dabei manche fraglichen Fälle einwandfrei als geheilt befunden werden.

4 Verletzte sind während der Behandlung gestorben, 3 weitere 2, 5 und
11 Jahre nach Behandlungsabschluß im Alter von 75 und 76 Jahren an
nicht unfallbedingten Leiden ad Exitum gekommen. Drei Verletzte
wohnen weit auswärts und kamen deshalb nicht zur Nachuntersuchung,
zwei stehen noch in Behandlung, und nur zwei sind trotz mehrmaliger
Aufforderung zur Nachuntersuchung nicht erschienen.

2. Beschwerden bei der Nachuntersuchung

Wir sind uns bewußt, daß die Beurteilung von Beschwerden bei einer
Nachuntersuchung, vor allem, wenn es sich um einen versicherten
Arbeitsunfall handelt, recht problematisch ist. Trotzdem mußten wir zu
diesem Punkt Stellung nehmen und haben folgende Einteilung getroffen:
Keine Beschwerden.
Geringe und leichte Beschwerden: Zeitweise Ziehen in der Nacken-
gegend, leichte Wetterempfindlichkeit, keine Behinderung bei der Arbeit,
keine Schmerzen bei Kopfbewegungen.

Mittelstarke Beschwerden: Schmerzen bei plötzlichen Kopfbewegungen oder bei schwerer Arbeit.

Starke Beschwerden: Häufige starke Kopf- und Nackenschmerzen oder Schmerzen bei der Kopfbewegung oder Schmerzen bei jeder Arbeit.

Tabelle 19. *Beschwerden bei 22 nachuntersuchten Verletzten mit Densfrakturen*

Besehwerden	Densfrakturen o. Versehiebung	Densfrakturen m. Verschiebung	insgesamt
keine	5	5	10
leichte	4	5	9
mittelstarke	2	—	2
starke	—	1	1
	11	1	22

Es waren bei den Verletzten mit Densfrakturen ohne Verschiebung bei der Nachuntersuchung 9 beschwerdefrei bzw. klagten nur über zeitweise geringe Nackenschmerzen und Wetterempfindlichkeit. 2 Patienten hingegen klagten über mittelstarke Beschwerden:

Fall 1: Ein 27jähriger Bahnarbeiter fuhr mit dem Elektrokarren gegen einen Balken und erlitt eine Densfissur ohne Diastase. Primär Parästhesien im rechten Arm. Nach 5 Wochen Schanzkrawattenfixation war die Fissur geheilt. Bei der Nachuntersuchung nach 3 Jahren klagte er über Schmerzen im Nacken ausstrahlend ins Occipitalisgebiet, vor allem bei plötzlichen Kopfbewegungen und bei schwerer Arbeit. Manchmal habe er auch Schmerzen in den Händen. Die Kopfbeweglichkeit war nach allen Seiten frei, die Fissur im Röntgen nicht mehr erkennbar. Der Verletzte hatte ein Jahr lang eine 20%ige Rente bezogen (temporäre Rente).

Fall 2: 70jährige Landwirtin stürzte vom Wagen und wird 7 Tage nach dem Unfall mit Densbruch ohne Verschiebung bei schwerer Halswirbelspondylose eingewiesen. Primär Teillähmung beider oberer Extremitäten. Schanzkrawatte für 9 Wochen bringt knöcherne Heilung. Bei der Nachuntersuchung nach 3 Jahren klagt die jetzt 73jährige über Ameisenlaufen und Kältegefühl in den Händen und Schmerzen beim Vorbücken in der Halswirbelsäule. Geringe Atrophie der Handmuskulatur beiderseits, freie Beweglichkeit der peripheren Gelenke beider oberen Extremitäten. Links mit etwas verminderter Kraft, die Schultern beiderseits endlagenbehindert. Kopf-Vor- und Rückbewegungen halb eingeschränkt, die Dreh- und Seitenbewegungen ein Drittel. Sie bezieht eine 80%ige Dauerrente (sie ist schon auf S. 141 unter den Renten als Fall 1 angeführt).

Von den 11 nachuntersuchten Verletzten, die eine Densfraktur mit Verschiebung des 1. Halswirbels hatten, waren 10 völlig beschwerdefrei bzw. hatten nur leichte Schmerzen. Nur ein Verletzter klagte über heftigste Tag und Nacht anhaltende Nackenschmerzen.

Fall 3: Es war ein zur Zeit des Unfalles 61jähriger Hilfsarbeiter, der mit dem Rad über eine Böschung stürzte. Er wurde 25 Tage nach dem Unfall mit einer Densfraktur mit Verschiebung des 1. Halswirbels um ein Viertel Densbreite eingewiesen, Kopfbrustgipsverband für 12 Wochen brachte knöcherne Heilung. Bei der Nachuntersuchung waren die Kopf-Vor- und Rückbewegungen frei, nur die Drehbewegung nach links war halb behindert. Er bezog durch ein Jahr hindurch eine temporäre Rente von 20%.

Bei allen 3 Verletzten, die über mittelstarke bzw. starke Schmerzen klagten, handelt es sich somit um versicherte Arbeitsunfälle. Die Beschwerden müssen mit großer Zurückhaltung beurteilt werden, wobei vor allem ins Gewicht fällt, daß bei allen drei die Fraktur einwandfrei röntgenologisch geheilt war.

Besonders sei noch hervorgehoben, daß von 5 zur Nachuntersuchung erschienenen Denspseudarthrosen 2 beschwerdefrei waren und nur 3 über leichte zeitweise Schmerzen klagten.

3. Kopfbeweglichkeit bei der Nachuntersuchung

Es wurde bei allen Verletzten bei der Kopfbeweglichkeit die Vor- und Rückbewegung, das Seitneigen des Kopfes und die Drehbewegung geprüft.

Tabelle 20. *Kopfbeweglichkeit bei 11 nachuntersuchten Verletzten mit Densfraktur ohne Verschiebung*

	Vor- und Rückneigen	Seitneigen	Drehbewegungen
Frei	9	7	6
⅓ behindert	—	3	2
Halbbehindert ..	1	—	2
¾ behindert	1	1	1
	11	11	11

Die Kopf-Vor- und Rückbewegungen waren somit bei 9, die Seitbewegungen bei 7 und die Drehbewegungen bei 6 Verletzten frei. Weiterhin zeigten 3 Verletzte geringe Einschränkung der Seitbewegungen um ⅓ und 2 eine ebensolche Einschränkung der Drehbewegung. Die Kopf-Vor- und Rückbewegung war bei der Nachuntersuchung bei einer 73jährigen Verletzten ½ behindert. (Es ist dies die im vorigen Abschnitt

Tabelle 21. *Kopfbeweglichkeit bei 11 nachuntersuchten Verletzten mit Densfraktur und Verschiebung des 1. Halswirbels*

	Vor- und Rückneigen	Seitneigen	Drehbewegungen
Frei	10	8	6
⅓ behindert	1	2	3
Halbbehindert ..	—	1	2
	11	11	11

erwähnte Landwirtin (Fall 2), S. 142, die außerdem eine schwere Spondylose der Halswirbelsäule hatte.) Weiterhin war die Kopfdrehung noch bei einem 68jährigen Landwirt zur Hälfte behindert. Bei ihm war die Fraktur geheilt. Bei dem zweiten Verletzten, bei dem die Drehbewegung des Kopfes im halben Umfang eingeschränkt war, handelt es sich um einen bei der Nachuntersuchung 53jährigen Kutscher, der eine Denspseudarthrose hatte (Fall 6 der Pseudarthrosenliste auf S. 128). Eine 75jährige Landwirtin hatte alle Kopfbewegungen um ¾ des Bewegungsausmaßes eingeschränkt. Sie hatte zur Zeit des Unfalles schon eine schwere Kyphoskoliose und Spondylose. Der Densbruch heilte bei ihr ebenfalls pseudarthrotisch (Fall 3 der Pseudarthrosenliste auf S. 128). Bei ihr ist die Ursache der starken Bewegungseinschränkung des Kopfes sowohl in der Pseudarthrose als auch in der Spondylose zu suchen.

Die Kopf-Vor- und -Rückbewegungen waren somit bei 10, die Seitbewegungen bei 8 und die Drehbewegungen bei 6 Verletzten frei. Geringe Bewegungseinschränkung bis $\frac{1}{3}$ des Umfanges zeigten beim Vor- und Rückneigen 1 Verletzter, bei Seitbewegungen 2 und bei Drehbewegungen 3 Verletzte. Weiter war bei einem 62jährigen Verletzten, bei dem die Densfraktur geheilt war, die Drehbewegung nach links halb behindert. Schließlich hatte eine bei der Nachuntersuchung 69jährige Landwirtin sowohl eine Seitbehinderung der Beweglichkeit der Halswirbelsäule im halben Umfang als auch die Drehbewegungen halb eingeschränkt. Auch bei ihr bestand eine Pseudarthrose. Fall 5 der Pseudarthrosenliste S. 128.

Zusammenfassend kann man sagen, daß die Hauptursache der Behinderung des Kopfdrehens und der Seitbewegungen die Pseudarthrose ist, die aber, wie wir im vorigen Abschnitt schon erwähnten, keine wesentlichen Beschwerden machen muß. Auch eine Spondylose kommt selbstverständlich als Ursache für Bewegungseinschränkungen des Kopfes in Frage. In unseren Fällen bestand dieses Leiden aber schon immer zur Zeit des Unfalles. Als dritter Punkt, der auch noch für leichte Behinderungen der Drehung bzw. Kopfseitenbewegung in Frage kommt, sei noch die Kippung des Dens nach der einen oder anderen Seite angeführt. Wir glauben aber, daß gerade mit der konservativen Methode der Densfrakturenbehandlung die Beweglichkeit der Halswirbelsäule eine bessere ist als nach operativen Eingriffen.

4. Pseudarthrosen bei der Nachuntersuchung

Von unseren 6 Verletzten mit Denspseudarthrosen konnten 5 nachuntersucht werden (ein Patient ist an einem nicht unfallbedingten Leiden gestorben). Der genaue Nachuntersuchungsbefund wurde schon bei der Besprechung der Pseudarthrosen auf S. 128 vorweggenommen. Wir wollen nur noch einmal zusammenfassend sagen, 4 von den 5 nachuntersuchten Verletzten mit Pseudarthrosen hatten keine bzw. nur zeitweise geringe Schmerzen. Nur ein Verletzter (versicherter Arbeitsunfall) klagte über Schmerzen bei schwerer Arbeit und plötzlichen Kopfbewegungen (mittelstarke Beschwerden).

Die Drehbewegungen des Kopfes hingegen waren nie ganz frei, sondern bei einem Verletzten $\frac{1}{3}$ behindert, bei 3 Patienten $\frac{1}{2}$ und bei einem $\frac{3}{4}$ des Umfanges eingeschränkt.

Die Denspseudarthrose macht somit zwar nur geringe Beschwerden, kann aber die Kopfbeweglichkeit, vor allem die Drehung, mehr oder weniger stark behindern.

5. Nervenstörungen bei der Nachuntersuchung

Von den 3 Verletzten, die bei einer Densfraktur ohne Verschiebung primäre Nervenlähmung hatten, konnten 2 nachuntersucht werden (ein Patient war an einem nicht unfallbedingten Leiden gestorben). Der eine Verletzte zeigte keine neurologischen Ausfallerscheinungen, eine bei der

Nachuntersuchung 73jährige Landwirtin, die primär eine Teillähmung beider oberer Extremitäten hatte, bestand noch eine geringe Atrophie der Mittelhandmuskulatur eine leichte Schwäche des Faustschlusses und eine Behinderung der Schulterbeweglichkeit in den Endlagen. Sonst waren alle Gelenke frei (Fall 1 der Dauerrentner S. 141). Von den 5 behandelten Verletzten, die bei einer Densfraktur mit Verschiebung des 1. Halswirbels primär eine Lähmung hatten, konnten alle 5 nachuntersucht werden. Bei keinem fanden sich noch neurologische Ausfallserscheinungen.

Wir glauben, daß sich in der modernen Unfallchirurgie bei dieser Verletzung das erfüllen läßt, wovon HUBER 1846 spricht: „Vielleicht ist doch die Hoffnung nicht vergebens, daß durch öftere Anregungen auch bei dieser schweren Verletzung am Ende selbst unmöglich scheinende Erfolge möglich gemacht werden."

Schlußfolgerung

Gelingt es nicht, eine Densfraktur zur knöchernen Heilung zu bringen, so drohen dem Verletzten noch nach Jahren und Jahrzehnten Spätlähmung und Tod durch sekundäre Verschiebung des 1. Halswirbels. Erfahrungsbericht über 36 eigene Densfrakturen, davon 18 mit Verschiebung des 1. Halswirbels.

Von den 18 nicht verschobenen Fällen ist ein Verletzter noch im Gipsverband fixiert. Von den übrigen 17 ist ein 85jähriger an einer Pneumonie während des Spitalsaufenthaltes gestorben (Fall 3 der Exitusliste S. 126). 12 Densfrakturen sind knöchern geheilt. 4 haben eine Pseudarthrose (Fall 1—4 der Pseudarthrosenliste S. 128). Die Ursache dieser Pseudarthrose ist in der ungenügenden Fixation mit Schanzkrawatte zu suchen, da alle 4 Fälle primär im Röntgen eine *Diastase* zeigten. Man muß solche Verletzte mit Kopfbrustgipsverband ruhigstellen (Abb. 16—18a).

Von 18 Verletzten mit Densluxationsfrakturen waren 11 nach hinten, 4 nach vorne und 3 zur Seite verschoben (Abb. 4a—6c). Zur Erkennung der Verschiebung und richtigen Beurteilung sind gute, nicht verdrehte Röntgenbilder erforderlich (Abb. 7a—9b). Schräge Seitenaufnahmen können Subluxationen vortäuschen (Abb. 10—13).

Das Tomogramm erlaubt genaue Beurteilung der Knochenheilung bei Gipsabnahme, die sonst manchmal recht schwierig ist (Abb. 14a—15c und 19a—23c).

Von den 18 Densfrakturen mit Verschiebung des 1. Halswirbels ist ein Verletzter aus der Behandlung ausgeblieben. Je ein Todesfall bei einer frischen und einer 240 Tage alten Densluxationsfraktur muß als Unfallfolge gewertet werden (Fall 1 und Fall 2 der Exitusliste S. 126). Während des Spitalaufenthaltes starb noch ein dritter Verletzter an einer Magencarcinomblutung (Fall 4 der Exitusliste S. 127). 13 geheilte Densfrakturen stehen 2 Denspseudarthrosen gegenüber, die ihre Ursache in zu kurzer Fixation haben.

Empfehlenswerte Behandlung für frische Densfrakturen mit Verschiebung um ½ bis ¾ Densbreite ist die manuelle Reposition, bei Verschiebung um volle Densbreite die Reposition mit der Glissonschlinge oder Crutchfieldzange und in allen Fällen das möglichst sofortige Anlegen eines Kopfbrustgipsverbandes. Reposition im Dauerzug ist nur für die nicht frische Densluxationsfraktur empfehlenswert, da Verwirrtheitszustände, Ausreißen der Crutchfieldzange und Infektionen der Klammeranlegestelle im Knochen Gefahrenmomente dieser Behandlung darstellen. Eine Operation halten wir für nicht erforderlich, daß es uns auch auf konservative Weise gelang, die Luxationsfrakturen zu reponieren und die reponierte Stellung zu erhalten (Abb. 24a—49b).

Die Prognose der Frühlähmung (9 von 36 Fällen) war gut. Von 15 versicherten Arbeitsunfällen nur 2 Dauerrentner. 22 Verletzte konnten durchschnittlich 5,8 Jahre nach dem Unfall klinisch und röntgenologisch genau nachuntersucht werden (bei 21 von ihnen wurden Schichtaufnahmen der oberen Halswirbelsäule gemacht). 19 von diesen 22 sind be schwerdefrei bzw. haben nur geringe Beschwerden oder leichte Wetterempfindlichkeit. 2 Verletzte klagten über mittelstarke, ein Nachuntersuchter über starke Schmerzen, alle drei waren versicherte Arbeitsunfälle.

Kopf-Vor-, Rück- und Seitbewegen war bei 20 Verletzten frei bzw. nur geringfügig eingeschränkt, nur 2 hatten eine Behinderung des Kopfbewegungsumfanges um $\frac{1}{2}$ bis $\frac{3}{4}$.

Die Kopfdrehbewegungen waren bei 17 Verletzten frei bzw. geringfügig bis $\frac{1}{3}$ behindert, nur 5 Fälle hatten eine Einschränkung um die Hälfte bzw. $\frac{3}{4}$ des Bewegungsumfanges.

Hauptursache dieser Bewegungseinschränkung waren die Pseudarthrosen. Von 5 nachuntersuchten Fällen war die Kopfdrehbewegung nie frei, sondern bei einem Verletzten $\frac{1}{3}$ behindert, bei 3 Patienten $\frac{1}{2}$ und bei einem $\frac{3}{4}$ des Umfanges eingeschränkt. Hingegen können Pseudarthrosen, wie auch unsere Nachuntersuchungen zeigten, fast beschwerdefrei sein.

Literatur

AGRIFOGLIO, M.: Chir. Organi Mov. **19**, 577 (1935).
ANGELESCO, C., et G. BUZOIANU: Rev. Orthop. **18**, 201 (1931).
VAN ASSEN, J.: Z. Orthop. **21**, 117 (1908).
BAUMECKER, H.: Münch. med. Wschr. **82**, 127 (1935).
— Arch. orthop. Unfall.-Chir. **35**, 40 (1935).
BERRETTA, M.: Atti Soc. lombard. chir. **5**, 1527 (1937).
BERNDT, F.: Dtsch. Z. Chir. **35**, 554 (1893).
BERNSTEIN, R.: Dtsch. Z. Chir. **70**, 175 (1903).
BJERRE, H.: Ugeskr. Lœg. **104**, 1478 (1942).
BÖHLER, J.: Schweiz. med. Wschr. **78**, 184 (1948).
BÖHLER, L.: Die Technik der Knochenbruchbehandlung, 12. u. 13. Aufl.,Wien: Maudrich 1951—1957.
BONNET, G.: Bull. Soc. nat. Chir. **59**, 1296 (1933).
BRADFIELD, E. W. C.: Indian med. Gaz. **57**, 59 (1922).
BREITNER, B.: Schweiz. med. Wschr. **15**, 617 (1934).
BRILL, F. W.: Dtsch. Z. Chir. **111**, 51 (1911).
BRÜHL, E.: Neurologie der Verletzungen der obersten Halswirbelsäule. Diss. 1935, Freiburg/Br.
BÜRKLE DE LA CAMP, H.: Langenbecks Arch. klin. Chir. **292**, 514 (1959).
CIMINATA, A.: Boll. Soc. piemont. Chir. **2**, 1405 (1932). Ref. in: Zentr.-Org. ges. Chir. **60**, 811 (1933).
COSTE: Schmidts Jb. ges. Med. **79**, 208 (1853).
v. COSTE: Schmidts Jb. ges. Med. **79**, 208 (1853).
CRUTCHFIELD, W. G.: J. Bone Jt. Surg. **20**, 696 (1938).
DAVIS, A. G.: J. Bone Jt. Surg. **20**, 429 (1938).
DERVIEUX et DEROBERT: Paris méd. **92**, 390 (1934).
DESPLAS, B.: Mém. Acad. Chir. **65**, 302 (1939).
DESPLAS, B., et ZAGDOUN: Bull. Soc. nat. Chir. **56**, 1402 (1930).
DÜRCK, H.: Beitr. path. Anat. **84**, 353 (1930).
EHALT, W.: Unfallchirurgie im Röntgenbilde. Wien: Maudrich 1950.
ELLERMANN, V.: Ugeskr. Lœg. **86**, 179 (1924).
ELLIOTT, G. R., and E. SACHS: Anm. Surg. **56**, 876 (1912).
FREDET, P.: Bull. Soc. nat. Chir. **57**, 440 (1931).
FRITZSCHE, E.: Dtsch. Z. Chir. **120**, 7 (1913).
GIBSON, W. W.: Lancet **II**, 429 (1885).
GROGONO, B. J. S.: J. Bone Jt. Surg. **36 B**, 397 (1954).
GUILLAUME, J., P. LUBIN et E. SAYOUS: Mém. Acad. Chir. **66**, 566 (1940).
HAMPERL, H., u. A. MALLER: Wien. klin. Wschr. **45**, 24 (1932).
JAHNA, H.: Forschung und Praxis, Bd. 12, S. 45.
— Langenbecks Arch. klin. Chir. **292**, 534 (1959).
HOGENAUER, F.: Wien. med. Wschr. **85**, 804 (1935).
HUBER, J. M.: Ost. med. Wschr. **1846**, 1343.
HUDSON, O. C.: J. Bone Jt. Surg. **17**, 324 (1935).
HUN, E. R.: Schmidts Jb. ges. Med. **173**, 299 (1877).
KIENBÖCK, R.: Fortschr. Röntgenstr. **26**, 95 (1918/19).
KIENBÖCK, R.: Fortschr. Röntgenstr. **36**, 1255 (1927).
KOLISKO, A.: Virchows Arch. path. Anat. **222**, 1 (1916).
KÜSTER, E.: Arch. klin. Chir. **31**, 218 (1885).
LAGOMARSINO, E. H., u. H. DAL LAGO: Rev. Ortop. Traum. 8, 182 (1938). Ref. in: Zentr.-Org. ges. Chir. **92**, 503 (1939).
LASAGNA, R.: Chir. Organi Mov. **14**, 499 (1930).
LENI, E.: Osp. Bergamo **3**, 259 (1934). Ref. in: Zentr.-Org. ges. Chir. **70**, 510 (1935).
LUCCHESE, G.: Chir. Organi Mov. **15**, 481 (1931).
MACKH, E.: Dtsch. Z. Chir. **241**, 695 (1933).
MAGNANT, J.-S.: Rev. Chir. (Paris) **50**, 13 (1931).
MALKWITZ, B.: Arch. orthop. Unfall-Chir. **11**, 289 (1912).
MANFREDI, M.: Arch. Ortop. (Milano) **47**, 905 (1931).

MÜNZ, W.: Seltene Frakturen der beiden obersten Halswirbel Diss. 1935, Freiburg/Br.
NICHOLSON, G.: Brit. med. J. **1924** I, 465.
NAEGELI, TH.: Dtsch. Z. Chir. **148**, 269 (1919).
OSGOOD, R. B.: New Engl. J. Med. **198**, 61 (1928).
OSNATO, M.: J. Amer. med. Ass. **76**, 1737 (1921).
OTTONELLO, P.: Riv. radiol. fis. med. (Bologna) **2**, 291 (1930).
PETTERSSON, G.: Acta chir. scand. **98**, 288 (1949).
PIERI, G.: Arch. ital. Chir. **4**, 669 (1921).
PUPPE, G.: Arch. klin. Chir. **127**, 752 (1923).
ROBERTS, S. M.: J. Bone Jt. Surg. **19**, 199 (1937).
ROGERS, W. A.: J. Bone Jt. Surg. **39**, 375 (1957).
ROMM, M.: Bruns' Beitr. klin. Chir. **47**, 626 (1905).
RUGE, E.: Ergebn. Chir. Orthop. **26**, 63 (1933).
RUSZYNSKI, F.: Dtsch. Z. Chir. **198**, 76 (1926).
SCIACCA, F.: Infort. Traum. Lavoro 1, 491 (1935).
SERRA, A.: Verh. 6. intern. Kongr. gewerbl. Unfälle und Berufskr. 1931, S. 391.
SWAN: Boston med. surg. J. **96**, 226 (1877).
SUNDELIN, G.: Acta chir. scand. **80**, 512 (1938).
TAVERNIER, L.: Rev. Orthop. **18**, 562 (1931).
TROJA, G.: Minerva chir. (Torino) **6**, 225 (1951).
TROJAN, E.: Klin. Med. (Wien) **13**, 209 (1958).
VOUTILAINEN, A.: Ann. Chir. Gynaec. Fenn. **44**, 326 (1955).
VULLIET, M.: Z. Unfallmed. Berufskr. **25**, 303 (1931).
WAGNER, W.: Bruns' Beitr. klin. Chir. **169**, 38 (1939).
—, u. P. STOLPER: Deutsche Chirurgie 1898, 40.
WITTEK, A.: Arch. orthop. Unfall-Chir. **4**, 339 (1906).
WURNIG, P.: Arch. orthop. Unfall-Chir. **47**, 50 (1955).
WÜSTHOFF, R.: Dtsch. Z. Chir. **183**, 73 (1923).
ZIEGLER, H.: Langenbecks Arch. klin. Chir. **288**, 443 (1958).

SPRINGER-VERLAG · BERLIN · GÖTTINGEN · HEIDELBERG

Ergebnisse der
Chirurgie und Orthopädie

Begründet von E. Payr und H. Küttner

Herausgegeben von K. H. Bauer, Heidelberg
A. Brunner, Zürich, K. Lindemann, Heidelberg

43. Band

Redigiert von A. Brunner. Mit 294 zum Teil farbigen Abbildungen in 307 Einzeldarstellungen
IV, 601 Seiten Gr. 8°. 1961

DM 170,—; Ganzleinen DM 178,—

Inhaltsübersicht:

Die akuten Erkrankungen der Bauchspeicheldrüse, unter besonderer Berücksichtigung der leichteren Formen und ihrer Bedeutung für die Chirurgie. Von E. Kern, Freiburg i. Br. — Cholinesterase in der Chirurgie. (Eine zusammenfassende Studie über das Verhalten des Fermentes nach Operationen und über die Brauchbarkeit der Fermentkontrolle für die Prognose, Prophylaxe und Therapie des Operationsschocks.) Von F. Holle, Würzburg, und A. Doenicke, Hannover. — Die Trichterbrust. Von H. Schoberth, Erlangen. — Tumoren und Cysten des kindlichen Thorax. Von M. Reifferscheid und W.-H. Brinkmann, Bonn. — Über den Pfortaderhochdruck und seine chirurgischen Indikationen. (Mit einem tierexperimentellen Beitrag über Druck- und Stromverhältnisse bei Portocavalen Anastomosen.) Von R. Berchtold, München. — Die chirurgische Behandlung chronischer Arterienverschlüsse der unteren Extremität, unter besonderer Berücksichtigung der Wiederherstellungschirurgie und ihrer strömungstechnischen Probleme. Von W. Rieben, Winterthur. — Klinik, Behandlung und Statistik der Sarkome. Von G. Ott, Heidelberg, und R. Frey, Mainz.